LUKAS MAHER

# TRIGGER, TRAUMA, TOXISCH

LUKAS MAHER

# TRIGGER, TRAUMA, TOXISCH

Die 45 größten Mental-Health-Irrtümer

Ein Psychotherapeut klärt auf

BELTZ

FSC www.fsc.org
MIX
Papier | Fördert gute Waldnutzung
FSC® C089473

Dieses Buch ist erhältlich als:
ISBN 978-3-407-86885-5 Print
ISBN 978-3-407-86886-2 E-Book (EPUB)
1. Auflage 2025



Lektorat: Dorothea Bühler
Einbandgestaltung: FAVORITBUERO, München
Bildnachweis: shutterstock_2296727271

Herstellung: Sarah Veith und Rooda Lee
Layout: Rooda Lee
Satz: PublikationsAtelier, Weiterstadt
Druck und Bindung: Beltz Grafische Betriebe, Bad Langensalza
Beltz Grafische Betriebe ist ein Unternehmen mit finanziellem Klimabeitrag (ID 15985-2104-1001).
Printed in Germany

Weitere Informationen zu unseren Autor:innen und Titeln finden Sie unter: www.beltz.de

# Inhalt

# Vorwort

»Das triggert mich!« – »Der ist echt toxisch.« – »Seit der letzten Beziehung habe ich voll das Bindungstrauma.« Solche Sätze begegnen uns heute überall. In sozialen Medien, in Gesprächen mit Freund:innen, sogar am Arbeitsplatz. Die Sprache der Psychologie hat Einzug in unseren Alltag gehalten. Doch was steckt wirklich hinter diesen Begriffen? Helfen sie uns tatsächlich dabei, uns selbst und unsere Mitmenschen besser zu verstehen oder unsere mentale Gesundheit zu verbessern?

Als approbierter Psychotherapeut mit mehreren Jahren Erfahrung in der klinischen Praxis und Ausbildung von angehenden Therapeut:innen freue ich mich zunächst, dass mentale Gesundheit eine größere Präsenz in der Öffentlichkeit erlangt hat. Diese Entwicklung trägt dazu bei, Vorurteile abzubauen, psychisches Leid zu normalisieren und Menschen, die leiden, sichtbar zu machen. Psychische Störungen zählen sowohl zu den häufigsten Gründen für eine Arbeitsunfähigkeit (16,1 Prozent)[1] als auch für eine frühzeitige Berentung[2].

Ein breiter und vorurteilsfreier Wissensschatz über mentale Gesundheit kann dazu beitragen, dass sich Betroffene schneller Hilfe suchen und von ihrem sozialen Umfeld mehr unterstützt werden. Nicht ohne Grund gilt die Stigmatisierung von Menschen mit Schizophrenie als »zweite Erkrankung«. Ein breites Wissen über mentale Gesundheit kann sich also direkt auf das Leid der Betroffenen auswirken. Und treffen kann eine psychische Erkrankung uns alle. 2024 fanden sich bei 33,3 Prozent[3] der Deutschen eine oder mehrere psychische Störungen. Wenn wir also selbst nicht betroffen sind, kennen wir mindestens eine betroffene Person.

## Pop-Psychologie to go

Das gesteigerte öffentliche Interesse an psychologischen Themen hat jedoch auch seine Schattenseiten: Es ruft Mindset-Coaches und Selbstliebe-Therapeut:innen auf den Plan, die mit bedeutungsschweren Begriffen und dramatischen Definitionen die Aufmerksamkeit von Konsument:innen auf sich ziehen. Sie geben einfache Antworten auf komplexe Probleme und haben nicht selten auch etwas zu verkaufen. Ihr mächtiges Werkzeug dabei: die Pop-Psychologie.

Pop-Psychologie, oder populäre Psychologie, ist die moderne Version der Küchenpsychologie – nur größer, präsenter und weiter verbreitet. Stell dir ein großes All-U-Can-Eat-Buffet vor, bei dem du weder weißt, was sich in den Wärmebehältern befindet, noch, wer das Essen zubereitet hat. Der Preis ist niedrig, aber es gibt im Restaurant weder Informationen über Allergene noch Ansprechpersonen, die dir Auskunft geben können. Einladend, oder?

Die Konzepte der Pop-Psychologie berufen sich zwar auf die Psychologie, haben aber oft wenig mit wissenschaftlicher Psychologie zu tun, da ihre Aussagen oft nicht überprüfbar sind. Wissenschaftliche Psychologie ist eine empirische Wissenschaft, die sich auf systematische Beobachtungen, Experimente und Messungen stützt. Sie verwendet wissenschaftliche Methoden und ist dadurch in ihrem Vorgehen standardisiert und überprüfbar. Damit ist sie anders als die Pop-Psychologie häufig vorsichtig mit ihren Aussagen.

Pop-Psychologie ist leicht verständlich und wird von vielen Menschen akzeptiert. Teilweise entlässt sie uns sogar ein Stück weit aus unserer Eigenverantwortung. Wozu sollte ich an Kommunikation und Konfliktfähigkeit in meiner Partnerschaft arbeiten, wenn ich mein Verhalten einfach mit meinem Bindungsstil begründen und mich darauf zurückziehen kann?

## Gefahren und Missverständnisse

Wir begegnen der Pop-Psychologie jeden Tag: Nach einer Trennung brauchen wir »Heilung«, Erschöpfung im Alltag braucht die Beruhigung des Nervensystems und an schlechten Tagen müssen wir »Depris schieben«. Was eigentlich darauf abzielen soll, Menschen zu unterstützen und ihr Erleben besser zu verstehen, produziert oft Missverständnisse und vereinfachte Vorstellungen von der menschlichen Psyche. In schwierigeren Fällen kann dies dazu führen, dass man sich mit fehlinformierenden Büchern oder Onlinekursen eindeckt, die ihr Geld nicht wert sind. Im schlimmsten Fall landet man in einem unseriösen Coaching oder einer »Pseudo-Therapie«, weil man eigentlich an einem ernsthaften Problem arbeiten möchte. Dort bekommt man dann Lösungen übergestülpt, die zwar unglaublich gut klingen, aber entweder gar nicht wirken oder sogar schädlich sind – mindestens für den Geldbeutel.

Immer wieder ist von Menschen zu lesen, die eine Traumatherapie unter falschen Versprechungen bei einem:r Coach oder eine:r Heilpraktiker:in beginnen und diese mit einer stärkeren Traumatisierung als zuvor verlassen. Und das kann mitunter – keine Triggerwarnung an dieser Stelle – tödlich enden.

Außerdem wissen wir, dass Menschen, die eine Behandlung abbrechen, eine höhere Wahrscheinlichkeit aufweisen, in Zukunft keine weitere Behandlung mehr in Anspruch zu nehmen. Einfacher gesagt: Wer Opfer von Quacksalbern wird, begegnet zukünftigen Therapien bestenfalls misstrauisch oder bleibt diesen ganz fern. Letzteres ist für die eigene Genesung eine Katastrophe.

Daneben besteht eine weitere Gefahr darin, komplexe Zusammenhänge auf vermeintlich einfache psychologische Ursachen zurückzuführen. Dadurch unterschlagen wir wichtige soziale und strukturelle Faktoren. Wir pathologisieren den einzelnen Menschen, obwohl das Problem in der Gesellschaft als Ganzes liegt. Ist es hilfreich, missliebige Ex-Partner:innen mit der Diagnose Narzissmus zu belegen und damit die Verantwortung für die oftmals gewaltvollen Kommunikationsprozesse der Beziehung auf die vermeintliche Krankheit der Einzelperson abzuwälzen? Unterschlagen wir dabei nicht ein viel weitreichenderes Thema, das uns alle etwas angehen sollte? Nämlich Partnerschaftsgewalt.

## Wissenschaft vs. Pop-Kultur

Als Psychotherapeut weiß ich um die Komplexität der menschlichen Psyche. Fünf Jahre Psychologiestudium und eine mehrjährige Ausbildung waren nötig, um mich heute Psychotherapeut nennen zu dürfen. Und selbst jetzt bin ich verpflichtet, mich stetig fortzubilden und meine Behandlungen sowie meinen öffentlichen Auftritt wissenschaftlich zu begründen. Mag die wissenschaftliche Psychologie für Außenstehende manchmal kompliziert wirken, so ist sie der Pop-Psychologie doch in einem entscheidenden Punkt überlegen: Sie wirkt. Evidenzbasierte psychotherapeutische Methoden helfen Menschen nachweislich, lindern Depressionen, Angststörungen oder Essstörungen. Pop-psychologische Konzepte tun das nicht. Sie lassen sich ja nicht einmal beweisen.

Trotzdem beeinflussen sie unser Zusammenleben und den Blick auf uns selbst. Sie vereinfachen, etikettieren Verhaltensweisen und ordnen Emotionen. Klar, diese Labels sprechen uns an, sie reduzieren Komplexität in einer chaotischen, informationsüberflutenden Welt.

Was einmal bei Sternzeichen begann, scheint nun auf jeden Bereich unserer Persönlichkeit oder unseres täglichen Miteinanders übergegangen zu sein. Wir achten auf das Gesetz der Anziehung, arbeiten an unserem Mindset und stellen unsere Beziehungen infrage, weil Bindungsstil oder Liebessprache nicht passen. Menschen haben keine problematischen Eigenschaften oder verhalten sich uns gegenüber unfair, nein, wir haben auch keine Konflikte mehr miteinander. Denn unser Gegenüber ist schlicht eine Red Flag und damit eine Ansammlung entmenschlichter Eigenschaften, die eine Auseinandersetzung unmöglich machen.

Typisierungen und Vereinfachungen sind im Trend, geben einem teilweise sogar eine (neue) Identität. Ein Beispiel: Nicht ohne Grund hört man im Alltag immer wieder Sätze wie: »Ein bisschen ADHS haben wir doch alle.« Derartige Komplexitätsreduktionen sollen Betroffenen von psychischen Störungen helfen, sich besser zu verstehen und mitteilen zu können. Hinter ADHS verbirgt sich aber nicht nur ein bisschen Zuspätkommen oder gelegentliche Konzentrationsprobleme oder Intoleranz von Langeweile. ADHS ist eine neurologische Entwicklungsstörung mit überdauernden Mustern von Unaufmerksamkeit und/oder Hyperaktivität und Impulsivität, die bereits in der Kindheit beginnt. Betroffene haben häufig mit einer Vielzahl an Problemen in ihrem Leben zu kämpfen.

Ein bisschen ADHS zu haben, bedeutet, das Leid von wirklich Betroffenen zu bagatellisieren. Und an dieser Stelle scheitert die Omnipräsenz psychischer Themen im Alltag. Sie wird Betroffenen häufig nicht gerecht. Im Gegenteil. Zu viel Aufmerksamkeit macht Betroffene sogar wieder unsichtbar. Simplifizierende Videos erwecken den Anschein einer »Lifestyle«-Erkrankung und obwohl man ADHS auch als »anders ticken« beschreiben kann, leiden Betroffene unter Teilleistungsstörungen, die ihnen die Teilhabe am gesellschaftlichen Leben erschweren: erhöhte Arbeitslosigkeit, mehr psychische Störungen wie Depressionen oder Suchterkrankungen, häufigere Konflikte in Partnerschaften. Das ist ein Lifestyle, den man normalerweise niemandem wünscht.

Pop-Psychologie dagegen winkt mit lauter umsetzbaren Lösungen, sie verspricht ein wirksames Instrument zur Vereinfachung von Leidensdruck, psychischen Störungen, menschlichem Verhalten und komplexen Beziehungskonstellationen. Sie mutet wissenschaftlich an und verfügt dadurch über eine große Wirkmacht und Autorität. Was klug klingt, muss ja bekanntlich stimmen. Anders kann man sich z. B. die Verkaufszahlen von Büchern des Philosophen Richard David Precht nicht erklären.

Pop-Psychologie wird so zu einem Instrument, hinter dem vieles stehen kann. Missverständnisse, Unsinn, Banalitäten und Allgemeinplätze, psychologische Vereinfachungen, die aus dem Kontext gerissen werden, aber auch unlautere Heilsversprechen oder menschenverachtender Extremismus, wenn man einen flüchtigen Blick in die Esoterikecke wirft.

In der heutigen Zeit, in der soziale Medien wie TikTok und Instagram eine so große Rolle in unserer Meinungsbildung und unserer Suche nach Hilfe spielen, ist es besonders wichtig, zwischen fundierten Erkenntnissen und irreführenden Trends zu unterscheiden. Und dabei soll dieses Buch helfen.

## Ziel und Aufbau des Buches

Dieses Buch soll als Anti-Bullshit-Kompass dienen. Es richtet sich an alle, die sich für psychologische Themen interessieren und lernen möchten, populäre Konzepte kritisch zu hinterfragen – von Laien über Social-Media-Nutzende bis hin zu (angehenden) Fachleuten.

Um ein besseres Verständnis von den wichtigsten Mental-Health-Irrtümern zu bekommen, habe ich die 45 häufigsten Begriffe der Pop-Psychologie angeschaut. In jedem Kapitel ordne ich einen Begriff ein, indem ich seine Ursprünge, Verbreitung und tatsächliche wissenschaftliche Grundlage untersuche. Du wirst wissenschaftliches Arbeiten also hautnah mitverfolgen können und feststellen, dass es großen Spaß macht.

Wir werden uns mit der menschlichen Persönlichkeit auseinandersetzen, lernen, dass Konflikte in Beziehungen komplex sind, uns mit Irrtümern zum Körper beschäftigen und in die Kultur von toxischer Positivität und Dankbarkeit eintauchen. Schließlich werden wir im Bereich der klinischen Psychologie mit fatalen Irrtümern zu psychischen Störungen aufräumen.

Mit diesem Buch möchte ich dich in der Auseinandersetzung mit dir selbst und deiner mentalen Gesundheit unterstützen. Ich möchte dir gebündelt Informationen zur Verfügung stellen, mit denen du deine eigenen Vorannahmen überprüfen kannst. Im besten Fall nutzt du das Buch für deinen eigenen Pop-Psychologie-Exorzismus. Auf dass es dich dabei unterstützt, das letzte bisschen psychologisches Halbwissen zu entfernen und eine Art Fake-News-Resilienz aufzubauen.

Du kannst dieses Buch als Nachschlagewerk nutzen, aber auch meine Methodik übernehmen, um selbst Sandsäcke gegen die Informationsflut aufzuschichten. So kannst du neue Begriffe auf die gleiche Art und Weise untersuchen und weitere Mental-Health-Irrtümer entlarven.

Ich wünsche dir viel Spaß beim Lesen.

# Kompass für die Psycho-Welt

Psychologische Fachbegriffe oder Wörter, die so klingen sollen, werden von der Pop-Psychologie missverstanden, umgedeutet, zweckentfremdet oder instrumentalisiert. Dabei hilft ihr, dass über die eigentlichen Berufsgruppen im Bereich der psychischen Gesundheit allerhand Vorurteile bestehen und die Unterschiede in der Ausbildung und Fachkompetenz für Laien nicht einfach zu erkennen sind.

Viele Berufe oder Titel klingen auf den ersten Blick sehr ähnlich, obwohl sie teilweise völlig andere Aufgaben erfüllen. Wer verschreibt Medikamente? Zu wem gehe ich zu »Gesprächen«? Und was machen eigentlich Psycholog:innen? Neben diesen Unterscheidungen gibt es noch Berufsgruppen, die gerne vorgeben, etwas mit den anderen zu tun zu haben. Vielleicht kennst du in deinem Freundeskreis eine Person, die immer die Wichtigkeit ihrer reichen Freund:innen hervorheben muss, um den Eindruck zu erwecken, sie würde ebenfalls zu dieser Gruppe gehören? Ja, du wirst hier auch etwas über Coaches lernen.

Aber in erster Linie wirst du nach diesem Teil verstehen, wer zum Gesundheitswesen gehört, wenn es um deine Psyche geht. Du wirst den Unterschied zwischen Psycholog:in, Psychiater:in und Psychotherapeut:in kennen und wirst diese von Berufsgruppen wie den Heilpraktiker:innen abzugrenzen wissen. Du wirst die Kosten und Nutzen eines Coachings besser verstehen und die Gefahren von unseriösen Coaches und ihren Heilsversprechen erkennen. Außerdem wirst du gegen die vielen Vorurteile gewappnet sein, denen Psychotherapie leider noch zu oft ausgesetzt ist.

# 1 Psychologie, Psychotherapie, Psychiatrie

## Wer soll da noch durchblicken?

Psychologie, Psychotherapie, Psychiatrie – kennst du den Unterschied zwischen den Berufsgruppen? An wen würdest du dich wenden, wenn es dir schlecht geht? Vor wem würdest du wegrennen? Und was glaubst du, was einen psychologischen Berater von einer Psychologin unterscheidet?

### Psycholog:innen

Psycholog:innen sind Fachleute, die ein Psychologiestudium an einer Hochschule mit einem Master oder Diplom abgeschlossen haben. Wichtig zu wissen: Ein Bachelorabschluss in Psychologie berechtigt noch nicht dazu, den Titel »Psychologe« oder »Psychologin« zu führen.

Das Psychologiestudium gliedert sich typischerweise in einen dreijährigen Bachelor und einen zweijährigen Master. Im klassischen Psychologiestudium liegt der Fokus auf methodischem und statistischem Know-how. Dies ist das Handwerkszeug für eine wissenschaftliche Karriere und die Arbeit mit Studien. Wenn du also dachtest, Psychologie würde mit Sigmund Freud beginnen und nur die Lehre von psychischen Störungen beinhalten, liegst du falsch. Das Fach ist sehr breit aufgestellt und hat in seiner klassischen Variante häufig keinen klaren klinischen Schwerpunkt wie das Medizinstudium. Bis vor Kurzem war das Studium Voraussetzung, um Psychotherapeut:in werden zu können. Genauer gesagt, um psychologische:r Psychotherapeut:in zu werden. Diese Regelung hat sich jedoch kürzlich geändert, wie wir im nächsten Abschnitt sehen werden.

## Psychotherapeut:innen

Nach Abschluss des Psychologiestudiums und mit der Entscheidung für ein Psychotherapieverfahren steht im alten System, das noch bis 2032 existiert, die Wahl des Ausbildungsinstituts an. Die Entscheidung will gut überlegt sein, denn die Ausbildung kostet meist mindestens 20 000 Euro.

Zur Auswahl stehen derzeit vier Psychotherapieverfahren, die wissenschaftlich und sozialrechtlich anerkannt sind: systemische Therapie, Verhaltenstherapie, tiefenpsychologisch fundierte Therapie und analytische Therapie. Die Wahl des Verfahrens verhält sich ungefähr so wie jede Anfangssequenz eines Pokémonspiels. Es gibt eine Auswahl, alle zur Auswahl stehenden Verfahren haben ihre Vor- und Nachteile, ihre Kosten und Nutzen:

Die *systemische Therapie* betrachtet psychische Störungen im Kontext von Beziehungen. Der Fokus liegt auf den sozialen Interaktionen und der Nutzung der eigenen Kompetenzen und Fähigkeiten der Patient:innen sowie ihres Umfeldes. Die Therapie orientiert sich an den Anliegen und Zielen der Patient:innen. Ziel ist es, belastende Verhaltensweisen, Interaktionsmuster und Bewertungen zu verändern und neue, gesundheitsfördernde Lösungsansätze zu entwickeln. Oft werden Lebenspartner:innen oder andere wichtige Bezugspersonen in die Therapie einbezogen, um die Beziehungen und Interaktionen zu verbessern. Wenn Systeme, z. B. Familien, Freund:innen oder Paare, Probleme besser bewältigen können und in einer guten Beziehung zueinander stehen, dann wirkt sich das meist auch positiv auf die Beschwerden der Einzelperson aus. Die systemische Therapie ist das Verfahren, das ich gewählt habe.

Die *Verhaltenstherapie* basiert auf der Annahme, dass psychische Beschwerden das Ergebnis von bewussten und unbewussten

Lernprozessen sind. Zu Beginn der Therapie wird gemeinsam mit den Patient:innen erarbeitet, welche Bedingungen ihrer Lebensgeschichte und aktuellen Lebenssituation zur Entstehung und Aufrechterhaltung der Symptome beigetragen haben. Auf dieser Grundlage werden die Therapieziele und der Behandlungsplan festgelegt. Die Patient:innen werden zur aktiven Veränderung ihres Handelns, Denkens und Fühlens motiviert und angeleitet. Dabei werden ihre bereits vorhandenen Stärken und Fähigkeiten herausgearbeitet und für den Veränderungsprozess genutzt. Pragmatisch.

Die *tiefenpsychologisch fundierte Psychotherapie* sieht Krankheitssymptome als Folge von aktuellen oder nicht bewältigten Konflikten aus früheren Lebensphasen. Diese Konflikte können das spätere Leben beeinflussen und psychische Erkrankungen verursachen. Ziel der Therapie ist es, die zugrunde liegenden unbewussten Motive und Konflikte zu erkennen und zu bearbeiten. Durch Einsichten in die Zusammenhänge und Ursachen der aktuellen Symptome sollen Veränderungen im Erleben und Verhalten erreicht werden.

Die *analytische Psychotherapie* geht davon aus, dass Krankheitssymptome durch unbewusste Konflikte verursacht und aufrechterhalten werden. Diese Konflikte entstehen oft aus frühen oder späteren Lebenserfahrungen und Beziehungsmustern. In der Therapie ist es das Ziel, diese verdrängten Gefühle, Erinnerungen und Beziehungsmuster zu erkennen und bewusst zu machen. Durch die therapeutische Beziehung zwischen Patient:in und Therapeut:in können diese unbewussten Inhalte aufgedeckt und bearbeitet werden. So wird das zunächst unverständliche Fühlen und Handeln verständlich gemacht und verändert.

Die ersten 18 Monate der Ausbildung umfassen meist die Klinikzeit. Viele neue Eindrücke, viele schwere Schicksale, eine hohe Arbeitsbelastung und wenig Geld. Angehende Psychotherapeut:innen werden meist als Praktikant:innen angestellt, die häufig nur 1000 Euro brutto verdienen, aber wie ausgebildete Therapeut:innen arbeiten. Begleitet wird diese Zeit von Theorieseminaren. Nach der Klinikzeit startet die sogenannte praktische Ausbildung: 600 Therapiestunden unter Supervision, also einer professionellen Begleitung durch erfahrene Kolleg:innen. Es ist das Herzstück der Ausbildung. Leider etwas herzlos bezahlt, denn zumeist erhalten Auszubildende nur knapp 40 Prozent der Einnahmen einer regelmäßigen Therapiestunde und müssen zusätzlich nach jeder vierten Sitzung mindestens 100 Euro für Supervision bezahlen. Eine entbehrungsreiche Zeit, aber unglaublich bereichernd an Erfahrungen.

Nach den 600 Stunden, für die man häufig zwei Jahre oder mehr benötigt, ist dann Zeit für einen Bürokratiemarathon, der in einer schriftlichen und mündlichen Prüfung endet. Nach bestandener Prüfung ist man berechtigt, den Titel Psychologische:r Psychotherapeut:in zu führen. Acht bis zehn Jahre für zwei Worte.

In den letzten Jahren wurde die Ausbildung aber reformiert. Ja, es gibt noch mehr trockene Hard Facts, aber ich halte sie kurz. Das Psychologiestudium wurde durch ein Psychotherapiestudium ergänzt, in dem Studierende schon zu Beginn mehr klinische Schwerpunkte setzen. Das betrifft die Lehrveranstaltungen, aber auch die Praktika. Der Master ist dann in seiner Ausrichtung noch intensiver auf das Berufsbild Psychotherapie zugeschnitten und endet mit einem Masterabschluss sowie einer Staatsprüfung, die dann bereits das Führen des Titels »Psychotherapeut:in« erlaubt.

Wer aber mit den gesetzlichen Krankenkassen abrechnen will, muss eine fünfjährige Weiterbildung zum/zur Fachpsychotherapeut:in absolvieren. Das ist das Äquivalent zu meiner Ausbildung. Sie dauert nur mindestens zwei Jahre länger und der Titel ist mehr an die Phonetik des Medizinstudiums angelehnt, das nach dem Studium mit der Approbation zum Arzt oder zur Ärztin endet, aber in den allermeisten Fällen eine Facharztweiterbildung voraussetzt, um mit den gesetzlichen Krankenkassen in eigener Praxis abrechnen zu können. Aber wenn alles gut läuft, dann ist diese Weiterbildung bei Weitem nicht so kostenintensiv wie die alte Ausbildung.

## Psychiater:innen

Wer Fachärzt:in für Psychiatrie oder Psychosomatik werden will, der muss in Deutschland zuerst ein Studium der Humanmedizin absolvieren. Dieses dauert in der Regel sechs Jahre und ist in zwei große Abschnitte unterteilt: den vorklinischen und den klinischen Abschnitt. Das letzte Jahr im Studium ist das sogenannte Praktische Jahr, das in drei Abschnitte von jeweils 16 Wochen gegliedert ist. Diese Abschnitte umfassen die innere Medizin, Chirurgie und ein Wahlfach, das auch die Psychiatrie sein kann.

*Psychiatrie und Psychotherapie:* Um Psychiater:in zu werden, muss eine fünfjährige Weiterbildung zum Facharzt für Psychiatrie und Psychotherapie absolviert werden. Diese Ausbildung umfasst eine theoretische und praktische Ausbildung in Diagnostik und Therapie psychischer Störungen sowie eine verpflichtende psychotherapeutische Weiterbildung. Letztere ist weniger umfangreich als die der Psychologischen Psychotherapeut:innen. Dafür liegt der Fokus der Psychiater:innen in Deutschland vor allem auf der medikamentösen Behandlung und Begleitung von Menschen mit psychischen Störungen.

*Psychosomatik und Psychotherapie:* Der Facharzt für Psychosomatik und Psychotherapie setzt den Fokus mehr auf die Wechselwirkung von Körper und Psyche und legt in seinem Curriculum einen stärkeren Fokus auf psychotherapeutische Handlungskompetenzen. Psychosomatische Arbeitsfelder sind meist Störungsbilder wie chronische Schmerzen, Essstörungen, stressbedingte Störungen oder funktionelle Erkrankungen wie das Reizdarmsyndrom.

## Der Sinn des Info-Dumps

Wenn man es ganz vereinfacht, könnte man sagen, Psychiater:innen kümmern sich vor allem um die medikamentöse Behandlung bei psychischen Störungen, Psychotherapeut:innen um die Gespräche. Psychosomatiker:innen sollen mehr auf die Wechselwirkung von Körper und Psyche eingehen, sind häufig im Kontext chronischer Schmerzen relevant und machen oft beides.

Ohne das Vorwissen wäre so eine Vereinfachung aber riskant. Sie dient dann nicht den informierten Leser:innen als Eselsbrücke oder Merkhilfe, sondern steht für ein Einfallstor, das unseriöse Coaches und andere »Heilsbringer« nur allzu gerne nutzen. Sie möchten diese Berufsgruppen gerne kleinreden, ihnen die Kompetenz absprechen oder ihre Ausbildung relativieren. Häufig ist aus diesen Ecken zu hören, man sei doch »Praktiker:in« und die Psycholog:innen säßen alle in ihrem »Elfenbeinturm«.

Nach diesem Kapitel ist hoffentlich klar geworden, warum es wichtig ist, diese Begriffe juristisch zu schützen. Hinter ihnen stecken acht bis zehn Jahre Studium, inklusive einer langen praxisorientierten Weiterbildung mit Supervision.

Jetzt sind wir am Ende angekommen und du fragst dich, ob ich nicht etwas vergessen habe. Ja, die psychologischen Berater:innen. Dieser Begriff ist nicht rechtlich geschützt und steht damit für jede Person zur freien Verfügung. Wissenschaftliche Psychologie ist nur dort garantiert, wo ein Abschluss der Psychologie drinsteckt. Ohne diesen Abschluss ist auch in der Beratungsszene nicht garantiert, ob diese Person wirklich über psychologische Kenntnisse verfügt. Das macht den Begriff »Psychologische Beratung« zu einer Wildcard, die dem Begriff des Coaches ähnelt, den wir in Kapitel 4 näher betrachten werden. Vorher schauen wir uns aber einmal an, was in einer Psychotherapie eigentlich passiert und wie sie wirkt.

# 2 Psychotherapie

## Warum die Couch eine Lüge ist

Stellen wir uns Psychotherapie vor, dann denken wir meistens an eine Couch. An eine rote Couch in einem würdevoll, aber etwas altbacken eingerichteten Therapiezimmer, verziert von einem ebenfalls würdevoll, aber altbacken gekleideten älteren Herrn, mit grauem Bart, Brille und Cordjacke. Er thront geduldig auf einem Stuhl neben der Couch, nickt zustimmend, während er etwas auf sein Klemmbrett notiert.

Moderne Medienproduktionen versuchen dieses Stereotyp nicht mehr zu bedienen, kommen aber nur sehr selten ohne eine dramaturgische Überzeichnung des therapeutischen Settings aus. Und leider hat das Folgen für die Behandlung von Menschen mit psychischen Störungen. Den meisten Menschen sind Vorurteile über Psychotherapie wohl besser bekannt als Informationen darüber, wie eine Psychotherapie wirklich abläuft. Oder weißt du, was hinter Probatorik, Kurzzeittherapie, Aufstellungsmethoden und Verhaltensexperimenten steckt? Viel eher hast du aber bereits folgende Aussagen über Psychotherapie gehört:

- »Psychotherapie ist etwas für ›Schwache‹ oder ›Verrückte‹.«
- »Psychotherapie, das ist doch nur Gerede über die Kindheit.«
- »Psychotherapie, das ist Reden und Ratschläge bekommen.«
- »Psychotherapie kann doch jede:r. Da muss man nur empathisch sein!«

In diesem Kapitel geht es darum, Psychotherapie kennenzulernen und sie von diesen Mythen und Vorurteilen zu befreien. Denn diese verhindern auch im Jahr 2025 noch, dass sich Menschen Hilfe suchen, die sie eigentlich bräuchten.

## Psychotherapie: eine medizinische Behandlung

Wenn dein Arm gebrochen ist, gehst du in eine Praxis für Orthopädie und erhältst dort eine orthopädische Behandlung. Dein Arm wird vielleicht in einen Gips gepackt oder es wird eine Operation verordnet. Und wenn du unter einer Depression leidest – du also bei Dingen, die dir mal Freude bereitet haben, nichts mehr empfindest, du niedergeschlagen bist und/oder keinen Antrieb mehr hast und nur noch sehr schwer in die Gänge kommst –, wo gehst du dann hin? Am besten in eine Psychotherapie. Und was Psychotherapie ist, das erklärt uns eine sperrige, aber sehr beliebte Definition des österreichischen Tiefenpsychologen und Mediziners Hans Strotzka von 1978, die wir im Anschluss mit einem Skalpell sezieren werden.

»Psychotherapie ist ein bewusster und geplanter interaktioneller Prozess zur Beeinflussung von Verhaltensstörungen und Leidenszuständen, die in einem Konsensus für behandlungsbedürftig gehalten werden, mit psychologischen Mitteln, meist verbal aber auch averbal, in Richtung auf ein definiertes, nach Möglichkeit gemeinsam erarbeitetes Ziel mittels lehrbarer Techniken auf der Basis einer Theorie des normalen und des pathologischen Verhaltens. I. d. R. ist dazu eine tragfähige emotionale Bindung notwendig.«[4]

Psychotherapie ist also eine bewusste und geplante Zusammenarbeit zwischen Therapeut:in und Patient:in. Ziel ist es, psychische Probleme oder belastende Verhaltensweisen zu verbessern, die als behandlungsbedürftig angesehen werden. Dies geschieht hauptsächlich durch Gespräche, kann aber auch andere Kommunikationsformen einschließen. Zum Beispiel Rollenspiele, Konfrontationsmethoden, körperorientierte Methoden, Atemtechniken oder Vorstellungsübungen. Therapeut:in und Patient:in arbeiten auf ein bestimmtes Ziel hin, das sie gemeinsam festlegen. Dabei verwenden

Therapeut:innen spezielle Techniken, die auf wissenschaftlichen Erkenntnissen über normales und gestörtes Verhalten basieren. Das heißt, wir setzen nicht nur irgendwelche Atemtechniken oder Gesprächsführungstechniken ein, sondern wir verwenden nur solche, die auch wissenschaftlich fundiert und in ein zugelassenes Verfahren eingebettet sind.

Für eine erfolgreiche Therapie ist es wichtig, dass zwischen Patient:innen und Therapeut:innen eine vertrauensvolle Beziehung entsteht. Psychotherapie ist also ein strukturierter Prozess, bei dem psychologische Methoden eingesetzt werden, um Menschen bei der Überwindung psychischer Schwierigkeiten zu unterstützen und ihr Wohlbefinden zu verbessern. Und dabei ist keinesfalls nur die therapeutische Beziehung von Bedeutung.

## Empathie alleine reicht nicht

Aber ohne eine gute therapeutische Beziehung ist oft alles nichts. Eine häufige Fehlannahme, der auch Psychotherapeut:innen gelegentlich zum Opfer fallen, ist, dass sich unsere Behandlung nur daran misst, wie gut wir mit einer anderen Person in Beziehung sind. Oder wie empathisch wir sind. Aber das wäre wie zu sagen, dass sich die Qualität eines Chirurgen daran bemisst, wie fest er sein Skalpell halten kann. Ja, diese Fähigkeit ist notwendig, denn wenn er es nicht festhalten kann, dann kann er nicht operieren, aber eine gute Operation wird von etwas mehr abhängen als der Griffkraft der Operateur:innen, oder?

Eine gute therapeutische Beziehung zeichnet sich dadurch aus, dass zwischen Patient:innen und Therapeut:innen eine emotionale Verbindung besteht. Patient:innen haben das Gefühl, dass sie sich öffnen und auch über schambesetzte Thematiken sprechen können. Sie fühlen sich verstanden und unterstützt. Das ist aber nicht alles. Eine gute therapeutische Beziehung fällt auch dadurch auf, dass zwischen Patient:in und Therapeut:in Klarheit besteht. Sowohl was die

Ziele der Therapie angeht als auch die Aufgaben, also die notwendigen Schritte zur Zielerreichung.

Eine Psychotherapie, in der ein Therapeut möchte, dass seine Klientin weniger kifft, während diese aber eigentlich an ihren Beziehungsproblemen arbeiten möchte, ist genauso wenig zielführend wie eine Behandlung, in der ein Patient die Auffassung vertritt, dass seine Therapeutin seine Probleme auf der Arbeit und in der Partnerschaft gefälligst zu lösen habe. Wenn aber eine gute Verbindung und Klarheit bestehen, dann wirkt sich das positiv auf den Therapieerfolg aus. Sie führt diesen aber nicht automatisch herbei. Viel wichtiger ist, dass eine schlechte Beziehung Therapieerfolg verhindert (was ein Therapieerfolg sein kann, schauen wir uns in Kapitel 5 an).

Empathie reicht also nicht aus. Die bloße Motivation, in Therapie zu gehen, aber ebenfalls nicht. Es braucht eine Bereitschaft, an den eigenen Themen zu arbeiten. Und das bedeutet im Falle von wiederkehrenden Beziehungsproblemen oder Verhaltensweisen, die Therapeut:innen als problematisch einschätzen, auch die Fähigkeit, Patient:innen (empathisch) zu konfrontieren. In der Therapie muten wir unseren Patient:innen etwas zu. Wir haben Vertrauen, dass wir Konflikte, die auftauchen, lösen können. Das ist für eine gute Beziehung genauso relevant wie das aktive Zuhören, Dasein und Ernstnehmen. Das gilt im Übrigen nicht nur für therapeutische Beziehungen, oder?

# 3 Heilpraktiker:innen für Psychotherapie

## Zwischen Hilfe und Schwurbel

Wer Hilfe bei psychischen Problemen sucht, entdeckt auch früher oder später das Angebot der Heilpraktiker:innen. Auf welche Fallstricke man hier achten muss und was bei der Heilpraxis problematisch sein kann, erkläre ich dir durch eine fiktive Geschichte.

### Herr Mangold

Stell dir vor, es ist Sonntag. Du stehst aus deinem Bett auf, läufst noch etwas benommen die Treppe vom Flur des Schlafzimmers hinunter in die Küche ins Erdgeschoss. Vorsichtig einen Fuß vor den anderen setzend, fragst du dich: »Wieso bin ich eigentlich schon so früh wach? Hätte ich nicht länger schlafen können?« In Gedanken verloren, bemerkst du nicht, dass einer deiner Füße beim nächsten Schritt etwas übereifrig ist. Ehe du dich versiehst, befindest du dich im Sturzflug in Richtung Erdgeschoss. Die Geschwindigkeit der Ereignisse lässt dir dabei keine Zeit, das frühe Aufstehen zu bedauern.

Auf dem Boden der Tatsachen angekommen, stellst du unter extremen Schmerzen fest, dass dein rechter Arm die Form eines Twister-Eises angenommen hat. Da dein Partner das Wochenende mit den Kindern bei den Großeltern am Bodensee verbringt, wirst du diese Katastrophe alleine bewältigen müssen. Du möchtest erst mal nicht ins Krankenhaus gehen, stellst aber fest, dass auch der Bereitschaftsdienst zu weit weg ist und du deine Hausärztin erst am Montag wieder erreichen kannst. Verzweifelte Umstände fordern verzweifelte Maßnahmen.

Auf Google stößt du auf Herrn Mangold. Er ist Heilpraktiker, spezialisiert auf ganzheitliche Medizin, Meridianbehandlung und Feng-Shui. Er interessiert sich für Ursachenforschung. Und das Beste: Er hat heute geöffnet und führt seine Praxis sogar gleich einige Straßen von deinem Haus entfernt. Dort angekommen, wirst du freundlich mit einem Tee aus Bachblütenextrakt empfangen und sogleich zur Anamnese gebeten. Im Gespräch fällt dein Arm auf. Was Herrn Mangold aber als verdächtig zu imponieren scheint, ist deine Körperhaltung. Ja, dein Rücken ist etwas schief. Das könnte die Schmerzen, aber auch deine Schlafstörungen erklären. In der Anamnese hast du schließlich angegeben, heute sehr früh aufgewacht zu sein, erinnerst du dich?

Für Herrn Mangold ist die Sache klar: Schlechte Haltung, eine Störung im Chakrafluss, und was du über die Einrichtung deines Schlafzimmers berichtest, lässt den erfahrenen Feng-Shui-Experten ebenfalls aufstöhnen. Er empfiehlt dir seine Spezialtherapie: zwölf Sitzungen. Blockaden lösen. Dazu Akupunktur und eine Ernährungsumstellung. Der Säure-Basen-Haushalt muss ausgeglichen werden. Es führt kein Weg dran vorbei. Nach zwölf Wochen wird der Prozess besprochen. Es geht dir besser als an jenem verhängnisvollen Sonntag. Du trinkst mehr Bachblütentee und Säfte aus Früchten, die du nicht mal richtig aussprechen kannst. Die Akupunktur war sehr angenehm und auch dein Schlafzimmer sieht zur Freude deines Partners wieder ordentlich aus. Lediglich dein Arm ist immer noch schief und im Alltag nicht wirklich einsetzbar. So weit, so ganzheitlich.

## Frau Bloch

In der zweiten Version der Geschichte triffst du nach deinem ruhmlosen Abgang auf Frau Bloch. Auch ihre Praxis hat an diesem Sonntag geöffnet. Auf ihrer Webseite informiert sie über ihre Qualifikationen. Heilpraktikerin, Schmerzosteopathin und studierte

Sportwissenschaftlerin. Dort angekommen, schaut dich Frau Bloch mit entgeistertem Blick an. »Der isch hiehn«, raunt es dir unmissverständlich auf Schwäbisch entgegen.

Frau Bloch erklärt, dass sie keine Ärztin sei. Der Arm müsse aber orthopädisch behandelt werden. Sie rät dir, dich in der städtischen Notaufnahme vorzustellen und zückt sogleich eine Visitenkarte der befreundeten Fachärztin für Orthopädie, die sie für eine ambulante Weiterbehandlung empfiehlt. Am Ende des Gesprächs bietet sie dir an, dich während der Rehabilitation des vermutlich gebrochenen Armes zu begleiten. Sie empfiehlt Kraftsport, einarmiges Training und erklärt transparent, auf welchen wissenschaftlichen Erkenntnissen diese Empfehlungen beruhen. Aber erst einmal müsse der Arm medizinisch überprüft werden.

Ohne Bachblütentee begibst du dich nun in die kaum überfüllte Notaufnahme des städtischen Krankenhauses. Nach der medizinischen Erstversorgung kontaktierst du am nächsten Tag den empfohlenen Kontakt von Frau Bloch. Nach einer Woche bittest du um einen weiteren Termin in der Praxis der Heilpraktikerin. Frau Bloch arbeitet mit dir einen Trainingsplan aus. Zusätzlich erhältst du Empfehlungen bezüglich deiner Ernährung. Nach sechs bis acht Wochen ist dein Arm wieder einsatzfähig.

## Was sollen diese Geschichten verdeutlichen?

Herr Mangold steht für die Kritik an Heilpraktiker:innen. Er legt seine fehlenden Qualifikationen nicht offen, kann diese womöglich nicht selbst erkennen und betrachtet dich nur mit den Theorien oder Ideologien, die er für richtig hält. Er handelt nach seiner Vorstellung, wie der Mensch funktioniert, und stülpt diese Sichtweise über dich, obwohl dein Arm aussieht wie eine Swastika. Was nicht passt, wird passend gemacht.

Da es »den Heilpraktiker« auch für Psychotherapie gibt, ist dieses Beispiel auf deine psychische Gesundheit genauso übertragbar.

Die Folge der Fehlbehandlung deines Armes wird dich vermutlich eine weitere Operation kosten. Im besten Fall. Die Folge der Fehlbehandlung deiner Depression, Angststörung oder Posttraumatischen Belastungsstörung kann eine Chronifizierung der Symptome bedeuten. Das hat nicht nur negative gesundheitliche Auswirkungen, sondern auch Folgen für dein gesamtes Leben. Lange Krankschreibungen, wiederholte zusätzliche Klinikaufenthalte, womöglich Erwerbslosigkeit und ein höheres Suizidrisiko. Klingt übertrieben? Genau das können aber die Folgen einer unbehandelten und sich chronifizierenden psychischen Störung sein. Selbst dann, wenn du dies bemerkst und die Therapie enttäuscht beendest.

Eine abgebrochene Therapie zerstört Vertrauen und erhöht das Risiko, keine neue Therapie mehr zu beginnen. Unseriöse Behandlungen und deren Abbrüche fördern Misstrauen in ein Gesundheitssystem, das ohnehin chronisch unterfinanziert unter einem hohen Druck steht. Enttäuschung vom Falschen kann verhindern, das Richtige in Zukunft zu suchen. Nun ist aber nicht jeder Heilpraktiker ein Herr Mangold, oder? Zum Glück nicht.

## Worauf du achten kannst

Was ist bei Frau Bloch anders gelaufen? Sie steht für die Nischen, in denen Heilpraktiker:innen verantwortungsbewusst und unterstützend tätig sind. Sie legt ihre Qualifikationen offen, erkennt, dass sie nicht die richtige Ansprechperson für dein Problem ist, und verweist dich an Expert:innen für die notfallmäßige und spätere ambulante Behandlung. Sie weiß, in welchem Bereich sie deinen Prozess womöglich unterstützen kann, und bietet dort ihre Dienste an. Sie legt ihre Methoden offen und erklärt, welchen Einfluss Sport und Ernährung auf deine Rehabilitation haben können. Sie ist offen für Nachfragen und begründet ihr Vorgehen transparent.

Kompetente Heilpraktiker:innen geben ab, wenn ihre Grenzen, die sie selbst erkennen, erreicht sind. Sie suchen eine Nische im

Prozess und bieten dort eine Dienstleistung an. Sie orientieren sich an dir und nicht an ihrer eigenen Ideologie.

## Kleine große Unterschiede

Diese Unterscheidungen sind wichtig. Denn auch, wenn Praxisschilder wie »Psychotherapie nach HeilPrG« oder »Praxis für ganzheitliche Medizin« vielversprechend klingen, verbergen sich hinter Heilpraktiker:innen keine approbierten Ärzt:innen mit Facharztweiterbildung oder Psychotherapeut:innen.

Wie wir bereits wissen, sind letztere Begriffe rechtlich geschützt, die Titel können erst nach umfassenden Aus- und Weiterbildungen geführt werden und nur diese erlauben überhaupt die Abrechnung mit den Krankenkassen.

An den/die Heilpraktiker:in für Psychotherapie wird ein etwas anderer Maßstab gelegt. Einen Hauptschulabschluss, ein Mindestalter von 25 Jahren, ein ärztliches Attest sowie ein polizeiliches Führungszeugnis. Die Antragstellenden müssen sich dann einer schriftlichen und mündlichen Prüfung stellen. In anderen Fällen kann das Gesundheitsamt den Antragstellenden die Heilerlaubnis nach Aktenlage auch ohne Prüfung erteilen. Von praktischen Nachweisen ist dabei oft keine Spur.

Wenn du also kein Kind bist, das der Schulpflicht entgangen ist, keine Bank ausgeraubt hast und in halbwegs annehmbarer körperlicher und geistiger Verfassung bist, dann steht dir dieser Weg offen. Und auch wenn Psychologiestudium und Ausbildung für viele nicht möglich sind – ein sehr gutes Abitur sowie ein finanzielles Polster von 20000 Euro werden benötigt, um die Ausbildung zu finanzieren –, sollte ein unfaires Bildungswesen nicht der Grund dafür sein, dass uns die Qualität medizinischer Behandlungen egal wird. Psychotherapie als Beruf muss inklusiver werden. Bis es so weit ist, können wir das aber nicht durch laschere Regeln erzwingen oder umgehen. Das sind wir unseren Patient:innen schuldig.

Psychotherapie ist eine medizinische Behandlung, keine Vitaminkur. Das Psychotherapeutengesetz regelt ganz genau, was wir dürfen und was wir nicht dürfen. Der Grundsatz ist: Alles, was nicht explizit erlaubt ist, bleibt verboten. Und erlaubt ist nur, was wissenschaftlich nachgewiesen als wirksam und sicher zu beurteilen ist. Im Heilpraktikergesetz gilt eine andere Logik. Dort ist alles, was nicht explizit verboten ist, auch erlaubt.

Heilpraktiker:innen sind gewiss nicht die esoterischen Schwurbler:innen, als die sie gelegentlich verschrien werden. Du als Hilfe suchende Person hast es aber dort mit einer Berufsgruppe zu tun, die sehr unterschiedlich ausgebildet ist und häufig die Grenzen ihrer eigenen Fähigkeiten nicht kennt. Achte bei der Auswahl dieser Anbietenden gut darauf, ob du einem Herrn Mangold oder einer Frau Bloch gegenübersitzt. Dein Arm wird es dir danken.

# 4 Coaches

## Trittbrettfahrer oder Bandit?

Du hast nun einen breiten Überblick zu den Berufsgruppen im Gesundheitswesen erhalten, die sich mit der Psyche befassen oder im Falle einiger Heilpraktiker:innen zumindest so tun als ob. Wir schauen uns nun eine weitere, ganz besondere Spezies an: Coaches.

Im Grunde verhält es sich mit Coachingangeboten ähnlich wie mit Frau Bloch und Herrn Mangold. Nur, dass Coaches grundsätzlich keine psychischen Störungen behandeln dürfen und der Begriff »Coach« nicht geschützt ist. Heilpraktiker:innen dürfen dies formal ja schon. In diesem Kapitel soll es um Wirkung und Nebenwirkung von Coaching gehen. Um positive Effekte, potenziell schädliche Folgen und um Alternativen.

## Coaching vs. Psychotherapie

Der offensichtlichste Unterschied: Coaching richtet sich an gesunde Menschen. Ist das nicht der Fall, dann ist es in der Regel kein Coaching. Coaching ist eine professionelle Beratung im beruflichen oder privaten Kontext. Ob du es Paarcoaching, Führungskräftecoaching oder -beratung nennst, ist für mich letztlich eine Sache des Marketings. Coaching kann man womöglich mehr als Prozessberatung verstehen, während in klassischen Beratungskontexten wie der Berufsberatung auch konkrete Ratschläge gegeben werden. Das ist aber eine Haltungsfrage und sollte nicht darüber hinwegtäuschen, dass Beratung und Coaching mehr eint, als trennt.

Coaching darf sich durchaus psychologischer Handlungsmodelle bedienen. Ich selbst habe als sportpsychologischer Coach sehr viele psychologische Modelle zum Umgang mit Wettkampfangst und Stressregulation vermittelt und mit meinen Klient:innen an einer Verbesserung ihres Umgangs mit Wettkampfsituationen gearbeitet. Dabei war das Coaching keineswegs oberflächlich. Diese Prozesse waren fordernd, manchmal emotional. Tränen bedeuten aber nicht automatisch, dass eine Psychotherapie nötig ist.

Wenn die Wettkampfangst jedoch dazu führt, dass Athlet:innen Wettkampfsituationen vermeiden oder sich vor Bewertungssituationen im Allgemeinen stark zu schämen beginnen und dies ihre Lebensführung einschränkt, dann ist der Coachingprozess an einem Ende angekommen. Dank meiner Qualifikationen konnte ich dies gut einschätzen und Klient:innen frühzeitig weiterempfehlen. Heute, mit eigener Praxis, kann ich den Behandlungsmodus wechseln und selbst eine Psychotherapie anbieten.

## Gute Coaches

Gute Coaches prüfen im Vorfeld, ob sie für das Anliegen ihrer Klient:innen geeignet sind. Sie legen ihre Qualifikationen offen und erläutern, mit welchen Methoden sie arbeiten. Auch stellen sie Fragen zu möglichen psychischen Problemfeldern, die in dem jeweiligen Kontext vorkommen können. Wenn ich mit Menschen aus bestimmten Sportarten arbeite, frage ich beispielweise nach ihrem Körperbild und Essverhalten.

Dank Supervision und regelmäßigen Fortbildungen hätten gute Coaches bereits ein gutes Basiswissen zu relevanten psychischen Störungen in ihrem Arbeitsfeld erworben und wären in Ansätzen dazu in der Lage, zu erkennen, wann es einer professionellen Abklärung bedarf.

In ihrer Supervision würden sie Fälle besprechen, bei denen ihnen nicht klar ist, ob Coaching das richtige Angebot ist. Im Idealfall hätten gute Coaches bereits eine Idee, an wen sie eine Person weiterverweisen können, die eher eine Psychotherapie benötigt. Was glaubst du, wie häufig so etwas vorkommt?

## Gefährliche Coaches

Gefährliche Coaches halten sich für Psychotherapeut:innen, Ärzt:innen oder den heiligen Geist höchstpersönlich. Gott ist tot und gefährliche Coaches haben diesen Platz eingenommen. Das lässt sich meist schon in der Art ihrer Eigenwerbung erkennen. Der »Schulmedizin« überlegen, mit einzigartigen Einsichten durch den vermeintlich eigenen Leidensweg, Methoden, von denen nur sie wissen, dass sie wirken. Teure Webseiten mit großen Worten sind dabei die ersten großen Warnzeichen gefährlicher Coaches.

Im Coaching selbst klären sie ihre Klient:innen nicht auf, lassen wichtige Informationen über sich häufig im Unklaren: Wurde ein Medizinstudium begonnen oder abgeschlossen oder nennt man sich »Mediziner:in«, weil man ein FSJ im Krankenhaus gemacht hat? Wenn sie nicht ausweichend auf solche Fragen antworten, dann überfluten diese Coaches dich mit Fachbegriffen, die in Verbindung mit dem selbstbewussten Auftreten nur schwer als das zu erkennen sind, was sie eigentlich sind: heiße Luft. Gefährliche Coaches bedienen sich eines gewissen rhetorischen Nebels, mit dem sie entweder ihre fehlende Qualifikation oder ihre potenziellen Opfer einhüllen. Auf Nachfragen reagieren sie defensiv, Kritik macht sie nicht selten aggressiv.

Sie klären nicht auf, stellen wenig Fragen. Sie haben aber viele Antworten, auch wenn du bisher wenig gesagt hast. Gefährliche Coaches haben vor allem ein wirtschaftliches Interesse an dir, weswegen es für sie sinnvoll ist, deinen Leidensdruck und deine Abhängigkeit auszunutzen. Und das kann Folgen haben.

Wenn du mit einer ernsthaften psychischen Störung bei gefährlichen Coaches landest, gehst du nicht nur das Risiko ein, Geld zu verlieren. Die Symptome bei vielen psychischen Störungen können sich mit der Zeit verschlechtern. Es droht die Gefahr einer Chronifizierung. In schlimmeren Fällen setzt dein:e Coach:in unangemessene Methoden ein, zwingt dich, über ein Trauma zu sprechen, ohne auch nur annähernd eine traumatherapeutische Ausbildung absolviert zu haben. Das kann zu Retraumatisierung und Symptomverschlechterung führen. Coaches können in diesem Bereich veritablen Schaden anrichten, der zwar reversibel wäre, wenn da nicht noch der zweite potenzielle Schaden wäre.

Menschen tun sich schwer, psychotherapeutische Hilfe anzunehmen, Männer und männlich sozialisierte Personen nochmals mehr. Und Studien zeigen bekanntlich, dass eine vom Gesundheitswesen enttäuschte Person in der Zukunft weniger wahrscheinlich eine neue Behandlung aufsuchen wird.[5] Das ist nur menschlich, aber für den Genesungsweg der Person eine Katastrophe.

Wachsamkeit lohnt sich. Und ja: Negative Erfahrungen können in einer Psychotherapie ebenfalls auftreten. Risiken gibt es immer. Aber wo werden Risiken eher gemanagt? In einem System, das hohe Hürden für seine Teilnehmenden aufstellt? Das lange und kontinuierliche Aus- und Fortbildungen vorsieht? Das gesetzlich reglementiert, was erlaubt ist und was nicht? Oder ein System, das es »den Markt regeln« lässt?

# 5 Heilung

## Warum sie nicht alles ist

Ein gebrochener Arm ist dann nicht mehr gebrochen, wenn er was ist? Richtig, geheilt. Gleiches wünschen wir uns auch von unserer Psyche, wenn wir uns in Behandlung begeben. So glauben wir, dass eine Psychotherapie nur dann erfolgreich ist, wenn wir geheilt sind von unserem Leid, oder?

Leider wird dieses natürliche Bedürfnis nach einer umfassenden Heilung nicht selten von unseriösen Gesundheitsportalen und Coach:innen aufgegriffen. Nicht wenige werben ganz aktiv mit einer »ganzheitlichen Heilung«, mit »spiritueller Heilung«, »Traumaheilung« oder »Energieheilung«. Der Begriff selbst ist zum Verkaufsschlager geworden, weil er sich der medizinischen Sprache bedient und immer wieder suggeriert, dass mit dir irgendetwas »kaputt« sei. Außerdem kann man sich hinter diesem Begriff so herrlich gut verstecken. Du kennst sicherlich den Spruch: »Wer heilt, hat recht.«

In diesem Kapitel erfährst du mehr zum Heilungsbegriff und warum Psychotherapeut:innen diesen kritisch sehen. Du erfährst, was Heilung bedeutet, ob wir sie wirklich benötigen, welche rechtlichen Regelungen es in Bezug auf die Werbung damit gibt und ob »wer heilt« wirklich »recht hat«.

### Klare Regeln, unklare Durchsetzung

In Deutschland setzen das Heilmittelwerbegesetz (HWG) und das Gesetz gegen unlauteren Wettbewerb (UWG) enge Grenzen, wie und womit geworben werden darf. Der Text am Ende jeder Ibuprofenwerbung (»Bei Risiken und Nebenwirkungen …«) geht auf das HWG zurück. Irreführende oder übertriebene Werbung ist damit eigentlich verboten. Rechtliche »Grauzonen«, eine schwierige Beweisführung und begrenzte Ressourcen der zuständigen Behörden scheinen aber eine konsequente Verfolgung von Verstößen zu erschweren. Und dann müsste jemand die ganzen Verstöße auch noch anzeigen. Du kannst dir aber merken: Wer dir Heilung verkauft, lügt und macht sich im Zweifel strafbar.

## Die komplizierte Heilungsfrage

Je nach Fachbereich liegen ganz unterschiedliche Vorstellungen von Heilung vor. In der Medizin meint man damit die Wiederherstellung der Gesundheit zu einem Ausgangszustand. Nach dem Kreuzbandriss beim Fußballspiel soll das Band nach der Behandlung wieder so funktionieren wie vorher. Tut es das nicht, spricht man von einer Defektheilung.

In der Psychotherapie, so könnte man meinen, geht es um die Wiederherstellung der psychischen Gesundheit. Aber was heißt das genau? Soll der Patient mit der Alkoholsucht in den Zustand oder die Verfassung gebracht werden, bevor er angefangen hat, Alkohol zu konsumieren? Oder sollen die Ausgangsbedingungen, die den Alkoholkonsum erst notwendig gemacht haben, verändert werden? Aber wo fangen wir da an, um von Heilung zu sprechen? Verändern wir seine Art, mit unangenehmen Gefühlen und Konflikten umzugehen, oder müssen wir sein soziales Umfeld austauschen? Oder reisen wir in die Vergangenheit und geben ihn in eine Familie, in der nicht getrunken wird, in der Mutter und Vater keine psychischen Probleme entwickelt haben? Oder müssen wir sogar seine Gene austauschen, welche die Wahrscheinlichkeit für die Entwicklung einer Abhängigkeitserkrankung mitbeeinflussen können? Du siehst, bei psychischen Themen wird die Frage nach einer Heilung, vor allem nach einer umfassenden Heilung, echt kompliziert.

In der Psychotherapie verstehen wir Heilung nicht als eine Beseitigung all dieser möglichen Einflussfaktoren. Vielmehr verstehen wir sie als eine Linderung von Symptomen oder Verhaltensweisen und Eigenschaften, welche bei der Person zu einem entsprechenden Leidensdruck beigetragen haben. Wenn der Patient mit der Alkoholsucht abstinent bleibt und anders mit unangenehmen Gefühlen umgeht, dann kann er unter seiner familiären Situation und den biografischen Erlebnissen, die er hat erdulden müssen, immer noch leiden. Vielleicht kann er sie nun eher akzeptieren als schlimme Erfahrungen, für die er nichts kann, die aber sein Leben beeinflusst haben und es bis heute noch tun. Und vielleicht kann er gemeinsam mit seinem Partner besser über seine Gefühle sprechen und seine Bedürfnisse äußern. Vielleicht ist die Beziehung der beiden durch die Therapie enger geworden. Sie verstehen sich besser, können besser aufeinander eingehen und füreinander da sein.

In dem Fall ist Heilung nicht nur Symptomlinderung und Problemmanagement, sondern auch die Akzeptanz des natürlichen Leids und eine bessere Beziehungsqualität.

Heilung bedeutet in der Psychotherapie oft nicht, Vergangenes ungeschehen zu machen, sondern die Fähigkeit zu entwickeln, mit dem Erlebten und dessen Auswirkungen auf das heutige Leben besser umzugehen. Wir können weder unsere Vergangenheit ändern noch auf Knopfdruck unsere Angehörigen ohne deren Zutun. Ziel ist es, eine innere Stabilität aufzubauen, um den Herausforderungen des Lebens gut begegnen zu können. Heilung kann heißen, belastende Muster zu durchbrechen und neue Wege im Umgang mit sich selbst zu finden. Statt ein »Endzustand« zu sein, zeigt sich Heilung oft als Prozess oder als Fähigkeit, auch in schwierigen Phasen immer wieder zu sich selbst zurückzufinden.

Und um all diese Facetten von Heilung mit Leben zu füllen, brauchen wir eine entscheidende Variable: dich.

## Das Du in der Heilung

Über standardisierte Fragebögen können wir messen, ob eine per Definition eher mittlere Symptomschwere einer Depression vorliegt oder eine leichte Symptomschwere. Das können wir anhand von Normtabellen an Gesunden und Erkrankten miteinander vergleichen. Diese Fragebögen sind wichtig, denn wenn du nach sechs Monaten Therapie statt 40 nur noch 15 Punkte auf diesem Fragebogen erfüllst, kann das ein Indiz dafür sein, dass deine Depression abgeklungen ist. Um nun zu verstehen, was dieser Unterschied bedeutet, müssen wir dich fragen. Ein Punktwert von 40 kann für dich etwas ganz anderes bedeuten als für mich. Er ist also nicht aussagekräftig genug, um ihn als alleiniges Maß für »Heilung« heranzuziehen. Was wir hier messen, ist Wirksamkeit, nicht Heilung.

Und nicht selten können diese Einheiten auch für Enttäuschung sorgen. Denn Psychotherapeut:innen geben keine Heilsversprechen. Wir stellen Prognosen über die zu erwartenden Veränderungen innerhalb einer Therapie. Eine komplette Umwandlung der Persönlichkeit in zwölf Sitzungen ist ein Punkt, den wir sehr kritisch besprechen würden. Das macht das Vorgehen aber transparent und wir können uns gemeinsam auf Behandlungsziele einigen, die mit einer höheren Wahrscheinlichkeit erreicht werden können. In den meisten Fällen reduzieren genau diese Sitzungen den Druck, dass eine Psychotherapie nur dann erfolgreich ist, wenn man möglichst schnell, möglichst umfassend »geheilt« ist.

Und lass mich dir da noch etwas aus meiner beruflichen Erfahrung mitgeben: Heilung, Linderung oder Symptomverbesserung, das läuft nur selten linear ab. Bei dem gebrochenen Arm können wir meistens nach sechs Wochen erwarten, dass er wieder annähernd so funktioniert wie vorher. Bei einer Depression ist das ganz unterschiedlich. Es gibt Fortschritte, Ehrenrunden, vielleicht auch Rückschritte. »Heilung« ist kein Sprint im Kreisligastadion. Stell dir das, was wir hier unter Heilung verstehen, lieber als Bergwanderung vor, mit verschiedenen Etappen, Steigungen, aber auch mit Abstiegen und Hindernissen, die eine Anpassung der Route erforderlich machen. Das Ziel, der Gipfel, der ist klar, aber der Weg dahin ist vor dem Start nicht komplett vorhersehbar. Psychotherapeut:innen verstehen sich in diesem Bild als Begleiter:innen, gelegentlich als Sherpa, aber nicht als »Bergesel«, die dich auf den Gipfel tragen.

Wenn dein eigenes Zutun in dem ganzen Prozess so wichtig ist, welche Bedeutung hat dann noch die berühmte Aussage »Wer heilt, hat recht«?

## Wer heilt, hat …?

Dieses alte Sprichwort suggeriert, dass der Erfolg einer Behandlung ausreichend ist, um ihre Wirksamkeit zu beweisen. Wenn du mit einer leichten depressiven Episode bei einem/einer Coach:in für »Wahrhaftigkeit« landest und nach sechs Wochen nicht nur 2 500 Euro ärmer, sondern lebensfreudiger bist, dann würden Coaches sagen: »Meine Methode wirkt.«

Das Problem ist: Das kann gar nicht bewiesen werden. Manche, vor allem leichte depressive Episoden können nach einiger Zeit von selbst abklingen. Vielleicht hast du aber auch deinen alten, lästigen Job gekündigt und dich endlich selbstständig gemacht oder das Studium beendet, das dir so gar keine Freude mehr bereitet hat. Oder du hast neben dem Coaching noch einen Achtsamkeitsbasierten Stressreduktionskurs besucht, der nach wissenschaftlichen Erkenntnissen depressive Symptome reduziert.[6] Vielleicht hast du aber auch schlicht erwartet, dass der/die erhaben auftretende »Wahrhaftigkeitscoach:in« dir weiterhelfen wird, wodurch sich deine Symptome ebenfalls gebessert haben. Oder, und das kann auch vorkommen: Er/sie hat dir gar nicht weitergeholfen und du hast ihn/sie höflich »weggelobt«. Der/die Wahrhaftigkeitscoach war in diesem Fall also entweder Zeug:in einer Spontanremission oder deiner positiven Veränderungen im Leben. Vielleicht hat er/sie aber auch von positiven

Erwartungen an die Zusammenarbeit profitiert. Und ganz vielleicht wurde er/sie von einer berechtigten Kritik deinerseits verschont und verbleibt nun in dem Glauben, alles richtig gemacht zu haben.

In der Psychotherapie messen wir deshalb die Wirksamkeit unserer Behandlung und nicht eine wie auch immer geartete Heilung. Wer mit diesem Spruch wirbt, wird bei der Frage nach Wirksamkeitsbelegen zu seiner oder ihrer Methode schnell stumm. Ein eindeutiges Zeichen, auf das du achten solltest.

# Eine Frage der Persönlichkeit

Von »hochsensibel« über »introvertiert« bis hin zur »Co-Abhängigkeit«: Wir wollen die Menschen um uns herum und uns selbst verstehen. Oder besser gesagt: Wir glauben, unser Verhalten besser verstehen zu können, wenn wir es besser beschreiben können und vermeintliche Ursachen kennen. Daran ist zunächst einmal nichts falsch. Die Psyche ist aber komplex, wissenschaftliche Befunde zur Persönlichkeit sind es noch mehr.

Selten gibt es ein Konzept, zu dem es nicht eine fundierte Kritik gibt. Das ist häufig von Ratgebern, einigen Coaches für Persönlichkeitsentwicklung und Beiträgen in sozialen Medien auch gar nicht gewünscht. Dort will man einfache Antworten, einfache Lösungen und Erklärungsmodelle, die in einen Satz passen. Konzepte werden bis zur Unkenntlichkeit vereinfacht oder missbräuchlich eingesetzt. Mit anderen Worten: Therapiesprache wird hier instrumentalisiert und bagatellisiert. Menschen, die wir nicht mögen, sind Narzissten, gaslighten uns oder verhalten sich toxisch. Frauen, die an Menschen geraten, die ihnen nicht guttun, haben Daddy Issues und sind wahlweise psychisch krank oder ein bisschen selbst schuld. Die Pop-Psychologie lädt dazu ein, die Verantwortlichkeit für das eigene Leben in gut klingenden Begriffen zu parken.

In diesem Kapitel stellen wir unsere Persönlichkeit auf den Prüfstand. Wie aussagekräftig sind Persönlichkeitstypen wie der Myers-Briggs-Typenindikator? Sind wir wirklich alle hochsensibel? Und war jeder Ex ein Narzisst?

# 6 Myers-Briggs

## Persönlichkeitsbingo mit Folgen

Wenn wir uns näher mit der menschlichen Persönlichkeit befassen, kommen wir um einen Begriff nicht herum: den Myers-Briggs-Typenindikator (MBTI), der 1944 von Isabel Briggs Myers und ihrer Mutter Katharine Cook Briggs entwickelt wurde. Er basiert auf der Typenlehre des Psychoanalytikers Carl Gustav Jung. C. G. Jung wird auch in Kapitel 9 noch eine wichtige Rolle spielen. Der MBTI behauptet, deine Persönlichkeit durch 90 Fragen einem von 16 Persönlichkeitstypen zuordnen zu können. Mit jährlich über vier Millionen Anwendungen zählt der MBTI zu den am häufigsten eingesetzten nicht klinischen Persönlichkeitsfragebögen.[7] Beeindruckend, wenn man bedenkt, dass weder Isabel Briggs Myers noch ihre Mutter Psycholog:innen waren. Ihre Intention war es, einen sinnvollen Test zu entwickeln, der Frauen beim Berufseinstieg dabei unterstützen sollte, eine Arbeit zu finden, die zu ihrer Persönlichkeit passt. Das war angesichts des tobenden zweiten Weltkriegs sicherlich keine schlechte Idee.

Heute findet der MBTI in Personalabteilungen, in Bildungseinrichtungen, teilweise in der Berufsberatung und nicht zu vergessen im Coaching seine »professionelle« Anwendung. Hinter dem MBTI verbirgt sich mittlerweile ein eigenes Unternehmen, das Schulungen zur Anwendung des Fragebogens anbietet und jährlich 20 Millionen Dollar damit verdienen soll.[8]

Seine Beliebtheit ist heutzutage aber auch aus dem Mainstream kaum wegzudenken. Auf Datingprofilen sind seine konspirativ anmutenden Abkürzungen mittlerweile ein regelrechter Trend. Er unterstützt Personalauslese und ist Teil vieler Partnerschafts-

Assessment-Center. Der Mensch wird so zu einer Kombination aus seinen Bildbearbeitungsfähigkeiten und seinem MBTI-Code. ISFJ, INFJ oder ENTP.

Ob wir den Da-Vinci-Code knacken werden, das erfährst du in diesem Kapitel. Außerdem befassen wir uns mit der wissenschaftlichen Basis des MBTI und tauchen ein in die Wissenschaft der Persönlichkeitspsychologie.

## Nicht persönlich gemeint

Dem Fragebogen zugutehalten muss man auf jeden Fall, dass er entgegen einiger anderer beliebter »Tools« (vgl. Kapitel 21) auf einer psychologischen Theorie basiert. Dort fängt aber schon das erste Problem an. Jungs Typentheorie aus dem Jahr 1921, dem Jahr, in dem Adolf Hitler zum Vorsitzenden der NSDAP gewählt wurde, gilt mittlerweile doch als etwas veraltet. Jung stellte die These auf, dass sich Menschen in vier Dimensionen voneinander unterscheiden. Menschen sind entweder *introvertiert* oder *extrovertiert*, sie präferieren eher *Denken* oder *Fühlen*, bevorzugen entweder *konkrete Sinneseindrücke* und Informationen oder vertrauen ihrer *Intuition*. Sie sind entweder *urteilend* oder *wahrnehmend*. Entweder oder. Eines von beidem. Ausgehend davon lassen sich Menschen immer einer dieser Kategorien zuordnen, wodurch sich 16 Typen ergeben sollen. Persönlichkeit durchgespielt, könnte man sagen.[9]

Würden da nicht sämtliche wissenschaftliche Belege fehlen. Aber auch aus anderen Gründen ist Jungs Typentheorie problematisch. Eine sogenannte Dichotomisierung von Persönlichkeit ergibt aus psychologischer und wissenschaftlicher Perspektive keinen Sinn. Die Typenlehre als Theorie ist vor allem für historisch interessierte Menschen spannend. Denn sie ist ein schriftlicher Beleg dessen, wie berühmte Therapeuten über ihre Patient:innen gedacht haben. Die Typenlehre sagt also mehr über den Typ C. G. Jung aus als über dein Tinder-Match vom letzten Mittwoch.

Menschen sind nicht *entweder* introvertiert *oder* extrovertiert. Manche sind mehr oder weniger von dem einen oder dem anderen. Oder sie sind in bestimmten Situationen, in denen sie sich wohlfühlen, total extrovertiert, wie beispielsweise bei den engsten Freund:innen, und in neuen Situationen oder auf Konferenzen, in Meetings mit neuen Kolleg:innen sind sie eher introvertiert oder schüchtern. Bei nahen Angehörigen vertrauen sie häufig auf ihre Intuition, in Situationen mit neuen Menschen sind sie die ersten Male eher abwartend und wahrnehmend.

Die menschliche Persönlichkeit spielt sich auf einem Kontinuum ab.[10] Wir können uns verändern und uns den Umständen ein Stück weit anpassen. Der Verdienst von Jungs Typentheorie lässt sich am ehesten in der zum Kontinuum weiterentwickelten Persönlichkeitsdimension »Introversion vs. Extraversion« sehen. Diese ist heute Teil gängiger wissenschaftlicher Persönlichkeitstests.

Diese theoretischen Mängel der Typentheorie lassen sich statistisch mit Bezug auf den MBTI zeigen.[11] Die meisten Menschen stehen auf der Skala Introversion vs. Extraversion irgendwo in der Mitte, einige tendieren eher nach links, einige eher nach rechts. Stell dir da eine Glockenkurve vor. Der MBTI, der nur jeweils eine Antwort zulässt, geht aber davon aus, dass Menschen nur einem von beidem zuzuordnen sind. Man nennt das bimodal und man würde dann im besten Fall zwei Glockenkurven erhalten, die voneinander unabhängig sind. Das ist aber statistisch gar nicht der Fall.

Und wenn dir die Kritik aus Elfenbeinturm und Mathe-AG noch nicht genug ist, gibt es sogar einen psychologischen Effekt, der erklären kann, warum der MBTI überhaupt so beliebt ist: der sogenannte Barnum-Effekt.[12] Der Name bezieht sich auf den Gründer eines gleichnamigen Zirkus mit dem Motto »Ein bisschen was für jeden«. Der Effekt beschreibt die Neigung vieler Menschen, vage und vermeintlich allgemeingültige positive Aussagen über sich selbst als zutreffend zu akzeptieren.

*»Du bist jemand, der einfühlsam ist und manchmal die eigenen Bedürfnisse jenen der anderen unterordnet?«* – Ja.
*»Du kannst komplexe Probleme lösen, auch wenn du dich manchmal unsicher fühlst?«* – Ja.

Bei genauerer Betrachtung sind solche Aussagen Allgemeinplätze, die Mehrdeutigkeit zulassen und häufig bewusst gespickt sind mit »Sowohl-als-auch«-Formulierungen. Diesen Effekt machen sich nicht nur Horoskope, sondern auch ein Großteil der Ratgeberliteratur und viele Coaches zunutze. Der Mechanismus ist simpel: Sie sprechen mit den verwendeten Formulierungen die Bedürfnisse, Wünsche, aber auch die Befürchtungen anderer Menschen an und greifen diese auf.

Beim MBTI ist diese Tendenz ebenfalls zu beobachten. Die oben genannten Aussagen stammen in etwa aus dem MBTI. Du siehst, die Beschreibungen sind dort vor allem positiv. Sie betonen Stärken und positive Eigenschaften. Positive Rückmeldungen empfinden wir häufig als zutreffender und relevanter, wodurch wir uns im Ergebnis später bestätigt fühlen. Dass der Test wissenschaftlich anmutet und dadurch eine gewisse Autorität genießt, die er gar nicht hat, verstärkt diesen Effekt.

Wird ein solcher Test dann noch in einem professionellen Setting genutzt, wird seine vermeintliche Bedeutung noch weiter erhöht, obwohl die Theorie des Tests veraltet und widerlegt ist und seine statistische Struktur an der Realität scheitert. Die Ergebnisse des MBTI sind weder eindeutig noch konsistent. Jeden Tag ein anderer Typ? Das ist durchaus möglich. Konsistent ist beim MBTI vor allem eines: das kommerzielle Interesse seiner Eigentümer:innen. Und dass es durchaus anders geht, das zeigen die sogenannten Big Five, die wir uns im nächsten Kapitel ansehen.

# 7 Big Five

## Besser, aber nicht perfekt

Das Fünf-Faktoren-Modell, auch »Big Five« genannt, ist aus wissenschaftlicher Sicht das, was der MBTI gerne wäre. Die Big Five sind Teil der Persönlichkeitspsychologie, die sich mit dem Verhalten und Erleben von uns Menschen beschäftigt. Vor den Big Five litt die Persönlichkeitspsychologie unter einer immensen Anzahl an psychologischen Konstrukten, die dazu verwendet wurden, Unterschiede in unserer Persönlichkeit zu beschreiben. Zu viele, um Persönlichkeit sinnvoll zu beschreiben. Eine Lösung musste her.

Mit dem sogenannten lexikalischen Ansatz haben die US-amerikanischen Psychologen Luis Thurstone, Gordon Allport und Harry Odbert, Pioniere der Persönlichkeitspsychologie und Forschungsmethodik, eine umfassende Liste an Wörtern erstellt, die unsere Persönlichkeit beschreiben. Oder anders ausgedrückt: Man hat sich das US-amerikanische Äquivalent des Duden gegriffen, alle Wörter rausgeschrieben, die etwas mit Persönlichkeit zu tun haben, und hat das Wörterbuch wieder zugeschlagen. Die Hypothese, die dahintersteckt, die sogenannte Sedimentationshypothese, besagt, dass alle wichtigen Eigenschaftswörter in unserer Umgangssprache bereits hinterlegt sind.[13] Dabei hat man fast 4500 Wörter gefunden. Wie kommt man von 4500 Eigenschaften auf fünf, fragst du dich sicher? Durch eine Menge Statistik.

Mittels Faktorenanalyse wurde untersucht, welche Muster in diesem großen Datensatz zu erkennen sind. Also welche Wörter sich aus statistischer Sicht so stark ähneln, dass sie unter einem Oberbegriff gut zusammengefasst werden können. So ließen sich beispielsweise *Fantasiereichtum*, *intellektuelles Interesse* oder *Handlungsorientie-*

*rung* unter dem Begriff *Offenheit für neue Erfahrungen* zusammenfassen. Diese Faktorenanalyse wurde so lange wiederholt, bis am Ende nur noch fünf Faktoren übrig blieben:[14] Neurotizismus, Offenheit für neue Erfahrungen, Extraversion, Gewissenhaftigkeit, Verträglichkeit.

*Neurotizismus* beschreibt, wie emotional stabil oder instabil eine Person ist. Es geht darum, wie stark jemand positive und negative Gefühle erlebt. Menschen mit einem hohen Wert in Neurotizismus sind oft empfindlicher und geraten unter Stress schneller aus dem Gleichgewicht. Sie neigen dazu, die Kontrolle über ihre Bedürfnisse zu verlieren, wenn sie unter Druck stehen.[15]

*Extraversion* beschreibt, wie sich Menschen in zwischenmenschlichen Beziehungen verhalten und wie sie sich in sozialen Situationen fühlen. Personen mit hoher Extraversion sind oft gesellig, genießen die Gesellschaft anderer und knüpfen leicht enge Bindungen. Sie sind warmherzig und freundlich, was bedeutet, dass sie andere Menschen um ihrer selbst willen mögen und leicht Freundschaften schließen. Menschen mit niedriger Extraversion verhalten sich eher distanziert und formell.[16]

*Verträglichkeit* ist ein weiterer Persönlichkeitsfaktor, der wie Extraversion wichtig für die Art und Weise ist, wie wir in Beziehung gehen. Verträgliche Personen gelten als gutmütig, hilfsbereit, entgegenkommend und um das Wohlergehen anderer besorgt. Personen mit niedrigen Ausprägungen beschreiben sich demgegenüber eher als egozentrisch, unkooperativ und misstrauisch.[17]

*Offenheit* für Erfahrungen ist ein weiteres Merkmal, das beschreibt, wie offen eine Person für neue Ideen, Erlebnisse und Veränderungen ist. Menschen mit hoher Offenheit für Erfahrungen bevorzugen kreative Methoden, sind fantasiereich, suchen sich eher neue Hobbys oder Aktivitäten, sind flexibel und neugierig. Menschen mit niedriger Offenheit bevorzugen eher Dinge, die sie kennen, legen Wert auf traditionelle Methoden und neigen dazu, ihre Emotionen zu kontrollieren.[18]

*Gewissenhaftigkeit* als letzte Dimension der Big Five bezieht sich auf eine andere Ebene der Fähigkeit zur Selbstkontrolle und Selbstdisziplin, als dies bei Neurotizismus der Fall ist. Hier werden Unterschiede in der Organisation und Ausführung von Aufgaben erhoben. Hohe Ausprägungen weisen auf ein hohes Maß an Zielstrebigkeit, Entschlossenheit und Willensstärke hin.[19]

Das Interessante dabei ist: Die Arbeit am lexikalischen Ansatz begann bereits in den 1930er-Jahren. Kontinuierliche Forschungsarbeit und zahlreiche Beiträge von anderen Forschungsgruppen, wie beispielsweise Costa, McCrae und Goldberg (1993), haben das Modell immer weiter verfeinert. Das ist gelebte Wissenschaft und zeigt die bedeutenden Unterschiede zum MBTI: ein nachvollziehbarer Hintergrund, eine transparente und wiederholbare Forschungsmethodik mit plausibler Statistik sowie eine kontinuierliche Weiterentwicklung.

Die Big Five finden sich in allen möglichen psychologischen Anwendungsbereichen wieder: In der klinischen Psychologie zeigen Menschen mit hohen Werten bei Neurotizismus häufig eine größere Anfälligkeit für psychische Störungen wie depressive Episoden oder Angststörungen,[20] während eine hohe Gewissenhaftigkeit mit beruflichem Erfolg zusammenhängt.[21]

Ob diese Faktoren dabei genetischer Natur sind oder ob sie durch Umwelteinflüsse wie Erziehung, familiäre Beziehungen, Bildung, kulturelle Normen etc. beeinflusst sind, ist Gegenstand wissenschaftlicher Debatten. Gene oder Umwelt. In der Psychologie nennen wir das die »Anlage-Umwelt-Debatte«, die meistens nicht in Genetik oder Umwelt, sondern in einem »Sowohl-als-auch« mündet. Es gibt Hinweise darauf, dass die genetische Komponente bei Neurotizismus und Gewissenhaftigkeit stärker ist als bei den anderen Faktoren.[22] Das ergibt Sinn, weil es hier ja um Impulsivität und Selbstkontrolle geht, während sich Extraversion, Verträglichkeit und Offenheit mehr darauf beziehen, wie wir mit unserer Umwelt in Kontakt gehen.

In der Psychologie ist es ein gutes Zeichen, wenn es zu einem Forschungskonzept Auseinandersetzungen gibt. Davon lebt Wissenschaft, das treibt sie voran. »Wir irren uns empor«, hat der deutsche Astrophysiker Harald Lesch einmal gesagt. Wenn du dir parallel dazu die Webseite des MBTI ansiehst, erkennst du, wie Kritik begegnet wird, wenn vor allem ein wirtschaftliches Interesse im Vordergrund steht.

Aber da ich nicht von der Big-Five-Lobby gesponsert bin, möchte ich auf einige Kritikpunkte eingehen, die es berechtigterweise gibt.

## Nicht perfekt, aber brauchbar

Ein erster Kritikpunkt ist dir womöglich bereits beim Lesen des Kapitels aufgefallen. Die Big Five beziehen sich auf Begriffe der Alltagssprache und nicht auf wissenschaftliche Konzepte der Psychologie. In den Big Five steckt daher eher ein Kondensat der Alltagspsychologie, ein Pop-Psychologie-Espresso sozusagen. Jens Asendorpf, ein bekannter deutscher Professor für Persönlichkeitspsychologie,[23] mahnte, dass eine Faktorenanalyse alleine wenig Erklärungswert böte, weil durch diese Methode Delfine, Haie, Wale und Karpfen derselben Kategorie zugeordnet würden, obwohl Delfine und Wale Säugetiere sind.

Und dann sind da noch die Effekte aus Untersuchungen. Studien zum Berufserfolg zeigen zwar einen statistischen Zusammenhang zwischen Gewissenhaftigkeit und beruflichem Erfolg, vor allem im akademischen Bereich. Der Effekt, eine Korrelation von 0,27, ist jedoch eher schwach, was auf andere Einflussgrößen hinweist. Es scheint also noch einige andere Faktoren zu geben, die beruflichen Erfolg erklären, z. B. Faktoren, die eher weniger mit Psychologie zu tun haben, so wie dein familiärer Hintergrund, deine akademische Bildung, Beziehungen in das Unternehmen, womöglich auch dein Geschlecht.

Dazu kommt, dass wir bei statistischen Zusammenhängen, also Korrelationen, nie genau wissen, ob das eine das andere auch wirklich verursacht. Wir wissen nur, dass in einer Gruppe, in der Gewissenhaftigkeit mehr vorkommt, beruflicher Erfolg auch etwas häufiger eintritt. Ob beruflich erfolgreiche Menschen gewissenhafter sind, weil sie mit zunehmendem Erfolg mehr Verantwortung übernehmen und mit dieser lernen umzugehen, oder ob diese Menschen nur durch ihre gewissenhafte Arbeitshaltung in diese Berufe kommen, das wissen wir nicht. Unternehmensberatung auf Basis der Big Five können wir uns sparen.

Auch in der klinischen Psychologie können die Big Five nicht wirklich gut angewendet werden. Ja, für Neurotizismus gibt es statistische Zusammenhänge zu psychischen Störungen.[24] Aber dass Menschen, die zu Nervosität, Reizbarkeit, Unsicherheit und Schmerzen tendieren, die häufig traurig, schnell gestresst und unzufrieden sind, wohl eher zu psychischen Störungen neigen, klingt jetzt nicht nach einer bahnbrechenden Entdeckung.

Können wir die Big Five damit in die Tonne treten? Nein. Die Big Five haben ihre Limitationen und können durchaus kritisiert werden. Kein Konstrukt ist perfekt. Sie verfügen aber im Gegensatz zum MBTI über eine wissenschaftliche Gültigkeit, die sich seit Jahrzehnten nicht nur bewährt, sondern weiterentwickelt hat. Und auch wenn die Vorhersagekraft nicht übermäßig groß ist, so ist sie konsistent über viele Studien hinweg. Kritik an den Big Five führt nicht zu überempfindlichen Stellungnahmen auf einer Unternehmenswebseite, sondern im besten Fall zu neuer und besserer Forschung. In dem Sinne: Ein High Five den Big Five.

# 8 Narzissmus

## Warum schlechtes Verhalten nicht krank ist

Der selbstbewusst auftretende Chef, der einem immer ins Wort fällt oder die Influencerin, die stundenlang in Storys über sich und ihre Erfolge spricht. Welches Wort fällt dir zu diesen Menschen als Erstes ein? Ganz klar: Narzissmus.

Narziss, der schöne Jüngling der griechischen Mythologie, wäre sicherlich stolz, wenn er wüsste, welch große Rolle er nach über 2000 Jahren noch spielt: vom literarischen Symbol zu Persönlichkeitseigenschaft und -störung bis in den Olymp der Pop-Psychologie und damit in die breite Gesellschaft.

Häufig wird Narzissmus mit Egoismus oder Selbstbezogenheit gleichgesetzt. Dabei werden ihm verschiedene Verhaltensweisen zugeschrieben. Von machtbewusstem Verhalten bis hin zu Ausbeutung und Missbrauch. Mal wird Narzissmus als Krankheit dargestellt, mal als Charakterschwäche oder als Fall für die Kriminalpolizei. Die Begriffe toxisch und Narzisst:in sind dabei manchmal nur einen empörten Autokorrekturvorschlag voneinander entfernt.

Uns scheint etwas das Wissen abhandengekommen zu sein, was Narzissmus eigentlich wirklich ist, ab wann wir von einer narzisstischen Persönlichkeitsstörung sprechen, was sie ausmacht und wo und wann sich hinter diesem Label womöglich etwas anderes verbirgt. Auch bleibt die Frage offen, ob Narzissmus nicht auch gewisse Vorteile mit sich bringen kann. Eine differenzierte Auseinandersetzung findet sich auf den vielen skandalisierenden Profilen in sozialen Medien allerdings selten. Häufig werden wir dort zu einseitigen Täternarrativen und Kriminalanalysen eingeladen. Manchmal zum

Kauf von »Narzissmusratgebern«. Denn wir alle waren einmal das Opfer eines/einer Narzisst:in. Eine einfache Etikettierung, die uns allen schadet. Menschen mit einer Persönlichkeitsstörung werden mit Straftäter:innen und Teufeln gleichgesetzt, wodurch Partnerschaftsgewalt einen Krankheitsstempel erhält, der eine Auseinandersetzung mit strukturellen Problemen in Beziehungen verhindert.

Und dann ist da noch eine zwischenmenschliche Ebene: Machen wir es uns nicht zu einfach, wenn wir jeden Menschen als Narzisst:in bezeichnen, nur weil er/sie uns nicht so behandelt hat, wie wir das erwarten? Zeit, mit dem Mythos um Narzissmus aufzuräumen.

## Narzissmus *in a nutshell*

Narzissmus kann entweder als Persönlichkeitseigenschaft oder als Persönlichkeitsstörung beschrieben werden. Bei Ersterem beschreibt Narzissmus eine Eigenschaft, die wir alle haben. So ähnlich wie Offenheit. Es gibt Menschen, die sind total offen für neue Erfahrungen und andere Menschen, während andere Bekanntes vorziehen und neuen Menschen mit einer gewissen Skepsis begegnen. An diesem Spektrum ist erst einmal nichts Krankheitswertiges. Und genauso verhält es sich mit Narzissmus. Er ist in uns allen angelegt.

Eine Persönlichkeitsstörung hingegen ist eine Art psychischer Störung, die durch lang anhaltende Verhaltensmuster und innere Erfahrungen gekennzeichnet ist. Diese weichen stark von den Erwartungen der Gesellschaft ab. Diese Muster sind tief in der Persönlichkeit des Individuums verwurzelt und zeigen sich in seinen Gedanken, Gefühlen, der Art und Weise, wie es Beziehungen zu anderen pflegt und wie es sich verhält. Häufig gehen Persönlichkeitsstörungen mit einem hohen Leidensdruck einher, sowohl für die Betroffenen als auch für ihr Umfeld.

Im Falle der narzisstischen Persönlichkeitsstörung (NPS) sagt man, dass vor allem das Umfeld der Betroffenen darunter leidet. Sicherlich sind aber ständig scheiternde Beziehungen, mögliche Kündigungen sowie der Verlust von Freundschaften auch für die Betroffenen einer NPS nicht gerade gesundheitsförderlich. Betroffene einer NPS haben ein höheres Risiko für Substanzkonsumstörungen, für affektive Störungen wie Depressionen oder manische Episoden, aber auch für Angststörungen. Selbst Traumafolgestörungen treten bei Betroffenen einer NPS häufiger auf als bei Menschen ohne Persönlichkeitsstörung.[25]

Jetzt habe ich viel um den heißen Brei herumgeschrieben, oder? Du fragst dich sicher, was Narzissmus nun ist. Und da stoßen wir so langsam auf den Kern des Problems. So einfach wie bei Brigitte vom Narzissmus-Healing-Retreat, die bereits aus der Ferne feststellen kann, dass dein Ex ein Narzisst ist, weil er dich letztens angeschrien hat, ist es leider nicht. Die wissenschaftlichen Definitionen gehen sehr auseinander.

Da wäre beispielsweise die Definition des DSM-5, einem US-amerikanischen Handbuch für psychische Störungen, in dem alle gängigen Diagnosen beschrieben werden. Die NPS wird dort wie folgt definiert:

»Ein tiefgreifendes Muster von Großartigkeit (in Fantasie oder Verhalten), Bedürfnis nach Bewunderung und Mangel an Empathie. Der Beginn liegt im frühen Erwachsenenalter und zeigt sich in verschiedenen Situationen. Mindestens fünf der folgenden Kriterien müssen erfüllt sein:

- hat ein grandioses Gefühl der eigenen Wichtigkeit (übertreibt z. B. die eigenen Leistungen und Talente; erwartet ohne entsprechende Leistungen, als überlegen anerkannt zu werden),
- ist stark eingenommen von Fantasien grenzenlosen Erfolgs, Macht, Glanz, Schönheit oder idealer Liebe,
- glaubt von sich, besonders und einzigartig zu sein und nur von anderen besonderen oder angesehenen Personen (oder

Institutionen) verstanden zu werden oder nur mit diesen verkehren zu können,

- verlangt nach übermäßiger Bewunderung,
- legt ein Anspruchsdenken an den Tag, d. h. übertriebene Erwartungen an eine besonders bevorzugte Behandlung oder automatisches Eingehen auf die eigenen Erwartungen,
- ist in zwischenmenschlichen Beziehungen ausbeuterisch, d. h., zieht Nutzen aus anderen, um die eigenen Ziele zu erreichen,
- zeigt einen Mangel an Empathie, ist nicht willens, die Gefühle und Bedürfnisse anderer zu erkennen oder sich mit ihnen zu identifizieren,
- ist häufig neidisch auf andere oder glaubt, andere seien neidisch auf ihn/sie,
- zeigt arrogante, überhebliche Verhaltensweisen oder Haltungen.«[26]

Für den Fall, dass weniger Kriterien erfüllt sind, könnte man von einer Persönlichkeitsakzentuierung sprechen. Die Übergänge von Persönlichkeitseigenschaft zu Persönlichkeitsstörung sind fließend.

Das psychologische Konstrukt Narzissmus äußert sich in Selbstüberschätzung, Überempfindlichkeit gegen Kritik, einer niedrigen Empathie, der Suche nach Bewunderung und einem dominanten Interaktionsverhalten.[27] Unter Letzterem kannst du dir eine Person vorstellen, die in Gesprächen oder gemeinsamen Aktivitäten die Führung übernimmt, oft Entscheidungen trifft und die Kontrolle behält. Sie spricht vielleicht mehr, unterbricht andere, bestimmt die Themen und Richtungen von Diskussionen. Besonders problematisch ist hierbei der Empathiemangel, denn dieser scheint in einer hohen Ausprägung zu erklären, warum narzisstische Menschen eher Gewalt und Aggression einsetzen als Menschen mit eher niedriger Ausprägung.[28] Vielleicht sind also vor allem die empathielosen Narzisst:innen ein Problem?

Dieser Zusammenhang ist allerdings nur korrelativ, das heißt, wir können aus solchen Ergebnissen nicht ableiten, dass narzisstische Menschen automatisch gewaltbereiter und aggressiver sind. Eine Übersichtsarbeit aus dem Jahr 2023 hat zwar bestätigt, dass es diesen statistischen Zusammenhang gibt. Der Effekt ist allerdings recht klein. Vor allem psychologische und emotionale Gewalt sowie Cybergewalt scheinen eher mit Narzissmus zusammenzuhängen als körperliche Gewalt. Das ist wichtig zu wissen, reicht aber nicht, um Narzissmus und Gewalt grundsätzlich gleichzustellen. Die Statistiken decken sich also nicht mit den Verkaufsargumenten der Narzissmus-Coaches.

Narzisstische Eigenschaften haben wir alle zu einem gewissen Grad. Eine narzisstische Persönlichkeitsstörung hingegen hat nur ein Prozent der Bevölkerung. Die Wahrscheinlichkeit, dass der Ex deiner guten Freundin ein toxischer Narzisst ist, könnte also geringer sein als angenommen. Wenn er sie schlecht behandelt hat, entlässt ihn das aber auch ohne Krankheitsbegriff nicht aus seiner Verantwortung.

## Verdeckter und vulnerabler Narzissmus

Ein großer Kritikpunkt in Debatten um das Konstrukt Narzissmus ist die Eindimensionalität. Sowohl die Persönlichkeitsstörung nach DSM-5 als auch das psychologische Konstrukt beziehen sich vor allem auf den Aspekt der Selbstüberschätzung und des Empathiemangels. Dabei wird der sogenannte vulnerable Narzissmus eher ausgeblendet. Menschen mit vulnerablem Narzissmus wirken im Kontakt eher schüchtern und empfindsam. Sie sind häufig sehr auf ihr Gegenüber bezogen. Innerlich sind sie aber mit ihren narzisstischen Fantasien und der Überprüfung der Umwelt auf mögliche Kritik beschäftigt.[29] Vulnerable Narzisst:innen haben eine panische Angst vor Kritik. Sie sind in Team-Meetings still, aber beschäftigen sich gedanklich sehr damit, was wohl ihre Teamkolleg:innen über sie denken. Auf Feedback reagieren sie sehr empfindlich und fühlen sich wertlos. Man könnte sagen, der vulnerable Narzissmus ist die Schattenseite des oben besprochenen grandiosen Narzissmus. Das eine bedingt das andere, erklärt es sogar. Um Wertlosigkeitserleben zu vermeiden und um sich nicht so schlecht zu fühlen wie im vulnerablen Narzissmus, müssen Betroffene ihren Wert ständig durch äußere Bestätigung und Erfolge unter Beweis stellen. Hören sie auf diesen Gegenbeweis oder scheitern sie an ihren hohen Ansprüchen, fühlen sie sich wertlos. In Streitigkeiten agieren sie häufig zurückhaltend. Droht aber die Gefahr von Wertlosigkeitserleben, ausgelöst durch Kritik, werden sie häufig aggressiv. Meistens verhalten sich Menschen mit vulnerablem Narzissmus in Konflikten defensiv. Tatsächlich ist der statistische Zusammenhang zwischen Partnerschaftsgewalt und Narzissmus beim vulnerablen Narzissmus höher als bei der grandiosen Ausprägung.[30]

Leider findet sich diese Facette im DSM nicht wieder. Die ICD, das diagnostische System, das von der Weltgesundheitsorganisation herausgegeben wird und das wir in Europa nutzen, sieht in seiner neusten Fassung eine narzisstische Persönlichkeitsstörung gar nicht mehr vor. Denn je nachdem, welche Kriterien erfüllt sind, können sich zwei Menschen mit der gleichen NPS-Diagnose sehr in ihrem Verhalten unterscheiden. Die einen sind arrogant und ausbeuterisch, die anderen eher neidisch und unempathisch. Andere bekommen die Diagnose nicht, weil ihre Symptome eher der unsicher-vermeidenden Persönlichkeitsstörung ähneln, wo es vor allem um die Furcht vor Ablehnung und Kritik geht.

Während es also Kontroversen über das Wie und Was der NPS gibt, zweifeln Psychotherapeut:innen aber keineswegs an deren Existenz. Im Gegenteil, das psychologische Konstrukt Narzissmus ist gut beschrieben. Sowohl in seinen negativen Auswirkungen als auch in den positiven. Denn moderate Ausprägungen von Narzissmus können für Selbstvertrauen und Durchsetzungsvermögen stehen, womöglich für Stressresistenz und Führungsfähigkeiten. Das sind überlebenswichtige und gute Eigenschaften. Es scheint sogar einen statistischen Zusammenhang zwischen Narzissmus und einem gesunden Ess- und Bewegungsverhalten zu geben.[31]

Es ist also durchaus von Vorteil, etwas Ichbezogenheit an den Tag zu legen, solange man dadurch nicht zu einer Last für sein Umfeld und letztlich für sich selbst wird. Wie oft sagen viele von uns ja zu Aufgaben, die wir eigentlich gar nicht machen wollen, bleiben länger bei der Arbeit, als wir uns vorgenommen haben, oder nehmen uns zu sehr zurück gegenüber Menschen, die zu viel Raum für sich beanspruchen. Aber wir dürfen auch Raum einnehmen. Daran ist erst einmal nichts toxisch.

# 9 Daddy Issues

## Wer ist hier eigentlich das Problem?

Deine Freundin steht auf einen älteren Mann. Eine andere gerät immer wieder an emotional distanzierte Männer, die ihr nicht guttun. Eine dritte lässt sich gerne von finanziell wohlhabenden Männern verwöhnen. Was haben sie wohl alle vermeintlich gemeinsam? Richtig: Daddy Issues. Von gesund bis belastend, unter dem Begriff werden eine Reihe Verhaltensweisen bei vorrangig Frauen bewertet. Oder besser gesagt abgewertet. Denn eventuell könnten auch andere Gründe hinter ihrem Verhalten stecken, z. B. Partnerschafts- und sexuelle Präferenzen, unterschiedliche Grundbedürfnisse und biografische Erfahrungen.

Das Konzept der »Daddy Issues« hat sich tief in unser kulturelles Bewusstsein eingegraben. Der Begriff bezieht sich in fast allen Fällen auf Frauen und soll Verhalten, das problematisch bewertet wird, auf ungelöste Konflikte oder eine abwesende Vaterfigur zurückführen. Frauen würden aufgrund dieses Defizits in ihrer Entwicklung nach einer Vaterfigur suchen, ja regelrecht nach ihr trachten, damit sie diese Rolle einnimmt. Unabhängig davon, ob sie sich die Beziehung zu einem älteren Mann selbst gesucht haben oder ob vielleicht besagter älterer Mann sich aufgrund eines eigenen Themas dazu entschieden hat, seine jüngere Partnerin schlecht zu behandeln. Profitieren tut hiervon vor allem die Aufmerksamkeitsindustrie. Artikel, Videos, Posts und Ratgeber zu Daddy Issues ziehen relativ schnell und einfach eine breite Aufmerksamkeit auf sich.

Bei Daddy Issues kommen einige Faktoren der Pop-Psychologie zusammen: der Wunsch nach Erklärung für das eigene (Dating-) Verhalten oder jenes der guten Freundin. Ein wahrer Kern, der verallgemeinert wird und einen Großteil notwendiger Information über Beziehungsverhalten, Grundbedürfnisse und Biografie ausblendet. Und: ein Instrument der Herabwürdigung. Denn freie Entscheidungen spielen hier eine genauso geringe Rolle wie das Verhalten der »Daddys« oder eben deren Zusammenspiel mit dem Verhalten der Frau.

In diesem Kapitel gehen wir Daddy Issues auf den Grund. Du wirst mehr über den historischen Kontext erfahren und wie sich die ursprüngliche Bedeutung verselbstständigt hat. Was ist dran am Einfluss einer schwierigen Vaterbeziehung auf das eigene Beziehungsverhalten? Welche Wirkmacht haben Väter wirklich? Schauen wir es uns einmal an.

## Der Daddy hinter den Daddy Issues

Zumindest aus psychologischer Sicht gilt der gute alte Sigmund Freud in Teilen als Urheber dieses Begriffs. Gemeinsam mit anderen Psychoanalytiker:innen erforschte er im Wien des frühen 20. Jahrhunderts die Bedeutung früher Kindheitsbeziehungen für die psychologische Entwicklung. Freuds Theorie, der Ödipuskomplex zum Beispiel, beschreibt die emotionale Dynamik eines Kindes (insbesondere eines Jungen), das als Rivale des gleichgeschlechtlichen Elternteils um die Zuneigung des andersgeschlechtlichen Elternteils kämpft. Der Sohn ringt unbewusst um Aufmerksamkeit und Zuneigung der Mutter und tritt dabei gegen den Vater an.

Ein ähnliches Konzept wurde von C. G. Jung auf Mädchen angewandt, der Elektrakomplex. Der Name leitet sich von der griechischen Sagengestalt Elektra ab, die ihrem Bruder dabei hilft, ihre Mutter und den Stiefvater Aigisthos zu ermorden. Das Motiv von Elektra war ein niederes: Rache. Rache für den Mord an ihrem Vater Agamemnon. Ja, weibliches Sexual- und Bindungsverhalten war Anfang des 20. Jahrhunderts so bedrohlich, dass man sich zu seiner Beschreibung einer Vatermordsmetapher bedienen musste.

Carl Gustav Jung war dabei selbst eine durchaus streitbare Person. Sowohl zu seiner Zeit als auch danach. Die Psychoanalyse wollte er um okkulte Elemente erweitern, was seinem »Mentor« Sigmund Freud so gar nicht gefiel. Und auch die Affäre mit seiner Patientin Sabina Spielrein wurde schon damals kritisiert. Denn Intimität zwischen Therapeut:in und Patient:in, das ist Missbrauch. Also: Der Schweizer Psychiater missbrauchte seine Patientin Sabina Spielrein, die ihrerseits schon sexuellen Missbrauch durch ihren eigenen Vater erleben musste. Sex mit Patient:innen wurde damals zwar offener diskutiert, aber dennoch weitestgehend als unethisch abgelehnt. Manche beschreiben Spielrein als Jungs »Patientin, Schülerin und Geliebte« und führen an, dass es umstritten sei, ob die beiden wirklich ein sexuelles Verhältnis zueinander hatten. Da deren intime Beziehung aber gut dokumentiert ist und dies einen Verstoß gegen das Abstinenzgebot darstellt, ist es mit oder ohne sexuellen Kontakt der wohl erste dokumentierte Fall von Missbrauch in einer Psychotherapie.

Und das ist nicht die einzige Parallele zu heute, denn auch damals haben mächtige Männer dafür gesorgt, dass das Opfer pathologisiert und die Affäre vertuscht wurde. In Jungs Fall half Sigmund Freud persönlich als Komplize. Und wer glaubt, dass sich solche Machtstrukturen heute aufgelöst hätten, darf sich gerne einen aktuellen Kriminalfall aus Tübingen zu Gemüte führen, der an eine moderne Wiederauflage der sogenannten »Spielrein-Affäre« erinnert.[32]

Du fragst dich sicher, wie wir hier gelandet sind. Ich kann dir aber versichern, dass dieser historische Exkurs wichtig war. Der Begriff Daddy Issues geht letztlich auf einen Mann zurück, der Sexualverhalten mit Vatermord verglich, der selbst eine Patientin missbrauchte und ihre Stimme zu unterdrücken versuchte.

## Der Issue im Raum

Abseits von Elektrakomplex und spirituellen Werkzeugen können wir bei Daddy Issues zwei moderne wissenschaftliche Konzepte heranführen, um diese zu erklären. Bindungsstile und belastende Kindheitsereignisse, im englischen ACEs (»adverse childhood event«) genannt. Erstere schauen wir uns im nächsten Kapitel genauer an.

Unter ACEs verstehen wir unterschiedliche belastende Kindheitserlebnisse, die sich negativ auf unsere Gesundheit und unser Wohlbefinden auswirken können. Dazu zählen Gewalterfahrungen, Missbrauch, Ablehnung und Vernachlässigung, also Erfahrungen, die die Grenzen des Kindes gewaltvoll übertreten und es in eine existenzielle Not bringen. Aber auch Gewalt als Zeug:in zu erleben, z. B. wenn die Mutter Opfer von der Gewalt des Vaters wird, sowie Suizide innerhalb der Kernfamilie gehören zu ACEs.[33] Neben diesen für die meisten offensichtlich erscheinenden Ereignissen zählen aber auch Suchterkrankungen und andere psychische Störungen der Eltern sowie Instabilitäten im familiären Haushalt, z. B. durch Trennungen oder Arbeitslosigkeit, dazu. Und bevor du in Panik verfällst: Besonders ACEs der zweiten oder dritten Kategorie, also psychisches Leiden der Eltern oder Instabilitäten durch soziale Einflüsse, erlebt ein Großteil der Menschen. In den USA gaben 67 Prozent der Befragten an, mindestens ein ACE erlebt zu haben.[34]

Es ist also nicht die Frage, ob, sondern welchen und wie vielen ACEs wir im Laufe unseres Lebens ausgesetzt sind. ACEs bedeuten anhaltenden Stress und dieser kann sich langfristig negativ auf die Gehirnentwicklung, das Immunsystem und die Stressreaktionssysteme von Kindern auswirken, was dann wiederum Aufmerksamkeit, Entscheidungsverhalten und Lernfähigkeiten beeinflusst.[35] Im Erwachsenenalter steigt dadurch das Risiko für eine Reihe an psychischen Störungen und sozialen Problemen. Auch die Fähigkeit, gesunde und stabile Beziehungen einzugehen, kann dadurch beeinflusst werden.

Und das ergibt durchaus Sinn: Wer in der Kindheit Belastendes, vielleicht sogar Traumatisches erlebt hat, kann womöglich Gefahren weniger leicht erkennen. Wenn Grenzüberschreitungen normal waren, kann sich auch die Wahrnehmung dessen verschieben, was »normal« ist und was nicht. Ein eigenes »Normal« kann so kaum gelernt werden.

Außerdem sind häufig das Selbstbild und der Selbstwert beeinträchtigt, weswegen es sich viele Betroffene aufgrund ihrer Erfahrung »nicht wert sind«, sich aus schädlichen Beziehungen zurückzuziehen. Sie haben nie gelernt, dass sie wertvoll sind.

Schließlich sind auch geschwächte Unterstützungssysteme zu nennen. Menschen, die traumatische Erfahrungen erlebt haben, verfügen häufig über weniger Zugang zu oder Vertrauen in Anlaufstellen wie das Frauenhaus, die Polizei oder das Gesundheitswesen. Und das alles macht sie anfälliger für Täter. Denn nicht die Frauen, denen Schmerzliches bis Unbeschreibliches zugestoßen ist, sind hier als Frauen mit Daddy Issues zu beschreiben.

Das Problem sind die vermeintlichen »Daddys«. Männer oder Täter, die diese Anfälligkeit ausnutzen und zu unterwandern wissen. Wenn die kleine Schwester (18) deiner Freundin also das nächste Mal an einen Typen mittleren Alters gerät, denk bitte nicht zuerst an Daddy Issues, sondern an den potenziellen Machtmissbrauch eines älteren Mannes, der seinen Vorsprung an Lebenserfahrung ausnutzt. Und wenn deine Freundin (30) einen etwas älteren Mann (40) datet oder gerne in Beziehungen versorgt wird, dann kann es auch schlicht ihr Bedürfnis nach einer solchen Beziehung sein.

Daddy Issues ist auch ein sexistischer Begriff, weil er Frauen unterstellt, unreif, abhängig, instabil und konfliktbehaftet in Beziehungen zu sein, während er häufig Ursache und Wirkung, Täter und Opfer oder auch schlicht Präferenzen verkennt.

# 10 Bindungstypen

## Warum Angst und Vermeidung zu kurz greifen

Bindung. Bindungstyp. Bindungsstil. In der Pop-Psychologie zählen sie wahrscheinlich zu den Lieblingsbegriffen, wenn es darum geht, gescheiterte oder abgeschlossene Beziehungen zu beschreiben. Sie hat einen ängstlichen Bindungsstil, er einen vermeidenden. Die einen verfolgen, die anderen ziehen sich zurück. Beide haben Angst. Deshalb geht es nicht und sie müssen sich trennen. Bindungsstile als Gradmesser für die Wegwerfmentalität in der Online-Datingwelt. Wo sind nur die ganzen sicher Gebundenen hin?

Auf Social Media werden Beziehungskonflikte tatsächlich so erklärt. Auch in Memes. Das ist zu einem gewissen Grad schon nachvollziehbar. Wer hat sich nach einem heftigen Konflikt nicht völlig ratlos ins Internet begeben, um nach Ursachen für eine Eskalation zu suchen, die man sich nicht erklären kann?

Das Bedürfnis, verstehen zu wollen, ist ein ganz natürliches. Genauso wie die Erfahrung, dass vor allem Männer und männlich sozialisierte Personen aufgrund der Art und Weise, wie sie aufgewachsen sind, nicht immer so viel Einblick in ihr Gefühlsleben geben können. Das Gegenüber bleibt dann mit seinen Fragezeichen alleine, sucht Erklärungen und findet sie beim Bindungscoach um die Ecke, der ein »harmonisches erfülltes Miteinander« verspricht.

Egal welcher Bindungstyp du nun nach einem 15-sekündigen Instagram-Reel bist, es gibt für dich immer den passenden Beziehungscoach, die passenden Instagram-Therapeut:innen oder zumindest ein passendes Meme, mit dem du dich identifizieren kannst und in dem du dich scheinbar wiederfindest.

Selbst wenn man sein Geld nicht zum Fenster rausschmeißt, sind diese vereinfachten Konzepte problematisch. Mikroverhaltensweisen werden in Sekundenschnelle pathologisiert und überinterpretiert.

Das ist beim Thema Bindung besonders schade, weil es eine lange Forschungstradition zu Bindungsstilen gibt. Diese stelle ich dir in diesem Kapitel vor und ordne sie vor dem Hintergrund der Frage ein, welchen Einfluss Bindung wirklich auf dein Liebesleben hat und ob das alles so in Stein gemeißelt ist, wie uns die Pop-Psychologie das manchmal weismachen will.

## Bindungsstile im wissenschaftlichen Fokus

Bindung gilt als einer der wichtigsten Bereiche kindlicher Entwicklung.[36] Die Bindungstheorie selbst geht auf John Bowlby und Mary Ainsworth zurück. Der Brite John Bowlby, der Begründer der Bindungstheorie, war stark von seiner Ausbildung in der Psychoanalyse sowie von evolutionsbiologischen und entwicklungspsychologischen Perspektiven beeinflusst. Er glaubte, dass sichere Bindungen in der Kindheit essenziell für die psychische Gesundheit und das soziale Wohlbefinden im späteren Leben sind.

Ainsworth, eine US-amerikanische Entwicklungspsychologin, erweiterte Bowlbys Theorie und führte empirische Forschungen durch, die zur Identifikation der verschiedenen Bindungsstile führten. Ihr berühmter »Fremde-Situations-Test« wurde zum zentralen Experiment für die Bindungsforschung.

Unter der Entwicklung von Bindung selbst können wir die Vertrauensentwicklung des Kindes in die Unterstützung und den Schutz der Eltern in Zeiten von Stress und Belastung verstehen. Die Erfahrungen, die Kinder machen, verarbeiten sie in einem inneren Arbeitsmodell. Dieses innere Arbeitsmodell soll beeinflussen, wie die früheren Kinder als Jugendliche und Erwachsene mit anderen Menschen in Beziehung gehen. Bindungspersonen sind deshalb so wichtig, weil sie uns in frühen Jahren im besten Fall mit einer sicheren Basis ausstatten.

Wir unterscheiden zwischen einem unsicheren Bindungsstil und einem sicheren Bindungsstil. Ersterer wird zudem in drei weitere Kategorien unterteilt: unsicher-vermeidend, unsicher-ambivalent und desorganisiert.

Menschen mit unsicher-vermeidendem Bindungsstil sollen demnach eher eine Angst vor Nähe zeigen und ihre Unabhängigkeit betonen, während sie in Beziehungen eher distanziert sind.

Menschen mit einem unsicher-ambivalenten Bindungsstil sollen eher eine Angst vor dem Verlassenwerden und vor Ablehnung erleben und machen sich demnach stärker und übermäßig abhängig von Bestätigung, Rückversicherung und der Nähe ihrer Partner:innen, während sie wechselhaftes Verhalten zwischen Klammern und Unsicherheit zeigen.

Menschen mit desorganisiertem Bindungsstil sollen vorrangig widersprüchliches und unvorhersehbares Verhalten in Beziehungen zeigen, was auf Angst und Verwirrung der Betroffenen zurückzuführen sei. Häufig verbergen sich hinter desorganisierter Bindung traumatische und chaotische Beziehungserfahrungen.

Die Fähigkeit von Kindern, in belastenden Situationen die Unterstützung der Eltern zu suchen, gilt dabei als wichtiger gesundheitlicher Faktor.[37] Frühe Bindung ist ein zentraler, aber veränderbarer Faktor für die soziale und emotionale Entwicklung.[38] Veränderbarkeit ist wichtig, sonst wäre unser Schicksal in vielerlei Hinsicht bereits in den ersten Lebensjahren entschieden. Ein Kind, das in einer Phase ein bestimmtes Bindungsmuster zeigt, legt dieses mit einer gewissen Wahrscheinlichkeit tatsächlich auch in späteren Phasen an den Tag, aber es gibt auch Veränderungen.

Das hat einerseits mit Unterschieden in der Art, wie Bindung gemessen wird, zu tun. In der Kindheit gibt es dazu den besagten »Fremde-Situations-Test«, in der späteren Kindheit und im

Erwachsenenalter sind es Interviews. Das macht die Vergleichbarkeit schwer, denn misst ein Interview das Gleiche wie ein Experiment, das eine Trennungssituation simuliert? Ein Albtraum aus wissenschaftlicher Sicht. Die Übersichtsarbeit zeigt jedenfalls nur eine mittlere Stabilität, die beim sicheren Bindungsstil am höchsten ist.[39]

Wer also als Kind bereits mit einem sicheren Bindungsstil ausgestattet wurde, verliert diesen womöglich auch weniger wahrscheinlich in seinen Liebesbeziehungen, während jemand mit einem unsicheren Bindungsstil noch viele Möglichkeiten besitzt, korrigierende Erfahrungen zu machen. In der Bindungsforschung ist der Einfluss der primären Bindungspersonen ohnehin umstritten.[40] Denn häufig denken wir dabei nur an Mutter oder Vater. Einige Vertreter:innen heben zwar deren besondere Bedeutung hervor, allerdings sind mit primären Bindungspersonen nicht nur Eltern, sondern auch Tages- oder Pflegeeltern gemeint.

Andere Autor:innen vertreten die Auffassung, dass sich unsere Bindungssicherheit fortlaufend verändert und an die Umstände anpasst. Also an Lebensstress, Beziehungserfahrungen, aber auch an Psychotherapie. Dadurch würden Erwachsene eine vielfältige Auffassung von Beziehungen erwerben und aufrechterhalten, die ihre übergeordnete Bindungsorientierung im Erwachsenenalter formt. Der Bindungsstil kann sich verändern, wenngleich frühe Erfahrungen von Bedeutung sind.

Damit ist die Idee, dass wir alles über unseren Bindungsstil erklären können, gar nicht mehr so haltbar. Der Bindungsstil hat einen Einfluss auf Gesundheit und Beziehungszufriedenheit, aber er ist veränderbar. Zudem sind wir in Beziehungen auch nicht alleine. Bindungsangst kann kompensiert werden, wenn unser Gegenüber kaum Bindungsvermeidung zeigt. Die Mischung spielt also ebenfalls eine Rolle.

Bindung ist zudem nicht der einzige Faktor. Eine Studie von 2019 zeigt, dass Wertschätzung ein entscheidender Faktor bei der Frage ist, ob Menschen mit unsicherem Bindungsstil in Beziehungen zufrieden sind oder nicht.[41] Außerdem darf man wechselseitige Beziehungen nicht unterschätzen. Bindungsunsicherheit kann nämlich Einfluss auf unsere Gesundheit haben, sie kann aber auch das Ergebnis derer sein. Wenn ich an meinen sozialen Kompetenzen, an meinem Selbstbild, meinen Fähigkeiten, mit unangenehmen Gefühlen umzugehen, arbeite, dann wird sich das auch positiv auf meinen Bindungsstil, respektive meine Beziehungsfähigkeit, auswirken.

Ich möchte die Bindungstheorie an dieser Stelle nicht relativieren, aber ich möchte dir die Angst nehmen: Wir sind unserem Bindungsstil, den wir als Kind mitbekommen haben, nicht hilflos ausgeliefert. Dieser simplifizierte Umgang mit Bindung birgt vermeidbare Gefahren. Erstens Gefahren von selbsterfüllender Prophezeiung: Ich verhalte mich meinen Erwartungen entsprechend oder nehme mein Gegenüber so wahr. Zum zweiten Gefahren von Pathologisierung und Überinterpretation: Die letzte Trennung muss nicht aufgrund eures Bindungsstils vollzogen worden sein. Vielleicht habt ihr wirklich nicht mehr zusammengepasst.

Und dann sind da noch Gefahren von Stigmatisierung: Wenn du wirklich einen unsicheren Bindungsstil hast, wie hilfreich wären dann die Abgesänge auf eine glückliche Beziehungsperspektive für dich? Vielleicht war es vor allem deine letzte Beziehung, die diesen unsicheren Bindungsstil noch mal so richtig hat laut werden lassen. Vielleicht ist die nächste Beziehung heilsamer für dich und du lernst, deine Ängste abzulegen, weil du korrigierende Erfahrungen machst und zu vertrauen beginnst. Psychotherapie, neue Erfahrungen in Beziehungen und positive Lebensereignisse können unsichere Bindungsmuster deutlich lindern. Und wenn dir der Austausch über diese Muster mit deinem Gegenüber dabei hilft, positive Erfahrungen zu machen, mehr Wertschätzung zu erfahren, dann ist dies ein gutes Mittel. Sofern es um deine und eure Bedürfnisse geht und nicht um die Umsetzung eines TikTok-Videos.

# 11 Triggern

## Gefahr an jeder Ecke?

»Das triggert mich«, »Du triggerst mich«, »Ich bin getriggert«. Der Alltag vieler Menschen scheint so manche Situation bereitzuhalten, die offenbar die Symptome einer Posttraumatischen Belastungsstörung (PTBS) hervorrufen. Davor sollen Triggerwarnungen schützen. Damit du als ahnungslose:r Konsument:in nicht Gefahr läufst, folgende Reaktionen zu zeigen: unangenehme, sich aufdrängende Erinnerungen an ein traumatisches Ereignis. Flashbacks, also das emotionale Wiedererleben dieser traumatischen Situation. Überflutung inklusive. Albträume, intensives Emotionserleben, Ängste im Alltag, Vermeidung von bestimmten Situationen. Eine massive Einschränkung deiner Lebensführung.

Sind wir alle schon traumatisiert oder bereits derart gefährdet, dass wir vor jedem Inhalt eine Warnung benötigen? Immerhin steigt das Interesse an Mental Health und immer mehr Accounts schreiben sich die Kernkompetenz »Traumaheilung« zu. Die müssen ja auch von etwas leben. Die Lage ist also hoffnungslos, aber sie ist wie häufig nicht ernst. Schauen wir uns einmal die Zahlen an.

92 Prozent der Deutschen werden in ihrem Leben zu keinem Zeitpunkt unter einer PTBS leiden. Für die anderen gibt es eine Methode, die vielfach wissenschaftlich belegt ist: Psychotherapie. Aber wer weiß schon, ob wir nicht doch zu den acht Prozent gehören und die PTBS nicht nur ganz tief verborgen in uns liegt? Ist dann Vorsicht nicht besser als Nachsicht? Glaub mir: Wärst du betroffen, wüsstest du es wahrscheinlich.

Was Menschen damit beschreiben, wenn sie angeben, »getriggert« worden zu sein, ist lediglich, dass etwas oder jemand in ihnen ein intensives, unangenehmes Gefühl hervorgerufen hat. Sie sind also weit entfernt von Flashbacks und Panikattacken.

## Trigger und Beziehung

Falls du dich an diesem Punkt etwas ertappt fühlst, bist du in guter Gesellschaft. Kein Mensch geht immer sensibel mit Sprache um und niemand ist frei von medialen Einflüssen.

Frage dich an dieser Stelle einmal: In welchen Situationen verwendest du solche Sätze? Wo fühlst du dich »getriggert«? Im Alltag? Eher in Partnerschaften, Freundschaften, in der Familie? Allgemein in nahen Beziehungen? Warum ist das nun so?

Womöglich, weil Menschen, die uns nahe sind, mit denen wir gar Intimität teilen, viel in uns auslösen können. Und das sind nicht immer Glücksgefühle, sondern gelegentlich Stiche in die verletzlichen Bereiche unserer Persönlichkeit. Das ist dann kein Trauma und, wenn es nicht zur Regel wird, auch kein Drama. Es ist Normalität, die kaum zu verhindern ist. Beziehungen sind kein Impfstoff für Kränkungen, auch wenn uns das Hollywood der 1990er-Jahre versucht hat, sie als solchen zu verkaufen.

Ein anderer Bereich sind emotionale Reaktionen, die für die gegenwärtige Situation untypisch und extrem stark sind. Manche Therapierichtungen sprechen hier von Affektbrücken.[42] Es schleichen sich Gefühle aus einer anderen Zeit in die Gegenwart. Das hat mit Glaubenssätzen zu tun wie »Ich bin nicht wertvoll«, »Ich bin nicht in Ordnung, so wie ich bin«. Mit einer Traumafolgestörung im Sinne der PTBS ist das aber noch nicht gleichzusetzen. Sofern sich solche Situationen aber häufen und sie dich oder deine Lieben beeinträchtigen, empfehle ich, das psychotherapeutisch abklären zu lassen.

Wenn du aber zufällig nicht unter emotionalen Zuständen leidest, die dich emotional zurück in die Kindheit befördern und intensive Gefühle von Wertlosigkeit und Scham auslösen, dann könnte es sein, dass mit dir alles in Ordnung ist. Vielleicht bist du enttäuscht von deinem Gegenüber und es ist total nachvollziehbar, dass es etwas in dir auslöst.

Das Gute im Schlechten ist dabei: Beziehungen können an Konflikten wachsen und sogar an Qualität gewinnen, sie auszusparen und zu vermeiden, empfiehlt sich auf lange Sich oft nicht.

## Triggerwarnungen

Ursprünglich waren Triggerwarnungen dazu gedacht, Traumaüberlebende vor Reizen zu schützen, die in den Betroffenen die oben genannten und sehr unangenehmen Traumasymptome auslösen. Wir sprechen dann von Retraumatisierung. Trigger können dabei Gerüche sein, die beispielsweise an eine Tat oder bestimmte Situation erinnern. Das können Geräusche sein, lautes Knallen, durch das Veteran:innen an das Kriegsgeheul ihres letzten Einsatzes erinnert werden. Es können Farben, Bilder, Texte, ja sogar Geschmäcker sein. Wenn alles Trigger ist, ist dann überhaupt noch etwas Trigger? Definitiv. Aber mit einer Wahrscheinlichkeit von besagten über 92 Prozent trifft das nicht auf dich zu.

In der Traumatherapie kommt der Identifikation von Triggern eine hohe Bedeutung zu. Das Wichtige dabei: Traumatherapie, so wie jede Psychotherapie, die den Namen verdient, ist eine individuelle Behandlung. Das heißt, Trigger sind in der Traumatherapie etwas Höchstpersönliches. Wenn alles Trigger sein kann, kommt dieser individuellen Betrachtung eine noch höhere Bedeutung zu.

Eine Funktion, die Triggerwarnungen wohl in öffentlichen Diskursen haben sollen, ist, das Publikum vor möglichen unangenehmen Inhalten zu warnen. Auf Instagram wirst du vor den meisten Texten, die von Gewalt handeln, eine Triggerwarnung finden. Solltest du das Pech haben, deinen Algorithmus auf TikTok ungünstig bespielt zu haben, könnte es jedoch sein, dass du nur einen Wisch davon entfernt bist, in eine Katastrophe zu stürzen. Dann bekommst du Live-Videos aus allen Kriegsregionen dieser Welt angezeigt. Der Krieg, hautnah aus dem Smartphone.

Sollest du nun befürchten, bei einem allzu unvorsichtigen Umgang mit Triggerwarnungen eine PTBS entwickeln zu können, möchte ich dir eine Studie von Jones und Kollegen aus dem Jahre 2019 vorstellen.[43] In diesem Experiment wurden 451 Proband:innen mehrere Texte vorgelegt. Die eine Gruppe erhielt im Vorfeld eine Triggerwarnung, die andere nicht. Im Anschluss wurde die emotionale Reaktion darauf gemessen. Verblüffend daran: Es zeigten sich keine Unterschiede in der emotionalen Reaktion auf die Texte. Selbst dann nicht, wenn sie mit möglichen Traumainhalten übereinstimmten.

Wie kann das sein? Ist der Mensch doch nicht jenes fragile Wesen, von dem wir ausgehen? Gut möglich, dass nicht nur die 92 Prozent Verschontgebliebenen recht widerstandsfähig sind, sondern dass auch jene acht Prozent der Betroffenen über Ressourcen verfügen.

Eine Übersichtsarbeit von Bridgland und Kolleg:innen aus dem Jahr 2023,[44] die versucht hat, den derzeitigen Forschungsstand dazu zusammenzufassen, bestätigt dieses Ergebnis und geht sogar noch einen Schritt weiter: Neben den fehlenden Vorteilen von Triggerwarnungen scheinen sie sogar Erwartungsstress zu begünstigen. Eine mögliche Erklärung dafür: Wenn ich eine Triggerwarnung sehe, erwarte ich, dass ein belastender Inhalt auf mich zukommt. Und das kann belastender sein als der vermeintlich schlimme Inhalt an sich. Was lernen wir? Menschen sind belastbar.

Wozu sind also all diese Vorsichtsmaßnahmen gut, wenn Menschen an jenen Texten psychisch nicht zugrunde gehen? Triggerwarnungen – oder besser Inhaltsnotizen (Content Note) – sollen das Publikum auf ein Thema hinweisen, das unter Umständen unangenehme Gefühle zur Folge haben könnte. Konjunktiv. Lesende werden dabei unterstützt, eine informierte und eigenständige

Entscheidung zu treffen. Möchte ich am Frühstückstisch beim Scrollen durch den Feed neben all den schönen Bildern von grünen Croissants, Pasta und Bubble Tea wirklich ein Video einer Terrororganisation sehen, das enthüllt, wer dieses Mal seinen Kopf verloren hat? Vielleicht nicht, vielleicht doch. Aber ich möchte mitentscheiden und dazu können Inhaltsnotizen dienen. Es geht um Empowerment. Und das schließt in seiner Breite auch die Rücksichtnahme für Betroffene mit ein.

Ob wir es damit Menschen erleichtern, aus unangenehmen Diskursen auszusteigen, z. B. wenn es um Partnerschaftsgewalt oder Rassismus geht, ist ein häufig angeführtes Argument. Fördern Triggerwarnungen kollektive Vermeidung? Bleiben die wichtigen, schmerzhaften Inhalte dahinter unsichtbar? Sind wir als privilegierte Klasse dazu verpflichtet, unser Leben nicht ganz so einfach zu machen, wenn wir gekennzeichnete Inhalte schnell überspringen, um zum nächsten Feel-Good-Inhalt zu gelangen? Du siehst, bei Inhaltsnotizen kann es abseits der Traumahysterie ganz schnell um die ganz großen Fragen unserer Gesellschaft gehen. Triggerwarnung: Diese bleiben hier aber unbeantwortet und müssen von dir selbst gelöst werden.

# 12 Das innere Kind

## Es braucht nicht immer Heilung

Einer der beliebtesten Begriffe der Pop-Psychologie ist das innere Kind. Vor allem in Deutschland hat er durch den Bestseller von Stefanie Stahl *Das Kind in dir muss Heimat finden* an enormer Popularität gewonnen. Weit über zwei Millionen verkaufte Exemplare. Man kann kaum eine Buchhandlung betreten, ohne von diesem Buch bereits am Eingang erschlagen zu werden.

Menschen setzen sich seit einigen Jahren mehr mit ihrer Biografie und ihren Bedürfnissen auseinander, versuchen, wohlwollender mit sich zu sein. Die Metapher eines inneren Kindes kann dabei helfen, zugewandter mit sich selbst umzugehen, denn wer von uns würde denn in seiner Vorstellung die eigene Strenge auf ein armes, bedürftiges Kind übertragen? Der Erfolg gibt dem Konzept und der Autorin in Deutschland recht, oder?

Mal abgesehen von falschen Heilsversprechen: Der Mythos um das »innere Kind« besagt häufig, dass alle emotionalen Probleme und Verhaltensweisen auf unerfüllte Bedürfnisse und »Traumata« aus der Kindheit zurückzuführen sind. Dabei suggeriert der »Ansatz«, so wie er verbreitet wird, dass durch die Heilung des inneren Kindes alle aktuellen Probleme gelöst werden können.

In diesem Kapitel nehmen wir das innere Kind an die Hand und schauen es uns einmal genauer an. Was ist dran an dem Konzept, woher kommt es und wie erfolgsversprechend sind Therapieansätze, die mit inneren Anteilen arbeiten? Wie unterscheiden sich diese von dem populären Konzept von Stefanie Stahl und wieso erntet die Autorin Kritik für diese doch eigentlich so gute Sache?

## Alles auf Anfang

Das Konzept des inneren Kindes ist kein neues. Dokumentiert wurde es bereits 1976 bei einer Kunsttherapeutin.[45] Also fast 50 Jahre vor der Veröffentlichung des Spiegel-Bestsellers von Stefanie Stahl. Und auch therapeutische Konzepte wie Internal Family Systems und Schematherapie, welche in den 1980er-Jahren entstanden sind, verwenden das innere Kind. Genauer betrachtet beziehen sich viele psychotherapeutische Ansätze auf die Idee, unsere Persönlichkeit in Teile oder Subsysteme zu untergliedern.[46]

In der Schematherapie sind die inneren Kind-Anteile, ja, es gilt hier der Plural, nur ein Anteil unter vielen, z. B. auch Eltern-Modi. Die einzelnen Anteile und Modi stehen stellvertretend für emotionale Nöte und Grundbedürfnisse, Glaubenssätze und innere Botschaften sowie unsere Reaktionsmuster. Im Grunde geht es bei der Schematherapie darum, jene Anteile zu fördern, die einen Menschen in die Lage versetzen, mit seinen emotionalen Nöten umzugehen und die eigene innere Strenge zu begrenzen, während er dabei mehr Handlungsfreiheit über seine Reaktionsmöglichkeiten wählt. Man darf auch mal gegen einen Schrank hauen, die Frage ist nur, wie häufig passiert das, habe ich noch andere Strategien zur Verfügung und kann ich im Anschluss die Situation reflektieren, ohne mich als den schlimmsten Menschen abzustempeln? Nach wissenschaftlichen Erkenntnissen ist die Schematherapie in ihrer Differenziertheit eine gut wirksame Behandlungsmethode für Menschen mit einer Persönlichkeitsstörung.[47]

## Dein inneres Kind muss erst mal gar nichts

Das innere Kind in der Pop-Psychologie ist ein Konzept, das dagegen nicht wirklich differenziert ist. Das »innere Kind« bezieht sich dort auf die emotionalen und psychischen Überreste unserer Kindheitserfahrungen, die wir in unser Erwachsenenleben mitnehmen. Dieses innere Kind repräsentiert dabei unsere tiefsten Gefühle, Bedürfnisse und Verletzungen, die wir als Kinder erfahren haben. Dabei unterscheidet Stefanie Stahl ein Schatten- von einem Sonnenkind. Helle und dunkle Seite. Yoda und Darth Vader. Das Schattenkind ist verletzt, ängstlich, unsicher oder wütend. Es repräsentiert die negativen Erfahrungen und Glaubenssätze, die wir in unserer Kindheit entwickelt haben, während das Sonnenkind fröhlich, unbeschwert, neugierig und voller Vertrauen ist. Es steht für die positiven Aspekte unserer Kindheit und die natürlichen Stärken und Potenziale, die wir haben. Durch die Anerkennung und Heilung des sogenannten Schattenkindes können wir unser Sonnenkind stärken und ein erfüllteres und ausgeglicheneres Leben führen. Beides soll dann in einen gesunden Erwachsenen integriert werden.

Das mag so klingen, als hätte eine KI die Schematherapie in leichter Sprache zusammengefasst. In der Verwässerung wissenschaftlich etablierter Konzepte liegt aber noch nicht das Hauptproblem des »inneren Kindes« nach Stefanie Stahl. Zwar ist die Autorin bereits an anderer Stelle durch Plagiatsvorwürfe[48] aufgefallen, diese möchte ich hier aber gar nicht zum Thema machen. Ebenso wenig möchte ich ihre, aus meiner Sicht, unkritische Haltung bezüglich Astrologie und Verschwörungserzählungen[49] weiter thematisieren.

Stattdessen bezieht sich meine Kritik schlicht auf die mangelnde wissenschaftliche Fundierung ihrer eigenen Konzepte. Für Schematherapie und andere psychotherapeutische Verfahren existieren sehr aufwendig erarbeitete Wirksamkeitsbelege.[50] Für die Konzepte von Stefanie Stahl gilt das nicht. Und eigentlich dürfen wir als Psychotherapeut:innen ausschließlich mit fundierten Methoden arbeiten.

Störungsmodelle in der Psychotherapie sind komplex, damit sie sich individuell an ihr Gegenüber anpassen können und die Person nicht fälschlicherweise auf einen oder zwei vermeintlich wichtige Faktoren reduzieren. Stefanie Stahls Konzept bedient sich zwar wissenschaftlicher Erkenntnisse, vereinfacht diese aber teils bis zur Unkenntlichkeit. Die Innere-Kind-Arbeit wird in der Psychotherapie differenzierter angewandt. Dabei geht es um frustrierte Grundbedürfnisse vor dem Hintergrund der eigenen Biografie, um Glaubenssätze, um Werte und um Verhaltensweisen, die diesen Grundbedürfnissen entgegenstehen. Sie ist keine Allheilmethode.

Das wäre wie zu sagen, dass eine Depression nur aus Traurigkeit besteht und man deshalb etwas machen solle, das eben nicht mehr so traurig macht. Zum Beispiel in den Urlaub fahren. Dadurch werden nicht nur psychische Prozesse vereinfacht, sondern auch das Ausbrechen aus den eigenen Mustern als etwas Leichtes suggeriert. Man muss ja nur sein Schattenkind heilen.

Während gerade in der Therapie von Menschen mit Persönlichkeitsstörungen eine Symptomverbesserung und Steigerung der Lebensqualität im Vordergrund stehen, ist die Prognose für das, was viele Menschen unter Heilung verstehen, nicht unbedingt gut.[51] Menschen mit Persönlichkeitsstörung werden diese im Laufe ihres Lebens häufig nicht vollständig los, sie können aber einen gewissen Umgang damit lernen.[52]

Stahls Bücher mögen an dieser Stelle tröstend wirken und zur Versöhnung einladen, aber sie spielen aus meiner Sicht mit der Illusion leichter Veränderbarkeit von teilweise stark eingefahrenen Persönlichkeitsmustern. Der Heilung, die Stahl verspricht, kann ich mich aus berufsethischen Gründen nicht anschließen.

Ich finde, dadurch wird die mitunter harte therapeutische Arbeit von Personen bagatellisiert, die unter besagten Störungsbildern leiden. Außerdem schwingt da eine Vorstellung mit, dass wir alle unsere Kindheit aufarbeiten müssen, um positiv in die Zukunft blicken zu können. Es mag Menschen außerhalb dieser großen Psycho-Bubble geben, die daran überhaupt kein Interesse haben und lieber um 20 Uhr die Tagesschau ansehen. Mir fehlt da etwas der zuversichtliche Blick in die Zukunft.

In der systemischen Therapie existieren beispielsweise lösungsorientierte Ansätze. Die eignen sich nicht für jede Problemstellung, ebenso wenig wie sich Schematherapie für eine Flugangst eignen mag. Aber für eine Vielzahl an Problemen kann es sinnvoller sein, den Fokus auf Wünsche, Träume und Ziele in der Zukunft zu richten. Wir sind nämlich nicht (nur) die Opfer unserer Vergangenheit, sondern aktive Mitgestaltende unserer Zukunft. Häufig geht es doch genau darum, zu differenzieren, was kann ich verändern und was eben nicht. Und in was davon investiere ich gerade meine Energie?

Wer mit Selbsthilfeliteratur gut zurechtkommt, für den gibt es aus den oben genannten Therapierichtungen auch wissenschaftlich evaluierte Selbsthilfebücher. Dazu braucht es kein populärwissenschaftliches Werk, das verspricht, der »Schlüssel zur Lösung (fast) aller Probleme« zu sein, wenn es in Wahrheit eher ein Mittel zum Trost ist, das sich für kurze Zeit gut anfühlt, aber einen dann vermutlich eher mit einem Gefühl der Enttäuschung hinterlässt. Und wenn diese nicht nach Lektüre dieses Buchs auftritt, dann spätestens zu Beginn einer Psychotherapie, wo über den erwarteten Behandlungserfolg gesprochen wird.

# 13 Hochsensibilität

## Anders normal?

Wer früher noch als unsicher, nervös und ängstlich beschrieben wurde, ist heute hochsensibel. Ein Label, das für Eltern und empfindsame Menschen ein freundlicheres Erklärungsmodell bietet und die Annahme eines Persönlichkeitsmerkmals erleichtert. Ich bin halt hochsensibel. Das klingt irgendwie nach hochbegabt. Nach mehr oder einfach nach anders. Und es verschiebt das Problem von der Psyche auf die Neurologie.

In der medialen Darstellung gilt Hochsensibilität als Reizfilterproblem. Hochsensible fühlen sich so, wie sie sich fühlen, weil sie Reize intensiver verarbeiten, aber schlechter filtern können. Das kann zu emotionalen Reaktionen führen. Statt überfordert und ängstlich zu sein, ist man überreizt. Ende der Diskussion.

Dem Mythos zufolge laufen auf der Welt zehn bis 20 Prozent Hochsensible herum. Onlinetests versprechen eine schnelle Diagnostik und auch in meiner Praxis erlebe ich häufig Menschen, die meine Frage nach Vordiagnosen mit dem Begriff »Hochsensibilität« beantworten. Bei dieser Verbreitung ist es nur logisch, dass es für Hochsensible nicht nur Onlinetests und Austauschmöglichkeiten gibt, sondern eben auch kostspielige Angebote, von Ratgeberliteratur über Nahrungsergänzungsmittel bis hin zu maßgeschneiderten Behandlungsprogrammen.

Hochsensible Menschen sind nicht empfindlicher, ängstlicher oder schüchterner, sondern lediglich reizoffener. Da ist ein Bedürfnis, vermeintlich objektive Gründe für subjektive Unzulänglichkeiten anzuführen. Ja, reizoffener klingt anders als ängstlich. Es klingt nach Gehirn, nach Neurowissenschaft. Aber liegt das womöglich nicht eher an unserem mangelnden Verständnis ängstlichen Menschen gegenüber?

Historisch ist die Entwicklung von Hochsensibilität ebenfalls interessant zu betrachten. Zuerst waren da Nervosität, Ängstlichkeit und emotionale Empfindsamkeit, Neurotizismus, das irgendwie von »neurotisch« kommt und im Sprachgebrauch ganz schön abwertend eingesetzt wird. Manch einer argumentiert, dass Hochsensibilität viele Aspekte von Neurotizismus aufgreift und ergänzt. In ein letztlich wohlwollendes Persönlichkeitsmerkmal, das sich durch Zärtlichkeit und Sensibilität auszeichnet.

Erstaunlicherweise scheint der Trend der Hochsensibilität zugunsten des Neurodiversitäts-Hypes gewichen zu sein. ADHS und Autismus gelten als (Teil-)Identitäten und weisen in einigen Merkmalen, wie der Reizverarbeitung, Ähnlichkeiten zur Hochsensibilität auf. Nicht selten stellt sich vor allem bei »hochsensiblen« Frauen im Verlauf einer Psychotherapie eine Diagnose wie ADHS oder Autismus heraus. Wer früher noch als empfindlich abgewertet wurde, bringt heute die Talente der Hochsensibilität oder Neurodivergenz mit.

Eine nüchterne Betrachtung ist damit kaum möglich. In diesem Kapitel schauen wir uns an, ob die Sache wirklich so eindeutig ist. Ob jede fünfte Person hochsensibel ist, was Hochsensibilität wirklich bedeutet und weshalb sich hinter ihr womöglich nicht nur eine andere Sache verbirgt.

## Hochsensibilität wissenschaftlich betrachtet

Der wissenschaftliche Ausdruck, der sich hinter Hochsensibilität verbirgt, ist Sinnesverarbeitungssensitivität (*sensory-processing sensitivity)* bzw. höhere sensorische Verarbeitungssensitivität.[53] Beschrieben wird damit also eine veränderte Reizschwelle gegenüber Geräuschen, Gerüchen oder sensorischen Reizen. Laute Supermärkte, Krankenhausgeruch oder der kratzige Rollkragenpullover könnten Dinge sein, die Menschen mit höherer sensorischer Verarbeitungssensitivität (HSV) eher auffallen und stören. Laut der Psychologin Elaine Aron, auf die erste Forschungstätigkeiten zu diesem Konstrukt zurückgehen, bedeutet HSV eine hohe Sensitivität, aber auch eine leichtere Übererregbarkeit. Dabei ist das Konzept von Aron nur eines von vielen, das sich mit den Unterschieden von Reizschwellen und Erregbarkeit auseinandersetzt.

Aaron sieht in HSV allerdings eine biologische Basis. HSV soll also angeboren sein. Das lässt sich allerdings nicht belegen. Studien, die diese These untersucht haben, sind schlecht reproduzierbar und meistens nur von einem relativ kleinen Stichprobenumfang. Das heißt, die Ergebnisse können nicht verallgemeinert werden. Andere Befunde wie die höhere neuronale Aktivierung finden sich auch bei Menschen mit Angststörungen oder Depressionen. Sie sind also nicht spezifisch genug, um sie ausschließlich auf HSV zurückzuführen. Sie taugen also auch nicht als Argument.

Und dann sind da die Umweltfaktoren. Viele Merkmale der HSV können durch Umweltfaktoren oder individuelle Lebenserfahrungen erklärt werden. Traumatische Ereignisse oder ein stressreiches Umfeld tragen womöglich zu einer erhöhten Sensibilität bei, ohne dass eine angeborene biologische Grundlage im Sinne der HSV vorliegt.[54]

HSV ist kein rein biologisches und angeborenes Konstrukt. Es gibt aber trotzdem genetische Faktoren, die bei HSV eine Rolle spielen.[55] Das ist ein feiner Unterschied. Nach Greven und Kolleg:innen (2019) kann man HSV am ehesten als Zusammenspiel aus Erziehung und Genetik erklären. Bestimmte genetische Faktoren können die Anfälligkeit für HSV erhöhen. Wie und ob sich diese ausprägt, wird von Umweltfaktoren beeinflusst. Das Ausmaß, wie engagiert, anpassungsfähig und einfühlsam Eltern auf ihre Kinder reagieren, Erziehungsstile, die Häufigkeit und Intensität, der Kinder positiven und negativen Reizen der Umwelt ausgesetzt sind (Stichwort: stressreiches Umfeld). Umweltfaktoren spielen mit genetischen zusammen, was sich dann auf die Gehirnentwicklung auswirken kann. Genauer gesagt, fanden sich Zusammenhänge zwischen HSV und emotionaler, kognitiver und sensorischer Informationsverarbeitung im Gehirn. Es scheint, als würden hochsensible Kinder wie psychologische Passivraucher:innen die Reize ihrer Umwelt mehr einsaugen.

Bei HSV könnten eine höhere emotionale Reaktivität und eine größere Verarbeitungstiefe vorliegen, was zu einem höheren Bewusstsein für Feinheiten in der Umwelt führt, aber auch das Risiko einer Überstimulation erhöht. Oder anders gesagt: Wenn du einer hochsensiblen Person ein angenehmes Umfeld gibst, blüht sie auf, wenn du sie nervst, fällt sie in sich zusammen. Logisch, dass hochsensible Menschen mit Orchideen verglichen werden.

Dabei ist es aber keineswegs so, dass Menschen mit hoher HSV grundsätzlich verletzlich sind. Ja, es gibt ein höheres Risiko für Menschen mit hoher HSV, eine psychische Störung zu entwickeln. Jetzt kommt das große Aber: Wenn die Qualität der Erziehung beispielsweise hoch war, dann waren HSV und Depression statistisch völlig unzusammenhängend, während der Zusammenhang recht hoch wurde, wenn die Erziehungsqualität niedrig war.[56]

Und gleichzeitig scheinen Menschen mit hoher HSV nicht nur negative, sondern auch positive Reize intensiver zu verarbeiten. So zeigte sich, dass vor allem Mädchen mit hoher HSV, die an einem Resilienzprogramm zur Depressionsprävention teilnahmen, besser auf dieses ansprachen als Mädchen mit niedriger HSV.[57] Man muss also das Label der Hochsensibilität gar nicht unbedingt bedienen, wenn man empfindsame, schüchterne oder vermeintlich ängstliche Menschen positiver beschreiben will. Vielleicht messen Fragebögen zur Hochsensibilität vielmehr, wie intensiv Menschen auf negative und positive Reize in ihrer Umwelt ansprechen.

Insgesamt braucht es da auch heute noch deutlich zuverlässigere Messmethoden. Fragebögen alleine reichen nicht aus. Es braucht längere Beobachtungszeiträume, um festzustellen, wie stabil HSV ist, und im besten Fall auch wissenschaftlich basierte Therapiekonzepte für Menschen mit HSV, die unter zusätzlichen psychischen Störungen leiden.

HSV kann insgesamt als eigenständiges Merkmal betrachtet werden, das aber trotzdem Überschneidungen zu anderen psychologischen Konzepten hat. Dazu zählen Persönlichkeitsmerkmale wie Neurotizismus, Offenheit für neue Erfahrungen und Introversion, weswegen Kritiker:innen sagen, dass es besser durch diese erklärbar ist.

Andere Forschende verteidigen das Konstrukt als ein biologisch angelegtes Temperamentsmerkmal. Temperament bildet die Basis für die Entwicklung von Persönlichkeitsmerkmalen. Menschen mit hohen Werten bei Neurotizismus haben beispielsweise ein Temperament, das eher zur negativen Affektivität, also zum schnelleren und intensiveren Empfinden unangenehmer Gefühle neigt. HSV soll eben eines dieser Temperamentsmerkmale sein.

Schließlich scheint HSV sogar eine Rolle bei der Entstehung von Migräne zu spielen.[58] Biologischer geht es ja kaum.

## Jetzt also doch eine Diagnose?

Nein, nicht ganz. HSV ist und bleibt ein spannendes Konzept, das aber noch lange nicht ausuntersucht und auserzählt ist. Sensorische Probleme sind allerdings auch bei Diagnosen kein seltenes Thema. Besonders bei den sogenannten neuronalen Entwicklungsstörungen, die tatsächlich eine starke genetische Komponente aufweisen, sind sie von besonderer Bedeutung. Die Rede ist von der Autismus-Spektrum-Störung (ASS) und der Aufmerksamkeitsdefizit/-Hyperaktivitätsstörung (ADHS). ADHS ist gekennzeichnet von Unaufmerksamkeit, Hyperaktivität, Impulsivität und Problemen im Umgang mit Gefühlen (s. Kapitel 37).

Menschen mit ADHS können Schwierigkeiten haben, Reize zu filtern. Besonders in lauten und reizvollen Umgebungen. Dem Gespräch mit dem Gegenüber im Café zu folgen, kann zur Herausforderung werden, wenn man das Gespräch des Nachbartischs ähnlich laut im Kopf hört. Aktuelle Forschung zu ADHS diskutiert sogar die Frage, ob eine sensorische Überempfindlichkeit nicht Bestandteil der Diagnose sein sollte.[59]

ASS wird aus klinischer Perspektive von Unterschieden in der sozialen Kommunikation, dem Vorhandensein von eingeschränktem und wiederholendem Verhalten und Abweichungen in der Verarbeitung von sensorischen Reizen[60] charakterisiert. Das Thema Reizverarbeitung ist in der Diagnose also bereits vorhanden. Von diesen sensorischen Abweichungen sowohl in die eine als auch die andere Richtung berichten fast 90 Prozent der Betroffenen.[61] Menschen mit ASS können also auch Orchideen sein oder eben Löwenzahn, wenn sie Reize hyposensorisch verarbeiten.

In der Bevölkerung könnten etwa zehn Prozent der Menschen von ADHS und/oder Autismus betroffen sein. Insbesondere in weiblichen Stichproben kann man aber erkennen, dass besonders Frauen und weiblich sozialisierte Personen unterdiagnostiziert sind.[62], [63]

Es könnte also sein, dass sich hinter dem Label der Hochsensibilität, welches vor allem von Frauen und weiblich sozialisierten Menschen für sich beansprucht wird, in Wahrheit etwas anderes verbirgt. Nämlich ADHS oder Autismus. Beiden Diagnosen wird nachgesagt, dass Erwachsene ihre Symptome »maskieren«, also einen Umgang damit lernen und diese vor ihren Mitmenschen verbergen.

Zusätzlich können solche Diagnosen trotz des aktuellen Trends vielen Menschen, vor allem wirklich betroffenen, Angst machen. Denn trotz der vielen positiven Vorurteile ADHS und Autismus gegenüber – du kennst sicher die superkreativen ADHSlerinnen und die Informatiker-Autisten – sind es Störungen mit Krankheitswert, vielleicht sogar Behinderungen.

Durch eine Angst vor diesem Label kann es sinnvoller sein, sich an einem neutraleren Begriff festzuhalten: Hochsensibilität.

Empirisch belegen kann ich das nicht, allerdings decken sich meine Erfahrungen mit einigen meiner Kolleg:innen. Menschen, die sich in der Psychotherapie als hochsensibel bezeichnen, waren häufiger autistisch oder hatten eine Form der ADHS. ADHS, ASS und Hochsensibilität gleichsetzen würde ich jedoch nicht, selbst wenn das in so manch einem digitalen Diskurs gerne gemutmaßt wird. Wie auch immer es ist, die Sache mit der Hochsensibilität ist komplex.

# 14 Intuition
## Vertrauensfaktor Bauchgefühl

Übernatürliche Fähigkeit. Magisch. Stets zuverlässig. Unser Bauchgefühl ist neben dem verkopften, analytischen, abwägenden der angeblich zweite Weg, Entscheidungen zu treffen. Der ehrlichere. Derjenige, der mit dem Herzen spricht. Intuition, die überlegene Entscheidungsfindungsmethode. Dass wir Menschen der Intuition eine so hohe Bedeutung beimessen, ergibt Sinn. Wer von uns hat noch nicht positive Erfahrungen mit einer intuitiven Entscheidung gemacht? Und wer von uns muss nicht täglich Dutzende Entscheidungen treffen, teilweise durchaus komplizierte oder solche, bei denen es uns unmöglich erscheint, ihre Konsequenzen bis ins letzte Detail zu erfassen?

Intuitive Entscheidungen erleichtern uns den Alltag, geben uns ein Gefühl von Sicherheit. Aber sollten wir sie deshalb auf diese Art und Weise glorifizieren? Tauschen wir da nicht Fakten gegen Selbstüberschätzung ein? In diesem Kapitel schauen wir uns die Macht der Intuition an.

### Wissen wir, was Intuition ist?

Bevor wir einen Blick in die durchaus widersprüchliche Forschung zum Thema Intuition werfen, sollten wir den Begriff als solchen definieren. Kader Parahoo, ein Professor für Pflege- und Gesundheitswissenschaften, hat Intuition beispielsweise als Form des Wissens oder Verhaltens beschrieben, welche nicht auf rationalem Denken basiert.[64]

Das ist aber bei Weitem nicht die einzige Definition. Im Lexikon der Psychologie[65] wird Intuition z. B. als »[…] ein Erfahrungsdenken verstanden, dessen einzelne Stationen nicht mehr voll bewusstwerden […]«.

Intuition ist ein Konzept, mit dem sich nicht nur Psychologie, sondern auch Philosophie und Organisationswissenschaften befassen. Dieser Umstand wurde bereits in einer Studie von 2018 aufgegriffen und kritisiert.[66] Die Forschungsgruppen aus verschiedenen Fachbereichen kannst du dir in etwa so vorstellen wie kleine einzelne Inselgruppen. Die Inselbewohner:innen untereinander können zwar miteinander sprechen, aber der Kontakt zu anderen Inseln findet praktisch nicht statt. Psychologie, Philosophie und Ökonomie sind sich nicht einig und müssten enger zusammenarbeiten. Und um das Ganze noch schlimmer zu machen, besteht über die gängigen Definitionen von Intuition kein weitgehender Konsens.[67]

Wenn dir der/die Führungskräfte- oder Businesscoach oder der/die vermeintliche Expert:in für Beziehungen weismachen will, dass du nur deiner Intuition vertrauen musst, dann frag doch mal nach, welche der Definitionen damit genau gemeint ist. Denn so einfach wie Intuition klingt, ist sie nicht. Die tatsächliche Annäherung in der Forschung ist kompliziert und daher sollten wir vorsichtig mit den Forschungsergebnissen umgehen. Du bist jetzt auf alle Fälle gewappnet.

## Gutes Bauchgefühl oder Magenschmerzen?

Für Intuition ist aus psychologischer Sicht vor allem Erfahrung wichtig. Wenn wir also in bestimmten Situationen über einen großen Erfahrungsschatz verfügen, können uns intuitive Entscheidungen weiterhelfen. Vor allem dann, wenn wir die Entscheidungen schnell treffen müssen. Häufig werden an der Stelle Pilot:innen und Menschen aus dem Rettungsdienst genannt. Aber auch Hausärzt:innen scheint Intuition bei der Abklärung einer Krebserkrankung zu helfen.[68]

Im Zwischenmenschlichen helfen uns sogenannte Verhaltensschnipsel dabei, Menschen bereits in den ersten Momenten einer Begegnung einschätzen zu können. Verhaltensschnipsel sind dabei kurze Ausschnitte aus dem Verhalten einer Person, oft nur ein paar Sekunden oder Minuten lang. Forschende verwenden diese kurzen Abschnitte, um Rückschlüsse auf die Persönlichkeit, Emotionen oder soziale Fähigkeiten der Person zu ziehen. Trotz ihrer Kürze haben Studien gezeigt, dass diese Schnipsel oft ausreichen, um zuverlässige Einschätzungen über eine Person zu treffen, ähnlich wie unser erster Eindruck in alltäglichen Begegnungen.[69]

Ein Grund, unserer Intuition immer zu vertrauen? Die Autor:innen einer Übersichtsarbeit aus dem Jahr 2021 zu dem Thema sagen Nein. In diesen kurzen Verhaltensschnipseln werden beispielsweise Verhaltensweisen, die selten oder inkonsistent auftreten, möglicherweise nicht repräsentativ erfasst. Ebenso ist die Methode weniger geeignet, um komplexe, mehrdeutige Verhaltensweisen oder tieferliegende Persönlichkeitsmerkmale zu erfassen.

Auch der 2024 verstorbene Psychologe Daniel Kahneman würde dagegenhalten. Er wurde bekannt für seine bahnbrechende Arbeit in der Verhaltensökonomie und Psychologie, insbesondere für seine Forschung zur Entscheidungsfindung unter Unsicherheit und zu kognitiven Verzerrungen. Kahneman beschreibt in seinem populären Buch *Schnelles Denken, langsames Denken*[70] zwei verschiedene Arten und Weisen, wie das Gehirn denkt. Schnell, automatisch, immer aktiv, emotional, stereotypisierend, unbewusst (System 1) oder langsam, anstrengend, selten aktiv, logisch, berechnend, bewusst (System 2). Intuition gehört in diesem Fall zum System 1.

Kahneman argumentiert im Kontext von Intuition, dass intuitive Urteile oft fehleranfällig sind, insbesondere in komplexen und unsicheren Situationen. Intuition basiert ja auf automatischen, schnellen Denkprozessen. Diese sind zwar nützlich, aber können durch kognitive Verzerrungen beeinflusst werden. Sagt dir dein Bauchgefühl, dass Fliegen gefährlicher ist als Autofahren? Dann spielt hier die sogenannte Verfügbarkeitsheuristik eine Rolle. Wir hören Nachrichten über Flugzeugabstürze und neigen dazu, die Gefahr solcher Abstürze zu überschätzen. In Wahrheit ist der gefährlichste Teil deiner Urlaubsreise die Anreise mit dem PKW zum Flughafen.

Und dann ist da noch der große Bereich der psychischen Störungen: Menschen mit Angststörungen neigen dazu, ihre eigenen Urteile und intuitiven Entscheidungen zu hinterfragen, da sie oft übermäßige Sorgen haben, die zu Unsicherheit führen. Bei Zwangsstörungen zweifeln Betroffene häufig an ihren eigenen Gedanken und Entscheidungen und neigen zu einer Vielzahl an Denkverzerrungen, was dazu führt, dass sie ihrer Intuition nicht vertrauen und stattdessen auf wiederholte Handlungen oder Rituale zurückgreifen. Und Menschen mit psychotischen Störungen wie der Schizophrenie haben Schwierigkeiten, überhaupt zwischen realen und irrealen Wahrnehmungen zu unterscheiden. Intuition ist also nicht für alle Menschen zu jeder Zeit sinnvoll.

Für manche Menschen können intuitive Entscheidungen schwere Folgen haben. Insbesondere Menschen, die bereits in frühen Jahren überdauernde Grenzverletzungen erlebt haben, sind in manchen Situationen kaum bis gar nicht in der Lage, auf ihre Intuition zu achten. Womöglich fühlt sich eine Beziehung, in der man schlecht behandelt wird, intuitiv richtig und normal an, weil man es ja gar nicht anders kennt. Der innere Kompass wird überschattet von vergangenen traumatischen Erfahrungen, die man als Normalität erlebt hat. An dieser Stelle zu »Bauchentscheidungen« zu raten, kann die Wahrscheinlichkeit erhöhen, dass Betroffene erneut Opfer dieser Bedingungen werden.

Intuition ist besonders nützlich in Situationen, in denen Entscheidungen schnell getroffen werden müssen und umfangreiche Erfahrung vorhanden ist. Beispiele sind Notfallentscheidungen von Feuerwehrleuten, Sanitäter:innen oder Intensivpflegekräften, die in ihrem Bereich über tiefes, implizites Wissen verfügen. Hier ermöglicht Intuition schnelle und effektive Entscheidungen, die durch langjährige Erfahrung und schnelles Feedback gestützt werden.

Auch in einer Psychotherapie kann Intuition nützlich sein. In einer Studie von Falkenström und Kolleg:innen wurde gezeigt, dass die Einschätzung der therapeutischen Beziehung zu Beginn der Behandlung durch Patient:innen den späteren Behandlungserfolg vorhersagen kann. Wenn du also zu Beginn kein gutes Gefühl mit deinem/deiner Therapeut:in hast, dann lohnt es sich, dies ernst zu nehmen.[71]

# Tatort Beziehung

Der Mensch ist ein soziales Wesen und das Verständnis von sich selbst und anderen in Beziehungen ist für unser Wohlbefinden zentral. Beziehungen prägen unser Leben tiefgehend und das Bedürfnis, sowohl die eigene als auch die Persönlichkeit unserer Mitmenschen zu verstehen, ist ein natürlicher Teil des menschlichen Zusammenlebens.

In den letzten Jahren haben viele von uns ein stärkeres Bewusstsein dafür entwickelt, wie unsere eigenen Erfahrungen, Herkunft und Bedürfnisse unsere Beziehungen beeinflussen. Dieser Prozess ist oft das Ergebnis der Reflexion über eigene familiäre und persönliche Erlebnisse. Besonders, wenn wir in dysfunktionalen Beziehungen aufgewachsen sind, entsteht der Wunsch, negative Muster nicht zu wiederholen. Gleichzeitig hat die Verfügbarkeit von Onlinedating und die Vielzahl an Dating- und Beziehungsratgebern dazu beigetragen, dass Informationen zum Thema allgegenwärtig sind.

Mit dem gestiegenen Bewusstsein und der Vielzahl verschiedener Informationen kommt auch eine Gefahr: die Tendenz, Beziehungsthemen zu stark zu rationalisieren oder auf populäre, oft vereinfachte Erklärungsmodelle zurückzugreifen. Dies zeigt sich besonders deutlich in der Expertise selbsternannter »Dating-Expert:innen«, die komplexe Beziehungsdynamiken oft auf einfache Schlagworte wie »toxisch« oder »Gaslighting« reduzieren. Diese Vereinfachungen lenken nicht nur von den tatsächlichen Ursachen persönlicher Verletzungen ab, sondern fördern auch eine problematische Opferrhetorik, die Verantwortungsübernahme erschwert.

In diesem Teil wollen wir tiefer gehen. Wir werfen einen Blick auf Begriffe wie »Love Bombing« und hinterfragen, ob es wirklich sinnvoll ist, Menschen in »Red Flags« einzuteilen. Gleichzeitig beschäftigen wir uns mit der Frage, warum Kommunikation in Beziehungen nicht auf einfache Konzepte wie die »Sprachen der Liebe« reduziert werden kann und weshalb eine differenzierte Betrachtung notwendig ist, um Missverständnisse zu vermeiden und authentische Verbindungen zu fördern.

# 15 Toxisch

## Menschen sind nicht giftig

Zu Beginn bitte ich dich, an deinen letzten Streit zu denken. Sei es in deiner Partnerschaft oder in einer Freundschaft. Nun möchte ich, dass du dich auf die erste Version deiner möglichen Gedanken einlässt und einmal in dich hineinspürst: »Die andere Person hat mich total schlecht behandelt, das war mega toxisch von ihr. Wie kann sie mir das nur antun? Mit so jemandem kann ich nicht reden!«

Nun Version zwei: »Im letzten Streit hat die andere Person wirklich verletzende Dinge zu mir gesagt und mich unfair behandelt. Ich verstehe aber auch, dass ich sie durch meine doch etwas übertriebenen Vorwürfe absichtlich provoziert habe. Vielleicht sollten wir noch einmal in Ruhe darüber sprechen.«

Ich könnte mir vorstellen, dass du dich in der ersten Version wütend, ärgerlich, empört, vielleicht auch etwas überlegen gefühlt hast. Vielleicht hat die erste Situation Gedanken von »Klarheit« und Endgültigkeit in dir ausgelöst. Schließlich ist die Situation doch eindeutig: Die andere Person ist toxisch, ich bin zu Recht wütend und empört und mit so einer Person gebe ich mich nicht ab, sofern sie sich nicht ändert.

Wie hat sich die zweite Version angefühlt? Vermutlich etwas weniger mächtig. Dafür verletzend? Vielleicht schwang auch ein leichtes Schuldgefühl über das eigene absichtliche Provokationsverhalten mit? Mit einer hohen Wahrscheinlichkeit kamen dir Gedanken darüber, dass das Ganze noch nicht abgeschlossen ist, womöglich begleitet von einem unangenehmen Gefühl, sich dieser Situation in ihrer Klärung ein zweites Mal stellen und mit Blick auf das eigene

Verhalten gar um Verzeihung bitten zu müssen. Es geht um Vereinfachung und Verantwortungsabgabe.

Der Begriff »toxisch« wird in der Pop-Psychologie häufig als Etikett für menschliches Verhalten verwendet, das wir als schädlich oder zerstörerisch wahrnehmen. Dabei wird oft übersehen, dass »toxisch« eine übermäßige Vereinfachung komplexer psychologischer und zwischenmenschlicher Dynamiken ist.

Davon profitieren hauptsächlich Accounts in sozialen Medien, die nicht selten entsprechende Ratgeber anbieten oder sogenannte »Transformationscoaches« für toxische Beziehungen sind. Hinter diesen stecken weder Psychotherapeut:innen, die sich auf Persönlichkeitsstörungen spezialisiert haben, noch Paartherapeut:innen, die sich mit Beziehungskonflikten auskennen. Nein, dahinter stecken Menschen aus dem Einzelhandel, der Kosmetik oder der Verwaltung, die ausgehend von eigenen Erfahrungen nun das Rezept für den Ausstieg aus toxischen Beziehungen glauben gefunden zu haben.

Das Prinzip kennst du bereits. Was es mit diesen Akteur:innen auf sich hat und wieso diese durchaus gefährlich sein können, das erfährst du in diesem Kapitel. Außerdem befassen wir uns mit wirklich schädlichen Verhaltensweisen und warum du auf diese achten solltest.

## Die Wissenschaft hinter »toxisch«

Ursprünglich stammt der Begriff aus der Medizin und Toxikologie und beschreibt, was er nun mal beschreibt: die Wirkung von Substanzen und schädlichen Einflüssen auf unseren Körper. Übertragen auf Psychologie und Beziehungen sollen damit nun Verhaltensweisen oder Beziehungsdynamiken beschrieben werden, die schädlich oder »giftig« für uns sind.

Was dabei so eindeutig klingt, ist es in der wissenschaftlichen Psychologie gar nicht. Eine Studie aus dem Jahr 2022 von Forth und Kolleg:innen[72] nutzt beispielsweise »toxische Beziehungen« im Titel, untersucht aber, welchen Einfluss Psychopathie auf eine Beziehung hat. Eine Untersuchung aus dem gleichen Jahr von Rafajanti und Kolleg:innen[73] versteht unter toxischen Beziehungen das Ausmaß der ausgeübten emotionalen, sexualisierten und physischen Gewalt anhand eines Stufenmodells. Ja, selbst Volkswirtschaftlerinnen probieren sich heutzutage an einer mathematischen Annäherung an den Begriff »toxisch«: Nessitore und Solferino[74] haben es mit einem Differentialgleichungsmodell versucht, in dem die Dynamik einer toxischen Beziehung beschrieben werden soll. Sie selbst verstehen toxische Beziehungen als eine Beziehungsstörung, die von Ungleichheit und Abhängigkeit gekennzeichnet ist und einen Mechanismus von Dominanz und Unterwerfung auslöst.

Du siehst: Hinter diesem vermeintlich einfachen Begriff verbirgt sich eine komplexe Gemengelage an Begriffen und Strukturen, die schwer zu fassen sind. Aber Beate aus Landau, die seit zwei Jahren Transformationscoachings anbietet, wird es schon besser wissen.

Diese Studien haben aber alle etwas gemeinsam: Sie unterscheiden sich alle in der Definition des Begriffs und untersuchen letztlich allesamt andere Phänomene. Manipulation, Gewalt und Machtmissbrauch. Wo nun aber eine toxische Beziehung aufhört und eine missbräuchliche beginnt, das kann uns niemand so genau sagen. Wir können uns aber Faktoren ansehen, die aus wissenschaftlicher Sicht die Qualität deiner Beziehungen fördern oder schädigen.

## Beziehungen auf dem Reißbrett

Die Qualität einer Beziehung lässt sich nicht durch eine Schwarz-Weiß-Schablone beschreiben. Menschen in Beziehungen sind eher Charaktere aus *Game of Thrones*, nicht aus *Herr der Ringe*. Eher Jon Snow als Aragorn. Und so ist auch der Begriff »toxisch« zu unterkomplex, um Beziehungen oder Menschen in Beziehungen zu beschreiben. Wird der Begriff für eine Person an sich verwendet, ist das gewissermaßen entmenschlichend, weil wir dann das mutmaßlich schädliche Verhalten aus dem Kontext reißen, übergeneralisieren und als eine in Stein gemeißelte Tatsache darstellen.

Du äußerst deinem Partner gegenüber, mit dem du dich ansonsten sehr gut verstehst, dass es dir schlecht damit geht, wenn er so viel arbeitet und nur wenig Zeit mit dir verbringt. Er reagiert defensiv, sieht sich mit Vorwürfen konfrontiert und blockt ab. Ja, dein Partner nimmt deine Bedürfnisse nicht ernst. Aber macht ihn das zu einem toxischen Menschen? Oder geht es nicht vielmehr darum, dass sein Umgang mit der Adressierung deiner Bedürfnisse etwas auslöst, das ihn sehr defensiv werden lässt? Und eröffnet das vielleicht nicht einige Folgefragen darüber, wie ihr künftig miteinander kommunizieren könnt? Sodass du dich in der Äußerung deiner Bedürfnisse ernst genommen fühlst und dein Partner einen Umgang damit findet, sich zu schnell kritisiert zu fühlen. Vielleicht gelingt euch das gemeinsam ja sogar noch besser. Mit dem Label »toxisch« belegt, stellen sich solche Fragen nicht. Dann geht es um die Abwicklung eurer Beziehung.

Und auch im anderen Extremfall ist »toxisch« nicht der richtige Begriff: Wenn deine Partnerin im Streit sehr aggressiv wird und dich schlägt, ist das nicht toxisch, dann ist das körperlicher Missbrauch. Wenn sie dich anschreit, beschimpft, abwertet, erniedrigt, dich an deinem Selbstwert zweifeln lässt oder dich mit Liebesentzug bestraft, dann ist dies psychischer oder emotionaler Missbrauch. Und wenn sie dich berührt, zu sexuellen Handlungen zwingt, sei es aktiv oder indem sie dir ein schlechtes Gewissen macht, wenn sie dich unter Druck setzt und deine Grenzen nicht akzeptiert, dann ist dies sexualisierter Missbrauch. Alle diese Formen haben gravierende gesundheitliche Folgen. Anhaltende Gewalterfahrungen in Beziehungen erhöhen das Risiko für die Entwicklung einer (komplexen) Traumafolgestörung, für Depressionen und Substanzkonsum, für Schmerzstörungen, Einsamkeit und einen niedrigen Selbstwert.[75]

Lass es uns als das benennen, was es ist, denn wenn unter toxisch beides fällt – das Defensivverhalten deines Partners sowie eine

Vergewaltigung –, dann skandalisieren wir das Erste, während wir das Zweite verharmlosen und herunterspielen. Das sollten wir bei Partnerschaftsgewalt nicht tun. In Deutschland waren 2023 etwa 133 000 Frauen und 35 000 Männer[76] davon betroffen. Das sind aber nur Zahlen, die polizeilich erfasst wurden. Die Dunkelziffer liegt sehr viel höher und im Falle des emotionalen Missbrauchs ist zudem nicht jedes Verhalten justiziabel. Grund genug, mehr über missbräuchliches und grenzüberschreitendes Verhalten aufzuklären und Menschen dafür zu sensibilisieren. Dabei hilft der Begriff »toxisch« nicht. Missbrauch und missbräuchliches Verhalten sollten wir als genau das beschreiben, was es ist.

In Konflikten hingegen oder bei Missfallen des Verhaltens ergibt es Sinn, von Verhalten zu sprechen, das für uns subjektiv unangemessen, schädlich oder respektlos ist. Dadurch vermeiden wir Stigmatisierung und eine Verhärtung von Fronten während eines Konflikts. Außerdem sollten wir in Konfliktsituationen systemische Aspekte nicht ausblenden. Verhalten beeinflusst sich gegenseitig. Ob dir dein Partner nun nicht zuhört und du ihm deshalb Vorwürfe machst oder ob er dir wegen besagter Vorwürfe nicht mehr gerne zuhört, das lässt sich häufig gar nicht rekonstruieren. Kontextfaktoren wie Kultur, familiäre Hintergründe oder ganz aktuelle Themen können ebenfalls beeinflussen, wie sich Paare in diesem Moment zueinander verhalten. Vielleicht kann dein Liebster momentan gar nicht weniger arbeiten, weil seine Firma einen Stellenabbau angekündigt hat und er droht, seinen Job zu verlieren, vielleicht beeinflusst diese Existenzangst seine Psyche und macht ihn reizbarer. Das entschuldigt kein Verhalten, aber es erklärt es. Denn in einer anderen Situation würde er vermutlich anders handeln. Und was ist dann toxisch? Dein Partner oder die Umgebung, in der er sich gerade befindet?

Schuldzuweisungen lösen Beziehungskonflikte jedenfalls nur selten, weshalb der Vorwurf, »toxisch« zu sein, zwar emotional entlastet, aber deine Beziehung nicht retten wird, sofern du sie überhaupt retten möchtest.

Ist denn nun alles schlecht an dem Begriff? Nein, toxisch ist auch ein aktivistischer Begriff, der auf potenziell schädliche Verhaltensweisen in machtungleichen Beziehungen hinweist und dabei subtile und manipulative Verhaltensweisen beschreiben möchte. Sexualisierte Avancen deiner vorgesetzten Person sind besonders dann problematisch, wenn zwischen euch ein direktes Abhängigkeitsverhältnis besteht. Emotionale Erpressung ist in Partnerschaften besonders dann problematisch, wenn du von deinem Gegenüber auch finanziell abhängig bist. Das eröffnet nicht nur wichtige Debatten über strukturelle Gewalt in Beziehungen, sondern kann auch für Betroffene hilfreich sein. Diese Klarheit der Wirkung des Begriffs unterstützt womöglich dabei, sich von Menschen zu distanzieren, denen gegenüber sich Betroffene emotional ausgeliefert fühlen.

Der Begriff ist aber zu ungenau, scheitert letztlich an der Komplexität von Beziehungsdynamiken und läuft Gefahr, Partnerschaftsgewalt und Manipulation durch eine Verallgemeinerung von Konflikten in Beziehungen zu verharmlosen. Wenn wir bestimmte Personengruppen, z. B. Menschen mit narzisstischer Persönlichkeitsstörung, pauschal als toxisch bezeichnen, erweisen wir zudem der Entstigmatisierung von psychischen Störungen einen Bärendienst.

# 16 Gaslighting

## Runter vom Gaspedal

Wenn man Onlinemagazinen und Narzissmuscoaches Glauben schenkt, ist das Gaslighting die Lieblingswaffe deines oder deiner toxischen Ex. Er bewertet euren Streit rückblickend anders? Gaslighting. Sie sagt, dass etwas »so nicht gemeint war«? Gaslighting. Er ändert seine Meinung und findet das Restaurant aus dem letzten Sommer doch nicht mehr so gut? Schwierig. In der Pop-Psychologie wird Gaslighting häufig verwendet, um Meinungsverschiedenheiten, unterschiedliche Ansichten, konstruktive Kritik oder Missverständnisse zu pathologisieren. Das ist problematisch. Gaslighting ist, wenn bestimmte Vorfälle bestritten, deine Gefühle bewusst geleugnet werden oder dir deine Realität abgesprochen wird. Es geht nicht um Meinungsverschiedenheit und Missverständnis, sondern darum, diese aufzulösen. Gaslighting ist im Grunde der Versuch, Klarheit zu deinen Ungunsten zu schaffen. Deine Version zählt dann nicht.

In diesem Kapitel erfährst du mehr zu den Hintergründen von Gaslighting. Dabei schauen wir uns an, für welche Situationen Gaslighting eine sehr wichtige Bezeichnung ist und welche Folgen Menschen davontragen, die von Gaslighting betroffen sind. Am Ende wirst du für Gaslighting sensibilisiert sein, aber auch für dessen inflationären Sprachgebrauch.

### Der Beginn eines Theaters

Der Begriff klingt wieder einmal so, als könnte er entweder von einer renommierten US-amerikanischen Fakultät für Psychologie stammen oder aus einem Reddit-Forum über toxische Beziehungen. Dieses Mal ist es etwas Drittes: Ein Theaterstück namens »Gas Light«

von Patrick Hamilton aus dem Jahr 1938, in dem dieses psychologische und soziologische Phänomen dramatisiert wird.[77] In dem Stück versucht Jack Manningham, seine Frau Bella um den Verstand zu bringen. Er manipuliert sie gezielt, indem er kleine, aber bedeutsame Veränderungen in ihrer Umgebung vornimmt und dann ihre Wahrnehmung dieser Veränderungen leugnet. Ein zentrales Element dieser Manipulation ist das Gaslicht in ihrem Haus. Jack dimmt das Gaslicht, lässt es flackern oder heller werden, und wenn Bella darauf hinweist, dass sich das Licht verändert, behauptet er, dass sie sich das nur einbilde. Er geht so weit, ihr vorzuwerfen, sie werde verrückt, was ihre Unsicherheit und ihr Misstrauen in die eigene Wahrnehmung weiter verstärkt. Jack versteckt auch Gegenstände und lässt Bella glauben, sie habe sie verloren oder verlegt. Diese Manipulation führt dazu, dass Bella zunehmend an ihrem eigenen Verstand zweifelt und sich immer abhängiger von Jack fühlt.

Damit ist Gaslighting ein scharfer Begriff, um manipulatives Kommunikationsverhalten und bewusste emotionale Gewalt zu beschreiben. Diese Schärfe verliert der Begriff aber jedes Mal, wenn er in einem Alltagskonflikt verwendet wird, um unterschiedliche Ansichten zu beschreiben. Und er wird selbst dann zu einer Form des Gaslightings, wenn er verwendet wird, um andere zu kontrollieren. Wenn ich mir nicht mehr sicher bin, ob ich nur eine andere Meinung vertrete oder mein Gegenüber schon gaslighte, dann bin ich vielleicht selbst ein Opfer von Gaslighting geworden.

Im Kontext instrumentalisierter Therapiesprache liegt das Problem von Gaslighting darin, dass es für alle möglichen Verhaltensweisen verwendet wird, die einem missfallen. Wenn zwischen zwei Personen ein Informationsungleichgewicht besteht, also Person A über Therapiesprache Bescheid weiß und Person B nicht und wenn Person A dieses Wissen ausnutzt, um ihrem Gegenüber in Konflikten Gaslighting und toxisches Verhalten zu unterstellen, dann ist Person A nicht das Opfer. Person A instrumentalisiert Therapiesprache, um

Person B zu gaslighten. Gaslighting kann also nicht nur verharmlost werden, sondern auch zweckentfremdet.

Gaslighting kommt häufig im Kontext häuslicher Gewalt vor und scheint zu verhindern, dass sich Frauen entsprechende Hilfe suchen.[78] Gaslighting selbst wird dabei selten als einzelnes Phänomen untersucht, sondern als ziemlich fester Bestandteil häuslicher Gewalt beschrieben. Hier ist es dann nicht das Gaslighting alleine, das die schwerwiegenden psychischen Folgen wie Depression, Angststörungen, PTBS und Selbstwertzweifel begünstigt, sondern Teil eines psychologisch-missbräuchlichen Milieus. Wenn wir Gaslighting also regelmäßig beobachten oder von einer guten Freundin erzählt bekommen, der es seit ihrer neuen Beziehung deutlich schlechter geht, dann sollten wir hellhörig werden.

Denn aus soziologischer Sicht geht Gaslighting über Kommunikation und psychische Gesundheit von Individuen hinaus. Dort wird es als sozial verwurzeltes Phänomen betrachtet, das sehr viel mit sozialer Ungleichheit und Machtstrukturen zu tun hat. Gaslighting wird häufig im Kontext des Gesundheitssystems beschrieben. Medical Gaslighting beschreibt z. B. das kontinuierliche Absprechen der Erfahrungen von Betroffenen durch medizinisches Fachpersonal. Besonders betroffen sind davon Frauen und Schwarze Personen. Herzprobleme wurden beispielsweise sehr lange als »Männerproblem« abgetan, obwohl sie auch bei Frauen eine häufige Todesursache sind.

Studien haben gezeigt, dass Frauen, die über Brustschmerzen klagen, weniger wahrscheinlich die gleiche Dringlichkeit und Sorgfalt in der Behandlung erfahren wie Männer. Im Falle der Endometriose wurde diese jahrelang nicht diagnostiziert, weil Ärzt:innen die Symptome als normale Menstruationsbeschwerden abtaten. Und auch im Psych-Bereich kommt medizinisches Gaslighting vor. Beispielsweise im Bereich ADHS bei Frauen und weiblich sozialisierten Personen. Du kannst dir merken, dass die gesundheitlichen Folgen von medizinischem Gaslighting immens sein können und bei Betroffenen viel Leid auslösen.

Die soziologische Argumentation besteht zusammenfassend darin, zu sagen, dass Gaslighting deshalb so effektiv ist, weil bereits bestehende soziale Verwundbarkeiten und Machtungleichgewichte, die durch Geschlecht und ethnische Zugehörigkeit bedingt sind, ausgenutzt werden. Gaslighting tritt dort auf, wo Menschen verletzlich und unterlegen sind. Am Arbeitsplatz, wenn der Chef den Vorwurf sexistischer Kommentare von seiner Mitarbeiterin herunterspielt und sie vor einem überwiegend männlichen Team als verrückt und hysterisch bezeichnet. Wenn der Psychiater einer Frau mit Kopftuch, die eine Autismus-Diagnostik wünscht, sagt, dass sie ja gar keine Autistin sein könne, weil sie ihm in die Augen schaue, oder wenn ein deutlich älterer Mann eine sehr junge Frau datet und seinen Vorsprung an Lebenserfahrung ausspielt, um ihre Erfahrungen in einem Streit kleinzureden oder ihr gänzlich abzusprechen.

Wir halten also fest: Gaslighting ist eine Art der kontinuierlichen bewussten psychologischen Manipulation, die eine soziale Verwundbarkeit und ein Machtgefälle in einer bestehenden Beziehung ausnutzt, um die Wahrnehmung des Gegenübers zu untergraben. Nicht der einmalige Streit mit dem/der Partner:in, nicht die einmalige Meinungsverschiedenheit mit den Arbeitskolleg:innen und auch nicht, wenn ein Psychiater oder eine Psychiaterin ganz transparent erklärt, warum eine Diagnose zutrifft oder nicht. Aber eben dann, wenn es »System« hat und ein Ungleichgewicht zwischen den Parteien klar ist oder sich im Falle einer Partnerschaft herauskristallisiert.

# 17 Love Bombing

## Verliebtheit unter Beschuss?

Love Bombing ist Gaslighting mit Zuckerguss. Hier soll das Gegenüber nicht durch Lügen und Unterstellungen verunsichert und kontrolliert werden, sondern durch übertriebene Zuwendung. Kennst du das vielleicht? Du hast irgendwie das Gefühl, dass es zu schnell geht. Du wirst mit Aufmerksamkeit, Geschenken, Komplimenten und Versprechen überschüttet. Du bekommst genau das, was du möchtest. Schon nach dem ersten Date fühlt es sich so an, als seist du etwas ganz Besonderes.

Bist du verliebt, ist es Leidenschaft oder ist es Love Bombing? Die Artikel, Postings und Erfahrungsberichte hierzu gehen dazu sehr weit auseinander. Gerade in Social Media kann man aber den Eindruck bekommen, dass intensive Zuneigung per se manipulativ sei oder dass manipulatives Verhalten, also zielgerichtetes Verhalten zur Erreichung eines Ziels, immer schädlich ist. Wieder einmal pathologisieren wir einen ganz natürlichen Teilbereich des Lebens zugunsten eines Begriffs, der sich gut anhört und leicht kleben bleibt. In diesem Kapitel schauen wir uns die Unterschiede zwischen Love Bombing und intensiver Zuneigung an.

### Liebesbombardement unter der Lupe

Die Forschung zu Love Bombing ist leider weitaus weniger reichhaltig als die zahlreichen Beiträge in sozialen Medien, die mit einer interessanten Sicherheit behaupten zu wissen, wovon sie sprechen. Fangen wir aber mal mit einer wissenschaftlichen Definition an, auf die wir uns berufen können:

»Love-Bombing wurde als das Vorhandensein exzessiver Kommunikation zu Beginn einer romantischen Beziehung identifiziert, um Macht und Kontrolle über das Leben einer anderen Person zu erlangen, mit dem Ziel der narzisstischen Selbstaufwertung.«[79]

Love Bombing ist also eine exzessive Kommunikationsform, die ein normales Maß, das für den Kontext angemessen ist, übersteigt. Wenn wir verliebt sind, sind wir häufig extrem. Das ist normal und gehört dazu. Wir schauen ständig auf unser Smartphone, sehnen uns nach neuen Nachrichten, verschicken unsererseits Liebesbekundungen und möchten unser Leben am liebsten im Live-Ticker mit dieser Person teilen. Wenn diese intensive Kommunikation aber das Maß deutlich übersteigt, das du sonst kennst, könnte es zu exzessiv sein.

Mit Love Bombing sind laut Definition überaus intensive Liebesbekundungen zu Beginn einer romantischen Beziehung gemeint, auch wenn solche Verhaltensweisen sicherlich auch nach Streitigkeiten verwendet werden, um eine Wiedergutmachung zu beschleunigen. So wie beim Thema Gaslighting ist das zielgerichtete Verhalten wichtig. Durch Love Bombing möchten die Schenkenden Macht und Kontrolle erlangen. Bewusst oder nicht bewusst. Durch das Versprechen eines gemeinsamen Lebens, das Hochhalten und Überbetonen von Gemeinsamkeiten, das Vermitteln, man habe ernsthaftes Interesse an einer langfristigen Beziehung, wenn man eigentlich etwas anderes möchte. Das äußert sich dann in übermäßiger Kommunikation, vor allem auch digital, einer Flut an Komplimenten, Zuneigungsgesten und dem Drängen darauf, die Beziehung möglichst schnell zu intensivieren. Außerdem versucht die Person, die Love Bombing betreibt, möglichst präsent im Leben der anderen Person zu sein und erwartet letztlich eine Art Gegenseitigkeit. Da wird durch eine emotionale Überwältigung versucht, eine Abhängigkeit zu schaffen und Kontrolle auszuüben.

Das bewusste Motiv ist dabei allerdings auch ein Knackpunkt. Denn nicht immer sind sich Menschen ihrer Motive bewusst und haben ganz unterschiedliche Erfahrungen damit gemacht, was als normal oder was als exzessiv angesehen wird. Auch kann das Bedürfnis nach Kontrolle über eine Beziehung aus einer hohen persönlichen Verunsicherung stammen. Würde die Person womöglich anders handeln, wenn man ihr das exzessive Verhalten rückmeldet? Wäre es Love Bombing, wenn sie in dem Wissen über den Begriff sich dennoch für das exzessive Verhalten entscheidet? Eher ja, aber das macht die Klassifikation dessen, was Love Bombing ist, nicht leichter. Womöglich ist bei der Einschätzung das Verhalten, das nach dem Erreichen des Love-Bombing-Ziels an den Tag gelegt wird, mindestens genauso relevant wie das eigentliche Love Bombing selbst.

Love Bombing kann mit Narzissmus und einem niedrigen Selbstwert zusammenhängen. Die Autor:innen einer Studie aus dem Jahr 2017 argumentieren, dass Love Bombing von Menschen mit narzisstischen Tendenzen und einem niedrigeren Selbstwert verfolgt wird.[80] Diese Menschen haben Angst vor Ablehnung und möchten die wichtigste Person im Leben des Gegenübers werden, sie suchen nach Bestätigung und haben ein hohes Kontrollbedürfnis.

Love Bombing ist dann aber nur eine Seite der Medaille. Denn wenn die Anfangsphase endet und die Person ihr Ziel erreicht hat, dann wird sie sich entweder zurückziehen, den Kontakt abbrechen oder ihr »wahres Gesicht« zeigen. Im letzteren Fall spielt Love Bombing eine Rolle als Einfallstor für emotionale und psychologische Partnerschaftsgewalt.

## Worauf du achten kannst

Bei Love Bombing kannst du auf vier Dinge achten: Auf die Geschwindigkeit, wie sich eure Beziehung entwickelt, deine vermuteten Motivationen und Absichten bezogen auf dein Gegenüber, auf die mittelfristige Konsistenz des Verhaltens und auf die Reaktionen deines Gegenübers auf Grenzen.

Wenn sich die Beziehung für dich zu schnell entwickelt und du das Gefühl hast, nicht mithalten zu können, obwohl du es gerne möchtest, oder wenn du dich schuldig fühlst, dann könnte das schon ein Anzeichen dafür sein, dass etwas nicht stimmt. Wenn du dir nicht sicher bist, ob dein Gegenüber mit seinen Absichten transparent ist, wenn es eher so wirkt, als wolle die Person eher Kontrolle über dich erlangen, als schlicht Zeit und Nähe mit dir zu teilen, ist das ungesund. Ebenso, wenn das Verhalten nicht konsistent ist. Meist ebben Verliebtheitsphasen langsam ab, sollte das Gegenüber sich aber vom einen auf den anderen Tag anders verhalten und in dir eher eine Not auslösen, den Zustand vom Vortag wiederherstellen zu müssen, ist auch das eher kein gutes Zeichen. Gleiches gilt für die emotionalen Reaktionen deines Gegenübers. Ja, es ist in einer Verliebtheitsphase manchmal schwer, Zeit ohne das Gegenüber zu verbringen. Aber sollte diese Person versuchen, dich von deinen Freund:innen zu isolieren oder sehr intensiv und ablehnend darauf reagieren, wenn du ihre Zuneigung nicht unmittelbar und gleich intensiv erwiderst, spricht das eher für Love Bombing als für intensive Zuneigung.

# 18 Red Flags
## Warnsignale überall?

Artikel auf Lifestyle-Webseiten und Beiträge auf Plattformen wie Instagram und TikTok sind voll von Listen potenzieller »Red Flags«, die angeblich unverzichtbar sind, um sich vor emotionalem Schaden zu schützen. Diverse Onlineportale geben ihr ganz persönliches Best-of an Red Flags in Beziehungen zum Besten. Mal sind es acht Zeichen, mal 14, auf die du achten musst, wenn du eine Beziehung eingehst. Welche Zahl nun stimmt, kommt darauf an, welches Magazin du abonniert hast oder welchen Social-Media-Accounts du folgst.

In der Pop-Psychologie bezieht sich der Begriff auf Verhaltensweisen oder Charaktereigenschaften, die in zwischenmenschlichen Beziehungen als Warnsignale interpretiert werden sollen. Diese Red Flags sollen dem Einzelnen helfen, problematische Personen oder Verhaltensweisen zu erkennen und eine negative Beziehung frühzeitig zu vermeiden.

Das Bedürfnis, Menschen nach einer Art Checkliste auszuwählen, ist vor dem Hintergrund der heutigen Omnipräsenz von Datingoptionen durch entsprechende Apps irgendwie nachvollziehbar. Einerseits hat es etwas von Konsumfetisch, wir wollen unsere Zeit nicht mehr verschwenden und schnell abklären, ob ein Mensch für uns infrage kommt oder nicht, andererseits ist das Sicherheitsbedürfnis, das sich hinter der Nutzung von Red Flags versteckt, nur nachvollziehbar. Partnerschaftsgewalt ist keine Seltenheit, die Folgen sind gravierend und auch Abstufungen davon möchte man tunlichst vermeiden. Der Preis dafür ist nicht unerheblich. Das freut Accountbetreibende, selbst ernannte Dating-

und Beziehungsexpert:innen und andere Selbsthilfegurus. Einfache Antworten, einfache Lösungen.

In diesem Kapitel gehen wir Red Flags auf den Grund, warum sie in den meisten Fällen unwissenschaftlich und für viele Beziehungskonstellationen problematisch sind.

## Flaggen auf Halbmast

Gebetsmühlenartig wiederhole ich den Satz, dass Beziehungen komplex sind. Ich kann verstehen, dass viele Accounts in sozialen Medien von dieser Vereinfachung profitieren. Das ist attraktiv und anschlussfähig. Der Coachingmarkt ist außerdem umkämpft und irgendwie muss man auf sich aufmerksam machen. Das funktioniert mit einfachen Buzzwords besser als mit den Informationen, die hier folgen. Die sind wirklich nicht sexy. Aber folgen wir der Pop-Psychologie in den Bereich von Red Flags, stoßen wir auf drei zentrale Probleme: Übersimplifizierung, Stigmatisierung und Verstärkung von Angst und Misstrauen. Wenn wir problematisches Verhalten auf Checklisten und einfache Listen reduzieren, vernachlässigen wir Nuancen, den Kontext und womöglich eigene Anteile, die wichtig sind, um Probleme in Beziehungen zu lösen. Also, bevor jemand »Täter-Opfer-Umkehr« schreit, empfehle ich, mal ein Glas Wasser zu trinken.

Die englischsprachige Seite verywellmind[81] hat einen Artikel zu 13 Red Flags veröffentlicht. Eine Red Flag ist dabei, wenn dein:e Partner:in keine Freund:innen hat. Das sei ein Indikator dafür, dass er oder sie keine zwischenmenschlichen Verbindungen aufbauen kann und damit auch nicht zu dir. Alles klar. Was ist aber, wenn er derzeit unter einer depressiven Episode leidet? Sozialer Rückzug ist immerhin ein Nebendiagnosekriterium für Depressionen. Was ist, wenn sie aktuell ganz fokussiert ist auf dich und die Zeit mit dir sehr genießt? Was ist, wenn seine Freund:innen in anderen Städten leben? Was ist, wenn sie in deiner Stadt neu ist und noch nicht so gut

Anschluss gefunden hat? Oder er eher andersgeschlechtliche Freundinnen hat, diese dir aber noch nicht vorgestellt hat, weil du häufig eifersüchtig bist? Bist du dann die Red Flag oder habt ihr dann ein gemeinsames Thema, über das ihr sprechen solltet?

Voreilige Schlüsse zu ziehen und in solchen mehrdeutigen Fakten unmittelbare Warnzeichen für eure Beziehung zu sehen, kann zu einer unfairen Behandlung deines Gegenübers führen. Wie würde sich eine Person wohl fühlen, die sich aufgrund ihrer Depression zurückzieht, wenn man ihr unterstellt, dass das Ergebnis des Rückzugs eine Red Flag für eine Beziehung ist?

Darüber hinaus ist das ständige Ausschauhalten nach Red Flags auch nicht wirklich hilfreich, um in Beziehung zu gehen. Es verkopft ja einen Prozess, der ein emotionaler ist oder der es zumindest notwendig macht, sich emotional verletzlich zu zeigen. Und da scheinen sich manche Menschen gerne verstecken zu wollen. Nachvollziehbar, denn es tut unglaublich weh, zurückgewiesen oder abgelehnt zu werden. Red-Flags-Checklisten helfen dabei aber nur kurzfristig, weil sie dir ein falsches Sicherheitsgefühl bieten, das aber gar nicht realistisch ist. Es verhindert eher, dass du deine eigentlichen Ziele in der Beziehung verfolgst, z. B. emotionale Teilhabe, Sicherheit, Autonomie und Bindung, weil du dich zu sehr auf mögliche Warnzeichen versteifst. Und verletzt werden kannst du auch dann, wenn dein Partner keine dieser 13, 15 oder 20 Red Flags erfüllt. Das gehört nun mal dazu. Und deshalb taugen die gut gemeinten, aber halbgaren Artikel zu Red Flags aus meiner Sicht nicht. Kurzfristige Rückversicherung gibt es zum Preis von Emotionsvermeidung.

Und doch ist es wichtig, auf Partnerschaftsgewalt hinzuweisen, auch auf subtile Arten der Grenzverschiebungen. Denn das Thema betrifft viele Menschen, vorrangig Frauen in Deutschland. Betroffen sind dabei auch Frauen aus mittleren und höheren Einkommens- und Bildungsschichten. Wir sprechen hier von einem strukturellen Problem.

Wenn du dich also selbst für dieses Thema sensibilisieren möchtest, empfehle ich dir, unbedingt auf deine Empfindungen bezüglich deiner Beziehung zu achten. Wenn du dich in der Gegenwart deines Gegenübers unsicher und unwohl fühlst, ist das ein wichtiger Indikator dafür, genauer hinzusehen. Du kannst dir dann folgende Fragen einmal beantworten. Diese stammen nicht aus einem Onlinemagazin, sondern aus einem wissenschaftlich evaluierten Fragebogen für Partnerschaftsgewalt.[82] Im Unterschied zu den Red-Flag-Artikeln zielen diese Fragen auf dein Empfinden und deine Erfahrungen ab und nicht auf mögliche Teufelshörner deines Gegenübers. Es ist wichtig, bei dir zu bleiben:

- Fühlst du dich wegen deines Partners/deiner Partnerin selbst in deinem eigenen Zuhause unsicher?
- Schämst du dich für die Dinge, die dein:e Partner:in dir antut?
- Versuchst du, keinen Ärger zu machen, weil du Angst hast, was dein:e Partner:in tun könnte?
- Verheimlichst du die Wahrheit vor anderen, weil du Angst vor den Konsequenzen hast?
- Fühlst du dich, als wärst du im Besitz und unter der Kontrolle deines Partners/deiner Partnerin?

Darüber hinaus empfehle ich dir, einen Blick in dein Sexualleben zu werfen. Schließlich berichtet jede siebte Frau, mindestens einmal im Leben schwerer sexualisierter Gewalt ausgesetzt gewesen zu sein. Andere Formen der sexualisierten Belästigung kommen indes häufiger vor. Selbst bei Männern gibt jeder dritte an, davon mindestens einmal betroffen gewesen zu sein. In Partnerschaften ist vor allem das Thema sexuelle Nötigung von Bedeutung. Dabei ist nicht immer die barbarisch inszenierte Vergewaltigung das Hauptproblem, sondern das sukzessive Verschieben von Grenzen, das Fehlen von Konsens, also deiner Einwilligung, und das insgesamte Ausüben von

Macht zur sexuellen Ausbeutung. Das mag hart klingen, aber vielleicht denkst du über folgende Fragen einmal nach, wenn du dich aus persönlichen Gründen sehr mit dem Thema Red Flags beschäftigst. Diese entstammen einem wissenschaftlichen Fragebogen, der sexuelle Nötigung misst und z. B solche Fragen enthält:[83]

- Hat dein:e Partner:in angedeutet oder gedroht, dass er/sie dir Vorteile vorenthalten würde, wenn du keinen Sex mit ihm/ihr hast? Hat er/sie dir diese tatsächlich vorenthalten, um dich zum Sex zu bewegen?
- Hat dein:e Partner:in dich körperlich gezwungen, Sex mit ihm/ihr zu haben oder damit gedroht?
- Hat dein:e Partner:in damit gedroht oder angedeutet, mit einer anderen Person Sex zu haben, wenn du keinen Sex mit ihm/ihr haben möchtest?

Gerade für Menschen, die bereits Grenzverletzungen in Partnerschaften erlebt haben, kann es sehr wichtig sein, auf solche Warnzeichen zu achten. Du siehst aber, dass diese nur sehr wenig mit den reißerischen Artikeln zu Red Flags zu tun haben.

# 19 People Pleaser

## Nettigkeit als Krankheit?

Es allen recht machen zu wollen und dabei eigene Grenzen zu missachten, das kann auf Dauer unglücklich machen. In der Pop-Psychologie werden Menschen, die ein hohes Bedürfnis nach Harmonie haben und sich sehr anstrengen, Konflikte zu vermeiden, als People Pleaser bezeichnet. People Pleasing findet sich im Arbeitsleben, wenn man dem cholerischen Chef berechtigte Kritik entweder gar nicht oder nur in sehr schonenden Häppchen mitteilt, wenn man die sexistischen Parolen des Onkels zur Weihnachtsfeier hinnimmt, während man innerlich daran denkt, ihn mit dem Käsefondue zu übergießen. Es kann aber auch in Partnerschaften auftreten, wenn man versucht, für das Gegenüber stets mitzudenken und eigene Bedürfnisse hintanstellt. Ausflüge, Urlaube, Sexualität, alles richtet sich nach dem Partner oder der Partnerin.

Solche Eigenschaften können natürlich zu Schwierigkeiten führen, weil Menschen ihre persönlichen Grenzen nicht setzen und dazu neigen, sich leicht ausnutzen zu lassen. Dieses »Es allen recht zu machen« ist wahrscheinlich eine Aussage, die du auch kennst. Die viele von uns kennen. Es ist hilfreich, ein Label zu haben, über das wir uns informieren und austauschen können. Das wir vielleicht auch zur Selbstbeschreibung nutzen, wenn wir glauben, an dem Umstand nichts ändern zu können. Dabei besteht allerdings die Gefahr, dass wir die schädlichen Umstände wie in dem Beispiel mit dem Chef zu unserer Persönlichkeit machen. Oder wir übersehen, dass es sich bei People Pleasing nicht nur um unsere Persönlichkeit, sondern auch um eine soziale Kompetenz handelt. Plötzlich wird unsere ausbaufähige Konfliktfähigkeit zu einem Kernmerkmal unserer Persönlichkeit. Das gilt es eigentlich aufzudröseln und differenziert zu betrachten.

In der Pop-Psychologie frohlocken Coaches aber mit schnellen und unkomplizierten Angeboten: »3 Wege aus dem People Pleasing«, »Nein sagen in 4 Schritten«. Ja, sogar als »Traumareaktion« wird People Pleasing gar gehandelt.[84] Neben Kampf, Flucht und Erstarren wird der »Bambi-Reflex« als vierte Traumareaktion in der Pop-Psychologie eingeführt. Da wird mal wieder viel zusammengeworfen und erinnert an Abgrenzung, toxisch und Narzissmus. Opfermentalität verknüpft mit einfachen Lösungen.

Das eigentlich interessante Konzept von People Pleasing wird dabei aber derart verallgemeinert, dass wir nicht mehr sagen können, ob es sich um mangelnde Konfliktfähigkeit, Kritikempfindlichkeit, unterdrückende soziale Umstände handelt oder schlicht um eine Persönlichkeit, die Wert auf soziales Miteinander, Kompromissbildung und Feinfühligkeit legt. In diesem Kapitel nehmen wir uns einmal diese Zeit und betrachten People Pleasing aus einer wissenschaftlichen Perspektive.

## Das richtige Maß Harmonie

Wer hinter People Pleasing einen ähnlich gut untersuchten Begriff vermutet wie hinter dem unsicher-vermeidenden Bindungsstil, der täuscht sich. Die Forschung zu People Pleasing direkt ist sehr limitiert, weil sich dahinter eben kein eindeutiges Konzept verbirgt. Es ist zu unpräzise, weil es ein breites Spektrum an Verhaltensweisen umfasst, die nicht klar definiert oder differenziert sind. Der Begriff kann verschiedene Motive und Mechanismen beschreiben, wie das Bedürfnis nach sozialer Anerkennung, Angst vor Ablehnung oder mangelnde Abgrenzung, ohne diese spezifisch zu unterscheiden. Hier mischen sich gesunde Persönlichkeitsmerkmale, Bedürfnisse und Werte mit Defiziten im Bereich sozialer Kompetenzen und Emotionsregulation.

In der Psychologie sind präzise Konzepte wichtig, um spezifische Verhaltensweisen zu analysieren, zu messen und zu verstehen. People Pleasing fehlt diese Klarheit und Tiefe, was es schwierig macht, es als eigenständiges wissenschaftliches Konstrukt zu operationalisieren und zu untersuchen. Außerdem werden soziale Aspekte völlig ausgeblendet. Es gibt Situationen, da sind Konfliktvermeidung und »es dem anderen recht machen« sehr wichtig. Beispielsweise in schwierigen Arbeitsumfeldern oder dort, wo Machtungleichgewicht herrscht. Diese Faktoren nicht zu beachten und die Verantwortung im Individuum zu suchen, bedeutet, Diskussionen über strukturelle Probleme wie Machtmissbrauch zu vermeiden. Wenn wir also etwas über People Pleasing lernen wollen, sollten wir uns auf psychologischer Ebene folgende Konzepte ansehen: Verträglichkeit, soziale Ängste und Angst vor Ablehnung und mangelnde Konfliktfähigkeit.

*Verträglichkeit* ist, wie du bereits weißt, eine von fünf zentralen Persönlichkeitsdimensionen. Menschen mit niedrigen Werten auf Fragebögen, die Verträglichkeit messen, werden häufig als empathielos, feindselig und egozentrisch beschrieben. Menschen mit hoher Verträglichkeit sind meist sehr rücksichtsvoll, mitfühlend und bereit, anderen zu helfen. Sie vermeiden eher Konflikte und legen Wert auf Harmonie in ihren Beziehungen.[85] Sie sind sozial besser integriert und häufig zufriedener.[86]

Klingt nach keiner schlechten Traumareaktion, wenn man mal so darüber nachdenkt. Und wenn wir gerade bei Trauma sind: Studien legen nahe, dass Menschen mit hoher Verträglichkeit traumatische Ereignisse sogar besser verarbeiten könnten.[87] Eine wissenschaftliche Arbeit, die sich den statistischen Zusammenhang zwischen Kindheitstrauma und Persönlichkeitsmerkmalen angesehen hat, konnte zeigen: Je häufiger belastende Kindheitserlebnisse waren, desto niedriger waren die Werte bei Verträglichkeit. Solltest du dich also an dieser Stelle wiederfinden, brauchst du dir keine

Sorgen zu machen. Deine hohe Verträglichkeit ist ein Zeichen bester Gesundheit.

Bei *sozialen Ängsten* sieht das Ganze anders aus. Die soziale Angststörung ist eine häufige Form der Angststörung. Eine Person mit sozialer Angststörung empfindet Angst oder Furcht in Situationen, in denen sie von anderen beobachtet, bewertet oder beurteilt werden könnte, wie z. B. beim Sprechen in der Öffentlichkeit, beim Kennenlernen neuer Menschen, beim Dating, bei Vorstellungsgesprächen, beim Beantworten von Fragen im Unterricht oder beim Gespräch mit einer Kassiererin im Geschäft.[88] Auch alltägliche Aktivitäten wie das Essen oder Trinken vor anderen oder die Benutzung öffentlicher Toiletten können Angst auslösen, da die Person befürchtet, gedemütigt, beurteilt oder abgelehnt zu werden. Die gesundheitlichen Folgen muss ich dir davon wahrscheinlich nicht erörtern. Bei sozialen Angststörungen ist Psychotherapie notwendig und kann diese deutlich lindern.

Etwas komplizierter sieht es bei der *unsicher-vermeidenden Persönlichkeitsstörung* aus. Sie ist eine tief verwurzelte Persönlichkeitsstruktur, die sich durch extreme Schüchternheit, Angst vor Ablehnung und ein starkes Bedürfnis nach Akzeptanz auszeichnet. Betroffene meiden soziale Interaktionen aus Angst, negativ beurteilt oder abgelehnt zu werden, und haben ein geringes Selbstwertgefühl.[89] Negative Kindheitserfahrungen spielen hier durchaus eine Rolle.

Wenn du als Kind und Jugendliche:r das Gefühl hattest, dass es Liebe und Aufmerksamkeit nur dann gab, wenn du für das Wohlbefinden deiner Gegenüber gesorgt hast, kann dies ein Grundstein für die Entwicklung solcher Persönlichkeitsmuster sein, die sich im Zusammenspiel mit anderen Faktoren in ihrer Extremausprägung zur unsicher-vermeidenden Persönlichkeitsstörung entwickeln können. Menschen mit unsicher-vermeidender Persönlichkeitsstörung achten sehr darauf, Kritik und Ablehnung zu vermeiden, tun sich schwer, neuen Aktivitäten nachzugehen, und machen sich häufig abhängig von Lob und Bestätigung. Die Häufigkeit dieser Störung liegt allerdings nur bei ein bis zwei Prozent in der Bevölkerung, wenngleich subklinische Variationen durchaus häufiger vorkommen können.

Wichtiger für dich sind vermutlich die Mechanismen, welche soziale Ängste und unsicher-vermeidende Persönlichkeitsmuster erst zu einem Problem machen. Denn diese kommen auch in der Allgemeinbevölkerung vor. Soziale Anpassung beispielsweise, also die Fähigkeit, sich an die Regeln des gesellschaftlichen Zusammenlebens anzupassen, ist erst mal eine sehr wichtige. Führt das aber dazu, dass wir unsere Bedürfnisse gar nicht mehr ausdrücken, für unser Gegenüber gefällig werden, neigen wir zu innerem Rückzug und Unzufriedenheit. Wenn du dir wünschst, dass dein Gegenüber sich mehr für dich interessiert, dir zuhört, Fragen stellt und sich in Streitigkeiten nicht immer direkt so angegriffen fühlt, wirst du dir dieses Bedürfnis entweder irgendwann woanders holen oder du wirst deine Unzufriedenheit akzeptieren müssen. Kompromissbereitschaft ist eine wichtige soziale Fähigkeit. Der Preis zu hoher sozialer Angepasstheit hingegen ist Konfliktvermeidung.

Konfliktvermeidung kann unausgesprochene Konflikte verschärfen und sich im Arbeitskontext negativ auf die Teamarbeit auswirken.[90] Konflikte zu vermeiden, ist also ähnlich schlecht, wie viele Konflikte zu haben.[91] Aus systemischer Sicht kann man in der Konfliktvermeidung durchaus den Versuch sehen, ein System (Familie, Team, Partnerschaft) zu stabilisieren. Wenn mein Gegenüber immer sehr empfindlich und defensiv auf Kritik reagiert, schütze ich das System durch meine soziale Anpassung vor einer »Überreizung«. Der Preis, den Menschen dafür zahlen, ist meist ein gesundheitlicher.

Neben Konfliktvermeidung kann auch ein negativer Selbstwert dazu beitragen, dass du dich zu sehr abhängig von der Bestätigung und dem Wohlwollen deines Gegenübers machst. Der Wunsch nach Anerkennung kann dabei manchmal das verdeckte Ziel beinhalten, sich nicht mehr wertlos zu fühlen. Und Nicht-Ziele, also Vermeidungsziele, können wir quasi nie erreichen. Auch hier ist es wichtiger, an seinem eigenen Selbstbild zu arbeiten.

Wenn du glaubst, unter People Pleasing zu leiden, kannst du dir also einmal die Themenbereiche Konfliktfähigkeit, Angst vor Zurückweisung und Selbstwert ansehen.

# 20 Co-Abhängigkeit

## Beziehungssucht für alle

Wir möchten uns besser in Beziehungen verstehen. Das ist gut und zieht sich durch alle Kapitel dieses Buchteils. Besonders wichtig ist es, tatsächlich dysfunktionale oder für dich als Individuum schädliche Beziehungsmuster zu erkennen. Insbesondere dann, wenn du dazu neigst, deine eigenen Bedürfnisse unterzuordnen und das Gefühl hast, in deiner Beziehung nicht genügend zu Wort zu kommen. Der Begriff Co-Abhängigkeit eignet sich besonders gut, um Beziehungen zu beschreiben, die von außen betrachtet ungesund sind, aus denen man aber nicht so wirklich aussteigen kann. Du weißt, dass es falsch ist, dass deine Partnerin jeden Abend vier Bier trinkt, und trotzdem duldest du die Fahrten am Wochenende zum Getränkemarkt. Du weißt, dass es für eure Beziehung total ungesund ist, wenn dein Partner dich in Streitigkeiten mit Vorwürfen belegt und dann wütend die Wohnung verlässt. Wenn seine Kritikunfähigkeit dazu führt, dass du Kritik nicht mehr äußerst oder fürchten musst, dass daraus eine große Eskalation entsteht. Jeder/jedem Freund:in würdest du raten, die Beziehung zu beenden, aber du selbst scheinst den Ausstieg nicht zu schaffen. Es muss an der Co-Abhängigkeit liegen.

Der Begriff besagt, dass Menschen, die in Beziehungen zu Suchtkranken oder emotional instabilen Partner:innen stehen, zwangsläufig eine pathologische Abhängigkeit von diesen Beziehungen entwickeln. Diese »Co-Abhängigen« sollen unfähig sein, gesunde Grenzen zu setzen, um dem Gegenüber zu helfen oder dessen Verhalten abzufangen. Liest man sich Onlinebeiträge und Selbsthilfeliteratur zu Co-Abhängigkeit durch, könnte man meinen, dass es sich dabei um ein eigenes Krankheitsbild handelt.

Durch die Popularität des Begriffs in sozialen Medien scheint es nun, als fände sich Co-Abhängigkeit in so gut wie jeder Beziehung. Dadurch werden Beziehungsdynamiken pathologisiert und mal wieder auf einen einzelnen Begriff reduziert, der das Ganze jetzt retten soll. Wichtige soziale Aspekte werden dabei psychologisiert und ausgeblendet. Wenn eine 59-jährige Frau ihr Leben lang nur in Teilzeit arbeiten konnte, weil sie für die Care Arbeit zuständig war, während ihr Ehemann gearbeitet hat, ist diese Person nicht »co-abhängig«, wenn sie vor der Frage steht, diese Ehe zu beenden, weil der Partner sich zunehmend als emotional instabil oder alkoholabhängig zeigt. Sie ist abhängig, wenn sie nicht Gefahr laufen will, kurz vor ihrer Rente einen steilen sozialen Abstieg hinzulegen. Ganz zu schweigen von der möglichen Gewalt, der Frauen in solchen Situationen ausgesetzt sind. Hier lohnt es sich zu differenzieren.

In diesem Kapitel wirst du wichtige wissenschaftliche Aspekte von Co-Abhängigkeit kennenlernen. Dabei wirst du andere, nützlichere Konzepte zur Beschreibung von Beziehungsdynamiken entdecken. Außerdem werden wir aus einer systemischen Sicht weitere soziale Aspekte beleuchten, die das, was so gerne als Co-Abhängigkeit beschrieben wird, womöglich besser erklären.

## Der Sexismus von Suffering Susan

Die Idee hinter Co-Abhängigkeit war ursprünglich, das Leid der Angehörigen von Menschen mit Suchterkrankungen hervorzuheben, welche auch heute noch hinter den häufig gewaltigen Ausmaßen der Abhängigkeit zu verschwinden drohen. In der systemischen Psychotherapie ist die Behandlung einer Abhängigkeit ohne Einbezug wichtiger Angehöriger kaum denkbar.

Der Begriff Co-Abhängigkeit entstand in den 1970er-Jahren und wurde von der Bewegung der »Anonymen Alkoholiker« bekannt gemacht. Verwandte Beschreibungen sind aber auch schon in den 1950er-Jahren in den Schriften von Whalen zu finden, der versuchte,

Persönlichkeitstypen von Partnerinnen von Alkoholabhängigen zu beschreiben:[92] von der straffen »punitive Polly« über die kontrollierende »controlling Catherine« zur masochistischen »suffering Susan« bis hin zur ambivalenten »wavering Winifred«. Das sexistische Suchtbingo der 1950er-Jahre-Psychiatrie. Du schüttelst gerade zu Recht den Kopf. Dieses Beispiel steht jedoch stellvertretend für die Grundprobleme von Co-Abhängigkeit im Hier und Jetzt: Die Pathologisierung der Frau, Verantwortungszuweisung an (meist weibliche) Angehörige von Menschen mit Suchterkrankung und das Ausblenden sozialer Faktoren. Eine Pathologisierung bzw. Selbstpathologisierung steckt bereits in dem Begriff selbst. Bin ich krank, wenn mein Partner krank ist? Das scheint Ursache und Wirkung zu verkennen.

In der Forschung ist das Konzept umstritten. Bischof und Bischof (2024) argumentieren, dass Co-Abhängigkeitsmodelle unterschiedlich und vor allem unpräzise definiert sind. Mal sind damit Haltungen und Verhaltensweisen gemeint, die durch Tun und Unterlassen dazu beitragen, dass diejenigen mit Suchtproblemen süchtig oder suchtgefährdet bleiben. Mal ist damit eine Persönlichkeitsstörung[93] gemeint, die von einer pathologischen Abhängigkeit vom Gegenüber gekennzeichnet ist. Andere Konzeptionen liegen entweder dazwischen und attestieren ein »toxisches Hirnsyndrom« oder »Unreife«.[94] Gelegentlich werden schlicht alle der genannten Definitionen gebündelt, um sie dann zusammen in einen großen verschachtelten Satz zu werfen. Co-Abhängige, und damit sind bevorzugt Frauen gemeint, kommen nicht sonderlich gut weg. Sollte es nicht eigentlich mal um Unterstützung der Angehörigen gehen?

Gemeinsame Elemente dieser Definition von Co-Abhängigkeit lassen sich in einer emotionalen Verstrickung zum Gegenüber sowie in Verhaltensweisen beschreiben, die Suchtverhalten der erkrankten Person begünstigen. Diese Verallgemeinerungen und Unschärfe bleiben nicht ohne Folgen. In einer kritischen Übersichtsarbeit zeigte sich, dass man mit dieser allgemeinen Vorstellung von Co-Abhängigkeit ca. 83 bis 96 Prozent der Menschen »diagnostizieren« könnte.[95] Interessant ist dabei auch, dass der Begriff in der Forschung vor allem auf Frauen angewendet wird,[96] die darüber hinaus mit 85 Prozent zur hauptsächlichen Zielgruppe von Selbsthilfeliteratur zu Co-Abhängigkeit gehören.

Beschreiben wir hier wirklich Co-Abhängigkeit oder reduzieren wir die komplexe und belastende Lebensrealität von Frauen in ungesunden Beziehungen zu emotional instabilen oder suchtkranken Partnern auf ihr eigenes vermeintliches Unvermögen?

## Scheinriese Co-Abhängigkeit

Das Offensichtliche zuerst: Wenn du einer Person ausgesetzt bist, die Sucht- oder anderes »abweichendes« Verhalten zeigt, ist das belastend und greift deine Resilienz an. Besonders betroffen sind Kinder aus suchtbelasteten Familien. Für sie steigt das Risiko, später selbst unter substanzbezogenen Problemen zu leiden.[97] Auch scheinen Frauen, die aus substanzbelasteten Familien stammen, häufiger Beziehungen zu Männern mit Substanzgebrauchsstörungen einzugehen.[98] Das Risiko ist allerdings nur sechs Prozent höher als bei Frauen aus Familien ohne Suchtbelastung und die Studie selbst ist bereits 30 Jahre alt. Studienergebnisse aus nicht heterosexuellen Beziehungen liegen ebenfalls nicht vor.

Die Idee einer gestörten Persönlichkeitsstruktur, die zur Co-Abhängigkeit führt, lässt sich durch Studien ebenfalls nicht belegen.[99] Dort, wo sich schwache Zusammenhänge finden, da wurde Co-Abhängigkeit vor allem als Einstellungen und Verhaltensweisen erhoben, die mit Neurotizismus zusammenhingen. Etwa »Es fällt mir schwer, ›nein‹ zu sagen« oder »Ich stelle die Bedürfnisse anderer oft über meine eigenen«. Das sind Sätze, die mich persönlich auch an eine traditionell weibliche Rollensozialisation erinnern. Es wird erwartet, dass Frauen fürsorglich, selbstlos und beziehungsorientiert sind.

Vielleicht ist das, was wir als Co-Abhängigkeit beschreiben, doch eher ein soziales Phänomen, das eine Belastungsreaktion von Angehörigen auf die Sucht des Partners zeigt. Eine Untersuchung aus dem Jahr 2010 legt das zumindest nahe. Dort wurden Versichertendaten analysiert und es zeigte sich, dass die gesundheitlichen Probleme der Partnerinnen von Menschen mit Substanzkonsumstörung zurückgingen, wenn deren Abhängigkeit erfolgreich behandelt wurde.[100] Das passt zu aktuellen wissenschaftlichen Modellen, welche die Belastung von Angehörigen einer Person mit Abhängigkeit maßgeblich als »Stressfolgeprobleme« beschreiben.

Nahestehende Personen werden mit einer Fülle an verschiedenen Stressoren konfrontiert, die von aggressivem Verhalten der suchtkranken Person bis hin zu juristischen und finanziellen Problemen reichen können. Diese Probleme können zu unterschiedlich starken Belastungsreaktionen führen, je nachdem, wie resilient die Person selbst ist und wie gut sie sozial unterstützt wird.[101] Co-Abhängigkeit bleibt also ein Konzept, welches das Erleben und Verhalten von Angehörigen zu erklären versucht, aber ihnen häufig eine Mitschuld an der Entwicklung einer Abhängigkeit gibt.

Der sexistische Aspekt, der auch in der feministischen Literatur deutlich kritisiert wird,[102] ist ebenfalls nicht zu unterschätzen. Es ist auch etwas paradox, dass wir von Co-Abhängigkeit sprechen, wenn Frauen Fürsorgeverhalten bei Männern mit Suchterkrankung zeigen. Würden wir das bei anderen Krankheitsbildern machen? Gibt es Co-Depression oder Co-Krebs? Eher nicht.

Statt zu fragen, ob eine Co-Abhängigkeit vorliegt, sollten wir lieber einen Blick in unser Beziehungsverhalten und unser soziales Umfeld werfen. Neigen wir dazu, es anderen recht zu machen und unsere Bedürfnisse unterzuordnen? Tun wir das an dieser Stelle oder unterstützen wir unser Gegenüber in seiner Not? Bis wohin möchten wir das? Wo können wir Unterstützung erfahren und von wem?

# 21 Die Sprachen der Liebe

## Material für einen Quizabend

Deinem Partner ist Zärtlichkeit am wichtigsten? Dir aber Hilfsbereitschaft? Na ja, dann müsst ihr euch wohl trennen. Viele Paare verbringen mit dem Buch *Die Sprachen der Liebe* von Gary Chapman sicherlich einen schönen Abend, an dem sie versuchen, ihre gegenseitigen Bedürfnisse etwas besser kennenzulernen. Aber was passiert, wenn diese so gar nicht zueinanderpassen? Nicht die gleiche Sprache zu sprechen, das birgt ein hohes Konfliktpotenzial. Besonders, wenn Liebe auf diese »Liebessprachen« reduziert wird.

Laut Chapman gibt es fünf primäre Wege, wie Menschen Liebe ausdrücken und empfangen: Worte der Anerkennung, Geschenke, Zärtlichkeit, Hilfsbereitschaft und Zweisamkeit. Der Schlüssel zum Erfolg einer Beziehung ist es, die »Liebessprache« des Gegenübers zu kennen. Du siehst wahrscheinlich selbst, dass Chapman hier sehr vereinfacht unterwegs ist. In diesem Kapitel machen wir kurzen Prozess mit den Sprachen der Liebe. Als Entschädigung gibt es einige alternative Hinweise, worauf du in deiner Beziehung achten kannst.

### Die Sprachen der Wissenschaft

Der US-Amerikaner Chapman hat für seine Thesen drei Grundannahmen. Erstens hat jeder Mensch eine primäre Liebessprache. Zweitens soll es insgesamt fünf mögliche Liebessprachen geben. Und drittens soll das Sprechen derselben Sprache zu einer glücklichen Beziehung führen. Darauf aufbauend hat er einen »Test« entwickelt mit 30 Fragen, das »Love Language Personal Profile« (LLPP). Das Problem mit diesem durchaus wissenschaftlich klingenden Test ist aber, dass er derart ungeschickt konzipiert wurde, dass Forschende, die die »Sprachen der Liebe« untersuchen wollten,[103] erst einmal aufräumen mussten. Im LLPP werden die Liebessprachen im Vergleich zueinander in einer Nullsummen-Manier bewertet. Das bedeutet, dass die Präferenz für eine Liebessprache automatisch die Bedeutung der anderen Liebessprachen verringert. Für jedes Item im Test müssen die Befragten zwischen zwei Antwortmöglichkeiten wählen, die jeweils eine andere Liebessprache repräsentieren (z. B. »Wir halten Händchen« für körperliche Berührung vs. »Mein geliebter Mensch gibt mir ein Geschenk« für Geschenke). Die Befragten wählen die Option, die sie als bedeutsamer empfinden. Außerdem sind die unabhängigen Präferenzen gar nicht erfassbar, weil Teilnehmende immer gezwungen werden, sich für eine Option zu entscheiden, obwohl sie möglicherweise beide Aspekte als wichtig erachten oder sie nur unterschiedlich gewichten würden.

Nennen wir das LLPP also lieber Quiz und nicht Test. Die armen Seelen aus der Forschung mussten jedenfalls die Items etwas anpassen und für sie eine Likert-Skala entwickeln. Bei einer Likert-Skala bewerten die Befragten jede Aussage auf einer Skala (z. B. von 1 bis 5), wie sehr sie dieser zustimmen. Dies ermöglicht es den Teilnehmer:innen, ihre Zustimmung oder Ablehnung zu jeder Liebessprache individuell und unabhängig voneinander auszudrücken. Das ist eigentlich etwas, was man im Psychologiestudium bereits in den ersten Semestern lernt. Chapman ist allerdings Anthropologe und Theologe. Er hat als Pastor gearbeitet und ist nicht in der wissenschaftlichen Psychologie ausgebildet. Ich weiß, das mag für dich nicht sonderlich relevant sein, aber dieses »Quiz« wurde von 30 Millionen Menschen ausgefüllt. Man muss sich mal vorstellen, was das für ein riesiger, aber nutzloser Datensatz ist. Mein Psychologenherz, das um jede:n Teilnehmende:n für den Fragbogen meiner Masterarbeit hart kämpfen musste, blutet ein wenig. Na ja, auf zu den Fakten.

*Jede Person hat eine Sprache der Liebe.* Menschen neigen dazu, alle fünf »Liebessprachen« als wichtig zu bewerten. Außerdem zeigt sich, dass die primäre Liebessprache einer Person, die aus dem LLPP resultiert, nicht mit den Ergebnissen übereinstimmt, die durch ein kontinuierliches Maß erhoben wurden. Wer hätte das gedacht? Wenn du jemanden zu einer Antwort zwingst, dann erhältst du auch eine.

*Es gibt fünf Sprachen der Liebe.* Oder drei oder vier oder zwei oder mehr. Es scheint Studien zu geben, die fünf voneinander zu unterscheidende Liebessprachen gefunden haben, viele andere Untersuchungen fanden aber eine andere Anzahl. Die Ergebnisse sind hier also inkonsistent. Selbst wenn die fünf Liebessprachen als einigermaßen unterscheidbare Konstrukte betrachtet werden könnten, decken sie immer noch nicht alle bedeutungsvollen Weisen ab, wie Menschen Liebe ausdrücken und empfangen.

Einige weitere bedeutungsvolle Verhaltensweisen wurden bei Chapman nicht berücksichtigt. Beispiele sind die Integration der Partner:innen in das eigene soziale Netzwerk (z. B. Freundeskreis, Familie) und die Entwicklung effektiver Strategien zur Konfliktbewältigung. Außerdem fehlen Aspekte wie die Unterstützung der Autonomie des Gegenübers oder persönlicher Ziele außerhalb der Beziehung, die für Paare wichtig sein könnten, die Wert auf Gleichberechtigung legen.

*Dieselbe Sprache sprechen macht Paare glücklicher.* Leider nicht. Forschende haben untersucht, ob Partner:innen, welche dieselben Liebessprachen als vergleichbar wichtig ansehen, zufriedener waren mit ihrer Beziehung. Vier Untersuchungen haben dazu aber keine Evidenz finden können. Schade. Studien, die wiederum angeben, Belege dafür gefunden zu haben, weisen derart große methodische Mängel auf, dass es wahrscheinlicher ist zu sagen, dass sich jede Form von Liebesausdruck positiv auf die Beziehung auswirken kann. Selbst wenn mir Geschenke jetzt nicht sehr wichtig sind, freue ich mich ja trotzdem über ein Geschenk, weil sich dahinter auch ein

Akt der Zuwendung verbergen kann. Das konnte sogar eine Studie aus dem Jahr 2022 zeigen.[104]

## Ausgewogene Ernährung statt Liebessprache?

Die Sprachen der Liebe sind empirisch gesehen leider eine Enttäuschung. Dennoch handelt sich um eine der bekanntesten Laientheorien der Pop-Psychologie über Beziehungen. #lovelanguages hat mehr als 500 Millionen Aufrufe auf TikTok. Die Liebessprachen sind populär, weil sie mit einem Quiz einhergehen, das als schnelles Diagnosewerkzeug zur Selbstreflexion verwendet werden kann. Es bietet einen einfachen Einstieg, um über Bedürfnisse zu sprechen, und schlägt einen simplen Weg zur Verbesserung von Beziehungen vor. Beziehungsprozesse werden damit runtergebrochen und Menschen auf starre und begrenzte Weise kategorisiert. Schubladendenken.

Für das allgemeine Publikum kann das strikte Festhalten an dem Liebessprachen-Label dazu führen, dass sie andere Liebesausdrücke außerhalb ihrer »primären« Liebessprache unterschätzen, die gesamte Bandbreite an emotionalen Bedürfnissen und Vorlieben, die über den begrenzten Rahmen der fünf Liebessprachen hinausgehen, vernachlässigen oder potenzielle oder aktuelle Partner:innen, die nicht ihre primäre Liebessprache »sprechen«, ablehnen.

Laut Impett und Kolleg:innen sind auch die positiven Effekte, die vermeintlich auf die Sprachen der Liebe zurückgeführt werden, zu erklären. So könnte einer der Gründe, warum so viele Menschen das Gefühl haben, dass Chapmans Buch ihren Beziehungen geholfen hat, darin liegen, dass es den Partner:innen die Möglichkeit anbietet, über ihre Bedürfnisse nachzudenken, sie zu besprechen und darauf zu reagieren. Dies ist ein grundlegendes Prinzip von funktionierenden Beziehungen: Reaktionsfähigkeit.[105]

Ein weiterer Hauptgrund für die Beliebtheit der Liebessprachen ist die Verwendung intuitiver Metaphern, die bei den Menschen Anklang finden und eine leicht verständliche Botschaft ohne wissenschaftlichen Fachjargon vermitteln. Impett und Kolleg:innen schlagen vor, das ernst zu nehmen und eine Brücke zu schlagen. Sie benutzen als Metapher eine ausgewogene Ernährung. Forschung ist ja immer so vernünftig. Aber die Metapher ergibt durchaus Sinn: Menschen brauchen mehrere wesentliche Nährstoffe, um zufriedenstellende Beziehungen zu führen. Obwohl Menschen sicherlich überleben können, wenn sie nur einige Zutaten konsumieren (z. B. Kohlenhydrate), brauchen wir letztendlich alle wichtigen Nährstoffe (z. B. Kohlenhydrate, Proteine, Fette, Vitamine, Mineralstoffe), um im besten Gesundheitszustand zu sein. Ebenso können Menschen ihre Beziehungen erfolgreich aufrechterhalten, auch wenn sie eine bestimmte Zutat vermissen (z. B. mangelnde körperliche Berührung in Fernbeziehungen). Aber die besten Beziehungen sind diejenigen, in denen Partner:innen Zeit miteinander verbringen, Wertschätzung ausdrücken, Zuneigung zeigen (sich gegenseitig helfen und unterstützen und sich gegenseitig etwas Besonderes fühlen lassen), neben anderen Verhaltensweisen (z. B. Unterstützung persönlicher Ziele und Autonomie), die in Chapmans fünf Liebessprachen nicht erfasst werden.

Natürlich bedeutet das nicht, dass alle Liebesausdrücke für alle Menschen und in allen Situationen gleichermaßen wichtig sind. Genauso wie es Zeiten gibt, in denen Menschen besonders starke Bedürfnisse nach bestimmten Nährstoffen haben (z. B. benötigt ein Marathonläufer zusätzliche Kohlenhydrate), können Menschen zu bestimmten Zeiten mehr aus bestimmten Liebesausdrücken ziehen, wie z. B. körperliche Zuneigung in Stresssituationen.

Darüber hinaus profitieren Menschen mit chronischen Gesundheitszuständen mehr als andere von Nahrungsergänzungsmitteln (z. B. benötigen anämische Menschen zusätzliches Eisen). Aus der Bindungsforschung wissen wir, dass Menschen mit hoher Bindungsvermeidung Probleme haben, ihrem Gegenüber zu vertrauen. Diese profitieren von der Wertschätzung des Gegenübers noch mehr als Menschen, die diese Unsicherheiten nicht haben.[106]

Es ist also nicht das schicksalhafte Roulette passender Liebessprachen, sondern ehrliche, aber wenig glitzernde Selbstverantwortung. Selbstverantwortung, um sicherzustellen, dass man nicht verhungert. Wenn man das Gefühl hat, dass etwas fehlt, könnte man dieses Ungleichgewicht mit dem Gegenüber besprechen.

Das Bedürfnis nach einer einfachen Lösung ist nur verständlich. Zusammenfassend zeigt die Forschung aber, dass erfolgreiche Beziehungen erfordern, dass wir uns um uns und unser Gegenüber kümmern und bemühen, auch jenseits einengender Liebessprachen.

# Mein Körper ist mein Tempel

Körper und Psyche gehören untrennbar zusammen und beeinflussen sich gegenseitig. Das ist schon seit Jahrtausenden Gegenstand intensiver philosophischer Auseinandersetzungen: das Leib-Seele-Problem, die Philosophie des Geistes. Der Körper ist aber auch ein wichtiger Teil der Psychotherapie. Eine psychische Störung ohne körperliche Symptome und Empfindungen ist kaum vorstellbar. Bei Depressionen kann es zu Appetitveränderungen und Veränderungen des Antriebs kommen. Angststörungen kommen mit Herzrasen, Schwindel, Zittern, Atemnot und Magen-Darm-Beschwerden daher. Essstörungen und somatoforme Störungen spielen sich selbst unmittelbar auf körperlicher Ebene ab. Sei es durch die Art und Weise, wie der Körper selbst als abstoßend, entstellt oder fragil betrachtet wird, oder durch das unmittelbare Verhalten dem Körper gegenüber: Restriktion der Nahrungsmittelaufnahme, Überessen und Erbrechen.

Unseren Körper können wir auf ganz unterschiedlichen Ebenen betrachten. Auf *biologischer Ebene*, die den Körper als lebenden Organismus beschreibt, der aus verschiedenen Systemen wie dem Nervensystem oder dem Herz-Kreislauf-System besteht. Auf *psychologischer Ebene*, die neben dem Zusammenspiel von biologischen Faktoren und der Psyche das Erleben des eigenen Körpers betrachtet. Wie nimmst du deinen Körper wahr? Welche Gefühle und Gedanken hast du ihm gegenüber? Und dann wäre da noch eine *soziologische Ebene*, die die anderen Ebenen umgibt. Was beispielsweise als schön, gesund und erstrebenswert gilt, das ist immer eine Frage der jeweiligen Gesellschaft und Kultur. Was in Deutschland als »schön«

gilt, kann in Westafrika, auf Tahiti oder Samoa etwas ganz anderes bedeuten.

Ein Verständnis für diese Ebenen ist wichtig, weil Coaches und selbsternannte »Nervensystem«-Heilende genau dort die Jagd auf ihre Opfer eröffnet haben. Sie spielen mit deinem Bedürfnis nach körperlicher Zufriedenheit oder Unversehrtheit, indem sie dir Produkte oder Behandlungen verkaufen wollen, die du nicht brauchst. Sie reden dir ein, dass dein Körper fragil, krank und wenig widerstandsfähig sei. Organen und Körpersystemen wird ein Eigenleben angedichtet, das diese nicht haben. Was als Metapher begann, ist nun zum Verkaufsargument verkommen. Und das kann nicht nur Folgen für deinen Geldbeutel haben.

In diesem Teil gehen wir den Irrtümern der Pop-Psychologie zu unserem Körper auf die Spur. Du wirst lernen, mit welchen Mechanismen unseriöse Anbietende die Angst ihrer Käufer:innenschaft ausnutzen, welche körperlichen Interventionen sich tatsächlich positiv auf deine Psyche auswirken und an welchen Stellen die vermeintlichen Heilsversprechen nicht mit den Effekten aus wissenschaftlichen Untersuchungen mithalten können.

# 22 Schönheitsideale

## Schön ist nicht immer gesund

Bevor wir in den weiten Kosmos der Pop-Psychologie des Körpers einsteigen, der von Nervensystemheilung bis Darmgesundheit führt, wollen wir in diesem Kapitel etwas bodenständig, aber nicht weniger bedeutsam starten. Es geht um den Körper als Ganzes und um das Aussehen unseres Körpers.

Bereits in den 1970er-Jahren verzeichnete die Welt einen ersten Fitnessboom durch Bodybuilding-Ikonen wie Arnold Schwarzenegger. In den 1980er-Jahren brachten die Aerobicwelle und die hohe Verfügbarkeit von Fitnessgeräten und Studios das Krafttraining aus einer eher randständigen Ecke in die Mitte der Gesellschaft. Spätestens seit den 1990er-Jahren sind Fitnessstudios aus den meisten Städten nicht mehr wegzudenken. Mit dem Boom von Social Media hat sich vor allem in den 2010er-Jahren eine Fitnessindustrie gebildet, die jährlich Milliarden umsetzt. Filter und unrealistische Inszenierungen eines vermeintlich entspannten Fitness-Lifestyles, der von Sportmodels vorgelebt wird, deren Hauptberuf es ist, gut auszusehen, tragen zu einer Verzerrung bei, was eigentlich ein »normaler« Körper ist. Unter dem Vorwand des Gesundheitsverhaltens wird Diät gehalten, Sport getrieben und Nahrungsergänzungsmittel konsumiert. Denn einen gesunden Körper, den kann man ja an den hervorstehenden Bauchmuskeln erkennen, oder etwa nicht?

### Du bist, was du konsumierst

Und das gilt nicht nur für das Essen auf deinem Teller, sondern auch für deinen Instagram-Feed. Menschen mit einem negativen Körperbild konsumieren häufiger körperbezogene Inhalte auf Social Media,

z. B. von Fitnessmodels oder Beauty-Influencer:innen, wodurch sie sich häufig mit diesen »perfekten« Idealkörpern vergleichen.[107]

Die Körperbildforschung zeigt sehr eindrücklich: Ein negatives Körperbild ist der Nummer-eins-Risikofaktor für die Entwicklung einer Essstörung. Und Essstörungen sind keine Bagatellerkrankung. Im Falle der Anorexia nervosa, der Magersucht, liegt die Sterblichkeitsrate bei ungefähr zehn Prozent.[108] Sie ist damit eine der tödlichsten psychischen Störungen, die es gibt.

Ein negatives Körperbild muss dabei aber noch lange nicht bedeuten, dass ein Mensch von einer Schönheitsnorm abweicht. Ein negatives Körperbild umfasst negative, abwertende Gedanken dem eigenen Körper gegenüber, vermehrte unangenehme Gefühle wie Scham oder Ekel sowie Verhaltensweisen, die entweder darauf abzielen, Kontrolle auf den Körper auszuüben (Body Checking) oder den Anblick des eigenen Körpers zu vermeiden. Manche Menschen mit negativem Körperbild hängen beispielsweise alle Spiegel in ihrer Wohnung ab, andere schauen sich mehrere Minuten an, um mögliche Entstellungen oder vermeintliche Schönheitsabweichungen festzustellen.

Wer glaubt, dass von diesem psychologischen Phänomen nur ein kleiner Teil der Menschen betroffen ist, der unter einer Essstörung leidet, dann ist das weit gefehlt. Bereits Kinder vergleichen sich und sind unzufrieden mit ihren Körpern. In einer Untersuchung gaben 48 Prozent der Mädchen einer neunten Schulklasse ein negatives Körperbild an.[109] Das ist fast jedes zweite. Interessanterweise waren von den 48 Prozent ca. 15 Prozent untergewichtig. Und auch bei Männern lassen sich ähnliche, wenn auch in der Häufigkeit etwas niedrigere Werte finden. Das negative Körperbild macht weder vor Geschlecht, Alter noch vor dem tatsächlichen Gewicht halt. Bauchmuskeln als Gesundheitsindikator? Fehlanzeige.

Manche Menschen verfolgen eher ein Schlankheitsideal, andere eher ein athletisches Ideal. In beiden Fällen führt gesellschaftlicher

Druck durch Eltern, Freund:innen, aber auch durch soziale Medien zu sozialen Vergleichen. Dabei ist das Ideal, das wir erreichen wollen, meist ziemlich unrealistisch. Zumindest wenn man Operationen, Extremdiäten, Leistungssport und Steroidmissbrauch für sich ausschließt. Wenn unsere Lieblingsinfluencer:innen nur durch das Sportprogramm, das wir von ihnen gekauft haben, die Nahrungsergänzungsmittel, die wir durch ihre Rabattcodes günstiger erstanden haben, so einen Traumkörper erreichen konnten, warum will uns das nicht gelingen? Es muss wohl an uns liegen. Und schon befindet man sich in einer Abwärtsspirale, in der die Unzufriedenheit mit dem eigenen Körper steigt.

Dabei lassen wir oft außer Acht, dass sich Fitness-Influencer:innen im Gegensatz zu den meisten von uns Vollzeit um ihren Körper kümmern können und einen Zugang zu bester Ernährung und Steroiden haben. Es ist ihr Job. Das machen wir uns beim Scrollen durch die Timeline aber nur selten bewusst. Leistungssport ist zudem kein Gesundheitssport. Leistungssport hat auch gar nicht das Ziel, »gesund« zu sein, sondern am effektivsten das sportliche Ziel zu erreichen. Solltest du also nicht gerade eine Karriere als Leistungssportler:in anstreben, musst du weder wie eine:r trainieren, noch dich so ernähren. Dein durchtrainierter Körper wird dir wenig weiterhelfen, wenn er dich einsam macht und psychisch belastet. Body Positivity hält an dieser Stelle auch gesellschaftlich dagegen.[110]

## Wertschätzung über Aussehen

Die »Body-Positivity-Bewegung« hat ihre Ursprünge in der Fat-Acceptance-Bewegung in den USA der 1960er-Jahre und wurde maßgeblich von Schwarzen Aktivistinnen beeinflusst.[111] Seit den 2010er-Jahren ist Body Positivity prominent auf Social Media vertreten. Body Positivity möchte uns dazu ermutigen, unsere Körper zu wertschätzen und zu respektieren.[112] Egal welche Körperform, Beeinträchtigung oder Hautfarbe wir haben. Body Positivity ist ein Anti-Diskriminierungsansatz, der sehr gut über die gesundheitlichen Folgen von Body Shaming, also das kritische oder abwertende Kommentieren des Aussehens einer Person, Bescheid weiß.[113]

Auf Social Media fällt dies durch wertschätzende Bildunterschriften und Bilder von mehrgewichtigen, meist weiblichen Körpern auf, die aktuellen Schönheitsidealen nicht entsprechen. Und dass dies mehr als ein politischer Akt der Selbstbestimmung ist, zeigen erste wissenschaftliche Daten:[114] Wer Body-Positivity-Inhalte konsumierte, gab eine höhere Körperzufriedenheit, eine bessere Stimmung und weniger unangenehme Gefühle an. Dies wurde durch eine experimentelle Studie aus dem Jahr 2019 bestätigt.[115]

Der damit verwandte Trend der »Body Neutrality« beschreibt die Akzeptanz des eigenen Körpers und die Wertschätzung dessen, was mit ihm erreicht werden kann.[116] Body Neutrality möchte den Fokus von Äußerlichkeiten auf die körperliche Funktionalität legen, weniger, wie er aussieht, mehr, was er kann.[117]

Eine Fokussierung auf den unperfekten Körper macht unglücklich und kann zu sozialem Rückzug führen. Beides nicht förderlich für die eigene Gesundheit. Um aus dieser Abwertungsspirale zu kommen, ist es wichtig, den Blick auf das zu legen, was dein Körper kann, und nicht darauf, wie er aussieht: Körperfunktionalität. Studien zeigen, dass dieser Fokus, der durch Übungen gefestigt wird, das Körperbild positiv beeinflussen kann.[118] Und eines kann ich dir sagen: Im Können ist dein Körper richtig gut. Ob es innere Körperfunktionen, kreative Aktivitäten, das sinnliche Erleben, körperliche Fürsorge oder Beziehungen und Kommunikation sind. Bei Körperfunktionalität, da schwingen Selbstmitgefühl und Wertschätzung mit. Und tatsächlich leiden Menschen mit hoher körperlicher Wertschätzung seltener an psychischen Störungen und sind damit psychisch gesünder als jene, die mit ihrem Körper sehr hart ins Gericht gehen.[119] Es ist weniger die Form deines Körpers, sondern deine Beziehung zu ihm, die bestimmt, wie psychisch gesund du bist. Sport und Bewegung sind dafür gut, aber nur einzelne Bausteine. Das Gewicht hingegen spielt da nur eine untergeordnete Rolle.

## Kranker Körper oder kranke Umwelt?

Es kommt bei einem funktionierenden Körper weder auf Leistung noch auf eiserne Disziplin an. Mehrgewicht und Adipositas entstehen nicht durch einen Mangel an Disziplin. In der Forschung sprechen wir in dem Zusammenhang von einer »adipogenen Umwelt«. Also kulturelle und gesellschaftliche Werte, die das Überessen fördern, wie z. B. die hohe Verfügbarkeit von Bestell-Apps, Imbissen und Fastfood. Werbung, die auf den Vertrieb dieser Produkte ausgerichtet ist, ja sogar deren Bestandteile auf ihre »Schmackhaftigkeit« hin optimiert sind. Alles Dinge, die einen Überkonsum in der Allgemeinbevölkerung wahrscheinlicher machen.[120]

Manche Menschen sind für diese Umwelt anfälliger als andere. Genetische Faktoren können beeinflussen, wie stark die Dopaminausschüttung im Gehirn beim Konsum hoch kalorischer und schmackhafter Nahrungsmittel ist. Das macht dann den weiteren Konsum oder Überkonsum wahrscheinlicher. Menschen, die zu Impulsivität[121] neigen, tun sich häufig schwerer, kurzfristige Belohnung zu unterdrücken, um langfristige gesundheitliche Ziele zu erreichen. Eine Umwelt, in der man häufig nur zwei Klicks davon entfernt ist, den eigenen kalorischen Tagesbedarf per Liefer-App zu bestellen, ist da auch nicht hilfreich. Städte, die gleichzeitig zu Bewegungsmangel einladen, man denke nur an den E-Roller-Boom, machen das Ganze nicht besser.

Im Gesundheitswesen erhalten dicke Menschen aufgrund der Vorurteile häufig eine schlechtere medizinische Versorgung:[122] »Dein Bein ist schief? Nimm ab!« Unmöglich, dass es sich um einen gebrochenen Knochen handeln kann. Ein Umstand, den viele dicke Menschen leider nur zu gut kennen.

Neben diesen gesellschaftlichen Faktoren spielen aber auch Erziehungsgewohnheiten, familiäre Einflüsse und der sozioökonomische Status eine Rolle. Wer arm ist, hat häufig eingeschränkten Zugang zu gesünderen Lebensmitteln wie frischem Obst und Gemüse.[123] Adipositas oder Mehrgewicht muss bio-psycho-sozial verstanden werden, womit sich der reflexartige Fingerzeig auf die vermeintlich faulen und gefräßigen Menschen mit mehr Gewicht eigentlich verbietet. Oder?

# 23 Ernährung als Medizin

## Psychotherapie aus dem Kühlregal?

Ergänzend zu der Idee, sich psychisch gesund laufen oder pumpen zu können, halten sich in weiten Teilen unserer Gesellschaft die Vorstellungen über eine heilsame Ernährung immer noch sehr hartnäckig. Mit dem Fitnesshype der 2010er-Jahre begann sowohl die Funktionalisierung unserer Ernährung als auch ihre Mystifizierung. Bevor sich Fitness-YouTuber mit gegenseitigen Klagen und Abmahnungen überzogen und ihre Kanäle zu Dauerwerbesendungen ihrer eigenen Nahrungsergänzungsmittelprodukte umfunktionierten, gab es die Zeit der Vlogs. In diesen Vlogs konnte man muskulösen Männern in Unterhemden oder trainierten Frauen in Leggings dabei zusehen, wie sie trainierten, einkauften oder vor der Kamera aßen. Mal waren sie »auf Diät«. Nein, meistens waren sie auf Diät, und hin und wieder gab es einen Cheat Day. Cheat Days wurden zelebriert, die Creator:innen stachelten sich sogar untereinander an, wer die meisten Kalorien in ein einzelnes Gericht stecken konnte. Öl hat zwar niemand getrunken, aber 5000 Kalorien in ein bis zwei Mahlzeiten waren keine Seltenheit. Und die Follower:innen sollten mitmachen.

Essen war nicht mehr nur das Erfüllen körperlicher Grundbedürfnisse oder das Zelebrieren eines sozialen Miteinanders, nein, Ernährung wurde hier zu Folklore oder zur Religion. Nicht selten wurde darüber gestritten, welche denn die gesündeste sei. Zum Abnehmen, zum Gewichthalten, zum Entgiften, zur Gesundheitsprävention oder generell für das psychische Wohlbefinden. Ernährung als Medizin, von der Ärzt:innen sowieso keine Ahnung haben. Unter diesem Deckmantel wurden und werden Produkte,

Ernährungspläne und ganze Ernährungsstile verkauft. Nicht selten sind die Heilsversprechen dahinter ähnlich gewürfelt wie die Preise der Produkte. Gesundheitliche Gefahren hingegen werden bewusst verschwiegen.

In diesem Kapitel wirst du lernen, was auf den Teller gehört, was bei der Ernährung nicht so wichtig ist und warum auch hier deine Beziehung zum Essen die entscheidende Rolle spielt.

## Der wissenschaftliche Blick auf den Teller

Fangen wir aber einmal bei unserem Teller an. Die Verbindung von Ernährung und psychischer Gesundheit ist nämlich durchaus von einer gewissen Relevanz. Wir wissen beispielsweise, dass sich der Konsum von frischem Gemüse und Obst positiv auf die psychische Gesundheit auswirken kann. Aus Untersuchungen an Kindern kann dies bestätigt werden, mit dem Verweis darauf, dass der Effekt eher durch eine ausgewogene Ernährung zustande kommt als durch den täglichen Apfel alleine. Studien zeigen, dass die mediterrane Ernährung ein geringeres Risiko für Depressionen aufweist. Diese besteht zum Großteil aus Gemüse, Obst, frischen Getreideprodukten, wenig verarbeiteten Lebensmitteln, Fisch, Nüssen und Olivenöl. Darüber hinaus gibt es Belege über einen Zusammenhang von entzündlichen Prozessen im Körper und Depressionen. Tatsächlich konnte wissenschaftlich gezeigt werden, dass bei einigen Menschen mit Depressionen erhöhte Entzündungsmarker zu finden waren und dass diese von der zusätzlichen Gabe eines antientzündlichen Medikaments profitieren.[124] Darüber hinaus scheinen Antidepressiva ebenfalls antientzündlich zu wirken. Die spontane Idee, dich jetzt nur noch von Nüssen, Lachs und Beeren zu ernähren, solltest du dir aber zweimal überlegen. Dadurch schränkst du deine Nahrungsmittelauswahl ein, was zu einer niedrigeren Lebensqualität beitragen kann. Du wirst vielleicht seltener mit Freund:innen essen gehen, was dich isoliert. Essgewohnheiten sind mehr als die

Zusammensetzung auf deinem Teller. Sie hängen nicht nur von einem einzelnen Faktor ab. Das Gleiche gilt für Depressionen.

Wir können Ernährung nicht isoliert betrachten. Verbessert das Gemüse oder Obst, das du isst, dein Empfinden? Oder versorgen sich Menschen, die auf Obst und Gemüse achten, auch insgesamt besser? Sie bewegen sich womöglich mehr, haben ein besseres Stressmanagement, fühlen sich besser oder haben einen höheren sozioökonomischen Status. Bildungsstand und Haushaltseinkommen können sehr wohl mitbeeinflussen, wie viel Wissen und Budget einer Familie für eine ausgewogene Ernährung zur Verfügung stehen. Der Bioobstkorb ist damit nicht nur ein Gradmesser für individuelles Gesundheitsverhalten, sondern gleichermaßen für Wohlstand.

Psychische Störungen werden gemüsereiche Ernährung und Superfoods aber nicht heilen. Eine Übersichtsarbeit aus dem Jahr 2022 hat dazu die Wirksamkeit aller relevanten Nahrungsergänzungsmittel zusammengefasst.[125] Demnach gibt es Hinweise darauf, dass Omega-3-Fettsäuren und Probiotika unterstützend bei Menschen mit psychischen Störungen eingesetzt werden können. Eine vorläufige Empfehlung erhalten auch Zink und Folsäure, eingeschränkt bei Angststörungen auch Aschwaghanda, ein indischer Ginseng, der Teil der ayurvedischen Medizin ist. Für den angeblichen Depressionskiller Vitamin D ist die Empfehlung schon etwas ernüchternder. Laut klinischen Guidelines erhält Vitamin D zwar eine Empfehlung, aber nur eine schwache. Bei Kindern könnte die Situation nochmals anders aussehen. Hier kann Vitamin D eingebettet in eine ausgewogene Ernährung die psychische Gesundheit unterstützen. Von Heilung ist aber auch hier nicht die Rede.

Ohnehin ist den meisten Menschen zunächst zu empfehlen, auf ihre Trinkmenge zu achten. Wenn ich durstig bin, aber nicht daran denke zu trinken, wird sich der Flüssigkeitsverlust für den Moment wahrscheinlich negativer auf meine Psyche auswirken, als mir das zwanzigste Nahrungsergänzungsmittel helfen kann.

## Vom Teller zur Gabel

Mediterrane Ernährung, ausreichend trinken, das ein oder andere Supplement. Wenn es so einfach wäre, warum haben dann so viele Menschen ein Thema mit dem Essen? In der Einleitung habe ich dir von dem Essverhalten der YouTuber berichtet, von Diät und Aufbauphasen, von Cheat Days. Und genau hier ist das Problem.

Diese Art des Essverhaltens ist ungesund. Häufiges Diäthalten gilt als ein bedeutender Risikofaktor für die Entwicklung einer Essstörung[126] und ist noch häufiger bei Menschen zu beobachten, deren Essverhalten als »subklinisch essgestört« bezeichnet wird. Davon könnten immerhin bis zu zwölf Prozent der Jugendlichen betroffen sein.[127]

Fitness-Influencer:innen können durch ihr eigenes berufsbedingtes Essverhalten ihre Follower:innen beeinflussen, es ihnen gleichzutun, wodurch das Risiko für die Entwicklung eines gestörten Essverhaltens steigen kann. Ist das Essverhalten gestört, suche ich eher bei den Menschen nach Lösungen, die ich bereits vorher für die Expert:innen in Sachen Ernährung gehalten habe, und lande wieder bei den Influencer:innen meines Vertrauens. Denn ein Vorurteil von Essstörungen ist nach wie vor, dass es sich hierbei um eine reine Ernährungsstörung handelt. Ein Essverhalten, das mit Tools, Tricks, mit Verboten und einfachen Lösungen verändert werden kann. Das Zauberbuch oder der Warenkorb der Gewinnbeteiligung einiger Fitness-Influencer:innen bietet dazu Folgendes an: Appetitzügler, Geschmackspulver, die Sättigungsgefühle vortäuschen, und Light-Produkte so weit das Auge reicht. Sogar Produkte, die Frauen dabei helfen sollen, die Periode nach einem Periodenverlust zurückzugewinnen. Das Ausbleiben der Menstruation, Amenorrhoe genannt, tritt häufig bei körperlichen und psychischen Belastungen auf. Beispielsweise bei Untergewicht und/oder exzessivem Sport.[128] Ein Schelm, wer Böses denkt.

Diäten sollen mit den passenden Produkten so erträglich werden, dass man sie gar nicht mehr als solche erkennt. Das mag für einige den Einstieg in eine gesundheitlich motivierte Gewichtsabnahme womöglich erleichtern. Das Dranbleiben, die sogenannte Adhärenz, ist dann vielleicht größer. Das Ganze hat aber nicht nur einen Haken: Eine lange Zeit glaubte man beispielsweise, dass der Konsum von Light-Produkten mit Gewichtsverlust zusammenhänge. Eine 1,5-Liter-Flasche Cola hat ca. 620 Kalorien, fast so viel wie ein Teller Pasta. Cola Light hat praktisch null. Wer diese Kalorien einspart, soll automatisch abnehmen. Leider zeigen Daten einer Übersichtsarbeit aus dem Jahr 2017, dass dies eher nicht der Fall ist, was unter Umständen an Kompensationseffekten liegt. Wer 620 Kalorien weniger trinkt, isst sie vielleicht an anderer Stelle mehr.

Und auch aus psychologischer Sicht ist der »Fitness-Lifestyle«, bestehend aus Diät- und Massephasen, kritisch zu sehen. Für viele ist er der Weg in einen Zyklus aus gezügeltem Essverhalten, Kontrollverlust, Essanfällen und einer Rückkehr zum gezügelten Essverhalten. Vielleicht kennst du aus deinem Umfeld auch Menschen, die irgendwie immer auf Diät sind, wenngleich ihr Körpergewicht konstant wirkt. Und dieses gezügelte Essverhalten ist ebenfalls ein Risikofaktor für die Entwicklung einer Essstörung.[129] Cheat Days sind in diesem Kontext dann nicht mehr als vermeintlich geplante Essanfälle und verstärken sowohl das Schwarz-Weiß-Denken in Bezug auf Ernährung als auch den beschriebenen Zyklus.

Hilfreicher könnte dagegen der Ansatz des intuitiven Essverhaltens sein, der sicherlich nicht für jede Person etwas ist und bei Menschen mit Essstörungen oder gestörtem Essverhalten nicht selten einen weiten Weg unter professioneller Begleitung bedeutet. Intuitive Ernährung bedeutet, dass deine internen Reize wie Hunger, Sättigung und Appetit entscheidend dafür sind, ob du isst oder nicht. Das klingt banal, ist aber eine Selbstfürsorgekompetenz, die für viele Menschen nicht selbstverständlich ist. Und für Betroffene einer Essstörung bedeutet das häufig, diese Signale erst einmal wieder kennenlernen zu müssen. Menschen, die sich intuitiv ernähren, zeigen weniger essgestörte Verhaltensweisen, berichten von einem positiveren Körperbild, können besser mit unangenehmen Gefühlen umgehen und zeigen insgesamt eine höhere psychische Gesundheit.[130]

Wir können uns also nicht wirklich gesund essen. Wir können uns aber »krank essen«. Durch häufige Diäten, Cheat-Days, durch Schwarz-Weiß-Denken und ein gezügeltes Essverhalten. Denn all das sind Risikofaktoren für die Entwicklung einer Essstörung.

# 24 Nervensystemheilung

## Banales kompliziert verpackt

Vom Teller geht es weiter in unser Nervensystem. Der Mythos der Nervensystemheilung besagt, dass das Nervensystem, insbesondere das zentrale Nervensystem, durch bestimmte Diäten, Nahrungsergänzungsmittel oder einfache Lebensstiländerungen vollständig geheilt oder regeneriert werden kann. Populäre Varianten dieses Mythos versprechen, dass durch spezifische Nährstoffe wie Omega-3-Fettsäuren, Vitamine oder sogar exotische Substanzen wie »Nootropika« die Gehirnleistung gesteigert und neurologische Schäden rückgängig gemacht werden können. Dazu sollen Coaching-Angebote helfen, das »gestresste Nervensystem« zu heilen. Denn Stress, so scheint es, findet ausschließlich körperlich statt. Und unser Körper, der ist ja bekanntermaßen fragil und auf die Unterstützung von Coaches angewiesen.

Sicherlich, manche Menschen fühlen sich von ihrem Alltag zusehends gestresst. Lebensstilinterventionen und ein besseres Stressmanagement können dabei helfen, mit dieser Belastung umzugehen. Wenn du Teilzeit arbeitest und für den Großteil der Care Arbeit verantwortlich bist, dann ist dein Nervensystem nicht »unterreguliert«, wenn du den Stress körperlich bemerkst. Dieser Stress ist weder das Ergebnis eines tiefersitzenden Traumas, noch brauchst du folglich ein neues Nervensystem oder eine »Heilung« des alten, kaputten. Du brauchst wahrscheinlich mehr Unterstützung, mehr Schlaf, einen anderen Umgang mit dieser Belastung und Ausgleichszeiten, die Gewissheit, dass Belastungsphasen zum Leben dazugehören und sich wieder verändern, beispielsweise wenn das Neugeborene in den Kindergarten oder die Schule geht. Aber das wäre den selbsternannten »Trauma-Coaches« und »Nervensystemheilenden« viel zu kurz gegriffen. Ohne Traumarhetorik verkauft sich das offensichtlich einfach nicht so gut.

Nervensystemheilung ist ein Schirmbegriff. Er suggeriert eine sehr vereinfachte Sicht auf komplexe neurologische und psychobiologische Prozesse. In dem Zusammenhang werden immer wieder übertriebene Heilsversprechen deutlich, derer sich seriöse Psychotherapeut:innen nicht bedienen würden – und auch nicht dürften: »Traumaauflösung durch die richtige Atmung«, »Stressfrei per Knopfdruck« oder »Heilung durch Nervensystemregulation«. Krankheit, so weit das Auge reicht. Von Resilienz keine Spur.

In diesem Kapitel wirst du lernen, warum viele solcher Angebote fahrlässig sind, selbst wenn sie eine gewisse wissenschaftliche Fundierung vorweisen können. Um in Zukunft übertriebene Werbeversprechen und unseriöse Traumaangebote von hilfreichen Lebensstilinterventionen unterscheiden zu können, starten wir mit einem Crashkurs »Nervensystem«.

## Das Nervensystem

Unser Nervensystem lässt sich in zwei Hauptteile unterteilen: das zentrale Nervensystem, das aus Gehirn und Rückenmark besteht, und das periphere Nervensystem, das den Rest des Körpers vernetzt. Funktional betrachtet, gibt es zwei weitere wichtige Kategorien: das somatische Nervensystem und das autonome Nervensystem.

Das *somatische Nervensystem* ist für all die Dinge zuständig, die wir bewusst steuern können, wie zum Beispiel das Bewegen unserer Arme oder das Wahrnehmen von Berührungen. Das autonome Nervensystem kümmert sich hingegen um all die lebenswichtigen Funktionen, die unbewusst ablaufen, wie unseren Herzschlag und die Verdauung.

Innerhalb des *autonomen Nervensystems* gibt es zwei interessante Akteure: den Parasympathikus und den Sympathikus. Der Parasympathikus sorgt dafür, dass wir uns entspannen und regenerieren können – er ist wie der ruhige Freund, der uns nach einem stressigen Tag ein Bad einlässt. Der Sympathikus hingegen ist derjenige, der uns auf Trab hält und in Alarmbereitschaft versetzt, wenn es nötig ist – etwa wenn wir plötzlich einem bellenden Hund gegenüberstehen und schnell reagieren müssen. Oder wenn auf unserem Smartphone eine Nachricht mit dem Inhalt »Wir müssen reden« aufblitzt.

Insgesamt arbeiten diese Systeme harmonisch zusammen, um unseren Körper am Laufen zu halten, ohne dass wir groß darüber nachdenken müssen.

Das Nervensystem ist für grundlegende Funktionen unseres Daseins zuständig, für Informationsverarbeitung und Weiterleitung, für die Steuerung der Körperfunktionen und generell für die Ermöglichung von Wahrnehmung, Denken, Lernen und Bewusstsein. Es handelt sich um ein hochkomplexes weit vernetztes System aus Milliarden von Nervenzellen, die elektrische Signale in den Zellen und chemische Signale zwischen den Zellen übertragen.

Und dann ist da noch die sogenannte Neuroplastizität. So bezeichnet man die Fähigkeit des Nervensystems, sich selbst zu reorganisieren und neue Verbindungen zu bilden. Das ist insbesondere nach Verletzungen oder in Lernkontexten wichtig. Neuroplastizität ist damit ein Schlüsselkonzept der körperlichen Heilung und Anpassung des Nervensystems. Schlaganfallpatient:innen können durch spezielle Therapien beispielsweise ihre verlorenen Fähigkeiten wiedererlangen.

Aber: Unser Nervensystem kann auch erkranken oder Schaden nehmen. Beispielsweise durch genetische Vorbedingungen, durch Infektionen, Unfälle oder neurologische Erkrankungen. Echte Nervensystemheilung brauchen wir da, wo es um Schlaganfälle geht, um Demenzen, Parkinson, Epilepsie oder um Migräne. Da sind aber keine Heiler:innen mit IHK-Abschluss zuständig, sondern Fachärzt:innen für Neurologie.

## Die Nervensystemheilung

Während sich Nervensystemheilende mit einem Heilmittel gegen Demenz und andere degenerative neurologische Erkrankungen noch etwas zurückhalten, widmen sie sich lieber den üblichen Verdächtigen: Stress und Trauma. Stress haben wir schließlich alle und ein Trauma lässt sich den meisten Menschen andichten, wenn man die Definition nur weit genug dehnt (s. Kapitel 39). Die Lösungen sind dabei vielfältiger als die Angebote von Kristallen in einem Esoterikshop. Das Gleiche gilt auch für deren wissenschaftliche Fundierung. Es gibt eine Vielzahl an Produkten und Dienstleistungen, die wissenschaftlich fundiert, aber übertrieben beworben werden. Ja, ein erholsamer Schlaf ist wichtig und fühlt sich gut an, aber ich persönlich würde mir Gedanken machen, wenn mich eine Nacht mit acht Stunden Schlaf zu der Aussage verleitet, von Heilung zu sprechen.

Andere wirken wiederum über den Placebo-Effekt nicht hinaus. Der Placebo-Effekt ist das Phänomen, bei dem eine Person eine spürbare Verbesserung ihrer Gesundheit oder Symptome erlebt, obwohl sie eine Behandlung erhält, die keinen pharmakologisch wirksamen Bestandteil enthält.

*Craniosakraltherapie (CST)* ist beispielsweise eine »alternative« Behandlungsmethode, die darauf abzielt, durch sanfte Manipulation des Schädels, der Wirbelsäule und des Kreuzbeins die Zirkulation der cerebrospinalen Flüssigkeit zu verbessern, wodurch auch die Funktionalität des Nervensystems verbessert werden soll. Du kennst ja den Impuls, wenn man eine Person mal so richtig durchschütteln will. Laut CST könnte das Wunder wirken, wenn man es sanft genug tut. Anwendungsbereiche sollen von Verdauungsproblemen bis Geburtstraumata reichen. Schaut man sich die biologische Plausibilität der CST an, kann man nur hoffen, mit Anatomie nie in Berührung gekommen zu sein.

Laut CST bewegt sich das Gehirn in unserem Kopf auch unabhängig von unserer Atmung oder unserem Herz-Kreislauf.

Studien zeigen allerdings, dass dies nicht stimmt und ein craniosakraler Rhythmus überhaupt nicht existiert.[131] Das biologische Modell ist dahin, die CST verweist aber trotzdem auf Wirksamkeitsnachweise. Diese übersteigen allerdings den Placebo-Effekt nicht und liegen in der Größenordnung anderer Massagemethoden.[132] Eine Übersichtsarbeit aus dem Jahr 2024 findet sogar nicht mal einen statistisch nennenswerten Effekt der Methode.[133]

Wenn etwas also biologisch widerlegt ist, aber so wirkt wie eine Massagemethode, dann ist es vielleicht einfach eine Massagemethode und sollte als solche behandelt werden. Massagen können guttun und Alltagsstress reduzieren. Ob es CST, Handauflegen oder Reiki ist. Und einige Menschen können womöglich leichter loslassen und entspannen, wenn sie während der Massage wohlwollend und zugewandt behandelt werden.

Am Ende bleibt eine Lebensstilintervention, die guttun kann, aber das Feuerwerk, mit dem sie beworben wird, definitiv nicht wert ist, wenn man einmal in die Daten blickt. Das Gleiche gilt für andere Methoden der »Nervensystemheilung«. Über den wirklichen Effekt von *Nahrungsergänzungsmitteln* hast du ja bereits in Kapitel 23 gelesen. Bevor du dich aber mit dem »Starter-Paket« für dein Nervensystem eindeckst, solltest du zunächst ärztlich abklären, ob überhaupt ein Vitaminmangel vorliegt.

*Schlaf* ist ebenfalls kein Wundermittel für dein Nervensystem. Er wirkt sich aber positiv auf das subjektive Wohlbefinden und die Lebensqualität aus und ist dafür essenziell. Schlaf ist keine Lösung für schwerwiegende psychische Probleme. Wenn du aktuell aber nicht unter einer psychischen Störung leidest, musst du weder Geld in teure »Schlafguides« noch in eine Gewichtsdecke investieren, wenn du auf folgende Grundprinzipien der Schlafhygiene achtest:[134]

- Ein regelmäßiger Schlafrhythmus,
- eine dunkle, ruhige und bequeme Schlafumgebung,

- Reduktion von Bildschirmzeiten am Abend,
- bei Bedarf Entspannungsrituale,
- frühzeitiger Verzicht von Stimulanzien (Koffein und Nikotin) und Alkoholkonsum,
- leichte Mahlzeiten am Abend vor dem Schlafengehen und ausreichend Wasser,
- das Bett nach Möglichkeit nur zum Schlafen nutzen.

Ähnliches ist zu *körperlicher Aktivität* bekannt. Bewegung und Sport unterstützen bei einem gesunden Lebensstil, strukturierte und professionell begleitete therapeutische Bewegungs- und Sportprogramme können bei psychischen Störungen wie Depressionen eingesetzt werden. In den meisten Fällen sind Sport und Bewegung eher als Teil eines Gesamtbehandlungsplans und als Zusatz zu verstehen. Oder als präventives Mittel. Oder einfach, weil sie Spaß machen. Mit Qigong und Tai Chi lassen sich die positiven Effekte von Psychotherapie bei Depressionen oder Angststörungen unterstützen, aber nicht primär behandeln.[135]

Eine Blankoempfehlung für all diese Dinge würde ich meinen Patient:innen jedoch nicht aussprechen. Ich würde aber die Erwartungen an solche »Behandlungen« besprechen und realistisch einordnen, wenn wir in der Therapie an Depression oder PTBS arbeiten: Maßnahmen zur Steigerung des Wohlbefindens. Dinge, die uns guttun. Keine Dinge, die wir machen müssen, weil wir neurologisch so fragil sind, dass wir sie unbedingt tun müssen.

Lediglich von selbsternannten »Traumatherapeut:innen« oder Trauma-Coaches, die »Nervensystemheilung« anbieten, rate ich kategorisch ab.

## Wo der Spaß aufhört

Traumafolgestörungen beeinflussen unser Nervensystem auf vielfältige Weise,[136] weswegen traumatherapeutische Ansätze unter anderem darauf abzielen, die Verknüpfung von traumatischen Erinnerungen mit den entsprechenden körperlichen Reaktionen aufzulösen. Um diese zu erlernen, absolvieren viele Psychotherapeut:innen nach ihrer Approbation weitere Fortbildungen, um dieses Vorgehen für ihre Patient:innen auf eine sichere Art und Weise anbieten zu können. Das Offenlegen von Gewalterfahrungen stellt eine große Hürde dar. Betroffene zweifeln an ihrer Wahrnehmung, leiden unter Scham- und Ohnmachtsgefühlen, befürchten negative Reaktionen ihrer Angehörigen oder schlicht, dass sie nicht ernst genommen werden.[137] Eine vertrauensvolle Beziehung stellt einen wichtigen Faktor dar, der die Offenlegung erleichtern kann. Das ist etwas, was man im Traumakontext lernen muss.

Unsere Aufgabe als Psychotherapeut:in ist, durch Grundlagenwissen und Fachkompetenz einen sicheren Raum zu schaffen, der es Betroffenen ermöglicht, sich (schrittweise) mitzuteilen,[138] ohne dass sie das Gefühl haben, in eine Richtung gedrängt zu werden. Ob das bei »Nervensystemheilenden« möglich ist, die in allem ein Trauma sehen? Wohl kaum. Angebote mit Traumabezug beziehen sich vorwiegend auf Atemübungen und die »Arbeit mit dem Vagusnerv« (dazu im nächsten Kapitel mehr).

Atemübungen können je nach Person hilfreich sein, um Alltagsstress zu reduzieren.[139] Bestimmte Yogaprogramme können sich positiv auf eine Traumasymptomatik auswirken,[140] wenngleich die Studienlage dazu noch nicht ausreichend ist. In der Traumaforschung werden Atemübungen außerdem nicht als Ersatz für ein traumafokussiertes Vorgehen diskutiert, sondern als eine Ergänzung.[141] Wer dir also unter dem Deckmantel der »Nervensystemheilung« ein Paket aus Atemübungen verkauft und auf die (spärliche) wissenschaftliche Datenlage verweist, lässt den wichtigsten Aspekt einer Traumabehandlung außen vor.

Kalzium kann die Heilung eines gebrochenen Arms unterstützen. Wenn der Arm aber operiert oder mit einem Gips stabilisiert werden muss, würdest du dich wahrscheinlich nicht dagegen wehren, selbst wenn du genug Kalziumtabletten in deinem Vorratsschrank hast. Während in dem Fall der Arm schief zusammenwächst, bedeutet eine verzögerte Behandlungsaufnahme bei Traumafolgestörungen häufig eine Verschlechterung der Symptomatik mit einem höheren Risiko für Substanzkonsumstörungen. Denn eine Vielzahl der Traumasymptome sind derart quälend, dass Betroffene nicht selten nach beruhigenden und dämpfenden Stoffen suchen,[142] und das bedeutet nicht selten, Trauma- und Suchtbehandlung gegeneinander abzuwägen. Das ist komplex und ein weiterer Grund dafür, keine Zeit zu verlieren.

Wichtiger als der Zeitaspekt sind aber ethische und gesundheitliche Gründe. Traumatherapie bedeutet eine Auseinandersetzung mit dem traumatischen Ereignis. Das kann zu Beginn zu einem Symptomanstieg führen. Der ist gewollt und wird therapeutisch sowohl vorbereitet als auch genutzt, um die traumatische Erfahrung zu verarbeiten. Das erfordert ein hohes Fingerspitzengefühl und berufliche Erfahrung.

Ist dieser Symptomanstieg, auch Retraumatisierung genannt, zu hoch, fühlen sich Patient:innen in die Traumakonfrontation hineingedrängt. Wenn die Verschlechterung therapeutisch nicht aufgefangen werden kann, steigt die Gefahr eines Therapieabbruchs. Logisch, Vertrauen und Sicherheit sind dahin. Diese Retraumatisierung geht häufig mit einem enormen Leidensdruck einher, der bei manchen Betroffenen zu Kurzschlusshandlungen führen kann.[143] Im schlimmsten Fall mit einem Selbstmordversuch.

Traumatherapie bedeutet Verantwortung. Und Verantwortung, der muss man gerecht werden. Wie das ohne fundierte Ausbildung mit einem Arsenal an Atemtechniken gehen soll, kann ich mir nicht vorstellen.

# 25 Polyvagaltheorie und Glimmer

## Das Glitzern im Vagusnerv

Die Beliebtheit des Nervensystems hat auch vor der Psychotherapie keinen Halt gemacht. Viele wissenschaftliche Erkenntnisse, die auf die Bedeutung des zentralen Nervensystems hinweisen, haben Therapieansätze wachsen lassen, die diese Erkenntnisse mehr und mehr aufgreifen. Dabei passieren ähnliche Fehler, wie wir sie in den letzten Kapiteln beobachten konnten. Im besten Fall werden wissenschaftliche Erkenntnisse überinterpretiert und aus dem Zusammenhang gerissen. Im schlimmsten Fall bieten selbsternannte Expert:innen unwirksame oder schädliche Methoden einer hoch vulnerablen Patient:innengruppe an, ohne das Ausmaß ihrer Behandlungsfehler überhaupt begreifen zu können. Häufig wird hochgestochene Wissenschaftsrhetorik über ein Problem gelegt, das damit überhaupt nichts zu tun hat. Ein gutes Beispiel dafür sind Glimmer und die sogenannte Polyvagaltheorie. In diesem Kapitel wirst du lernen, wie Glimmer funktionieren und warum du die Polyvagaltheorie kritisch sehen solltest.

### Glimmer

Glimmer, das sollen kleine positive Momente oder Erlebnisse sein, die Menschen dabei helfen, besser zurechtzukommen oder sich sicher zu fühlen. »Mächtige Mikro-Momente der Sicherheit und des Wohlbefindens«, schreibt Dr. Stephen Porges, der Begründer der Polyvagaltheorie, auf den dieser Begriff unter anderem zurückgeht. Mächtige Mikromomente können dabei sein: gemeinsames Lachen, die Nähe des eigenen Haustiers, eine warme kuschelige Decke, der Moment, in dem man die menschliche Wärme einer wichtigen Bezugsperson bemerkt. Sollte dir der leicht ironische Einstieg in das Kapitel ein Lächeln abgerungen haben, dann darfst du an dieser Stelle zu einem dieser Mikromomente beglückwünscht werden.

Aber reichen diese aus, um eine unter Umständen komplexe Traumafolgestörung zu heilen? Laut der Theorie, die hinter Glimmern steckt, soll genau das möglich sein. Und die klingt derart wissenschaftlich und erhaben, dass man meinen könnte, sie entstamme dem tiefsten Herzen eines naturwissenschaftlichen Fachs. Darf ich vorstellen: die Polyvagaltheorie.

## Die Polyvagaltheorie

Laut der Polyvagaltheorie (PVT) soll »das Nervensystem« durch positive sensorische Erfahrungen unterstützt und beruhigt werden, wodurch sich Menschen wohler fühlen. Insbesondere jene mit einem vermeintlich »gestressten Nervensystem«, also vor allem Menschen mit Traumafolgestörungen oder Angststörungen. Und bei dieser Beruhigung können Atemübungen, Achtsamkeitspraktiken und neuerdings auch Glimmer helfen. Wir haben also einen Begriff, den wir uns gut merken können, eine recht einfache Umsetzung nach dem Baukastenprinzip und im Hintergrund eine wissenschaftlich erhaben anmutende Theorie. Wir könnten kopfnickend zustimmen und den nächsten »Nervensystem durch Glimmer beruhigen«-Workshop buchen – für 350 Euro UVP. Dank Klarna in bis zu drei Raten zahlbar. Oder wir schauen uns diese Theorie einmal näher an, die sich auf den zweiten Blick als überhaupt keine einheitliche Theorie offenbart. Sie beruft sich nämlich auf Annahmen aus Evolutionsbiologie, Neurologie und Psychologie, die sich mehr oder weniger auf den Vagusnerv beziehen.

Der Vagusnerv ist Bestandteil unseres Nervensystems und wird für die Steuerung von »Ruhe und Verdauung« verantwortlich gemacht. Er steht außerdem im Zusammenhang mit der Regulation von Emotionen, z. B. Angstzuständen. Laut Theorie ist die eine Seite dieses Vagusnervs (ventral) für die Förderung von sozialem Engagement zuständig. Wenn dieser Pfad aktiv ist, sollen wir uns sicher und geborgen fühlen.

Die andere Seite des Vagusnervs (dorsal), der »böse« ältere Bruder, soll für Erstarrung zuständig sein. Wenn weder Kampf noch Flucht vor dem berühmten Säbelzahntiger möglich sind, sorgt er dafür, dass wir uns tot stellen. Für Kampf und Flucht ist dann wiederum der Sympathikus zuständig.

Die Polyvagaltheorie unterscheidet also zwischen drei Zuständen: ventraler Vagusnerv, dorsaler Vagusnerv (der »böse Bruder«) und Sympathikus. Wenn du also dein E-Mail-Postfach öffnest und beim bloßen Anblick der 137 ungelesenen E-Mails erstarrst, herzlichen Glückwunsch, du hast gerade den dorsalen Vagusnerv freigeschaltet. Ungelesene E-Mails, die Säbelzahntiger der Postmoderne.

Durch diese Zustände soll erklärt werden, wie ein Teil unseres Nervensystems auf die Umwelt reagiert. Und an diesem Punkt sollen dann diese evolutionären, neurologischen und psychologischen Annahmen auf die psychotherapeutische Behandlung von Menschen mit Traumafolgestörungen übertragen werden. Wenn wir lernen, so die Theorie, den ventralen Vagusnerv, also den kleinen, freundlichen Bruder des dorsalen Vagusnervs, zu stimulieren, fühlen wir uns sicherer und können leichter mit anderen Menschen in Verbindung treten. Und das hat dann angeblich einen heilsamen Effekt. Klingt erst mal gut, aber was ist wissenschaftlich dran am Konzept?

## Kritik aus wissenschaftlicher Sicht

Aus wissenschaftlicher Sicht ist die Polyvagaltheorie umstritten. In unserem Körper arbeiten viele Faktoren zusammen, oft gibt es kein einfaches Entweder-oder. Der Vagusnerv ist nicht der zentrale Koordinator oder »Chef« für Stress und soziales Verhalten, sondern nur ein Teil des Teams. Andere Teile des Gehirns, wie das mesenzephale periaquäduktale Grau spielen ebenfalls eine wichtige Rolle. Die Idee, dass der Vagusnerv in alte und neue Nervenbahnen unterteilt ist, wurde widerlegt.[144] Es gibt also keinen kleinen oder großen Bruder, die als Gegenspieler des jeweils anderen auftreten. Damit ist die Bezeichnung an sich schon »polyvagal« irreführend.

Die vermeintlichen Beweise, die Porges vorgelegt hat, sind oft ungenau und basieren hauptsächlich auf persönlichen Geschichten. Das bedeutet, dass sie nicht auf alle Menschen anwendbar sind und wir letztlich nicht wissen, ob der positive Effekt überhaupt messbar ist und wie er zustande gekommen ist. War es die Polyvagalbehandlung, die Erwartung der Patient:innen, die wussten, dass sie von »dem Porges« behandelt wurden, oder war es Porges selbst, der sehr an die positiven Effekte seiner Theorie glaubt? Eine Übersichtsarbeit aus dem Jahr 2023 hat sich mit den Hauptaussagen der PVT nach Porges auseinandergesetzt. So konnte gezeigt werden, dass die ventrale Region die Hauptverantwortung für die vagale Kontrolle der Herzfrequenz trägt. Die dorsale Region hat hingegen kaum Einfluss. Ältere Untersuchungen bestätigen das ebenfalls.[145] Was bleibt von der PVT, wenn ihre physiologischen Annahmen widerlegt werden?

Wie wir uns in sozialen Situationen verhalten oder mit unseren Gefühlen umgehen, ist ein komplexes Zusammenspiel zwischen Nervensystem, Hormonen, Hirnfunktionen, unserer eigenen Lernerfahrung und der jeweiligen Situation, in der wir uns befinden.

Viele Frauen leiden z. B. in einem Zeitabschnitt vor Einsetzen ihrer Periode unter bestimmten Beschwerden. Das nennt man Prämenstruelles Syndrom (PMS). Zu PMS gehören häufig Stimmungsschwankungen, eine stärkere Reizbarkeit, aber auch mehr ängstliche und depressive Gefühle. Diese PMS-Symptome werden vorrangig auf hormonelle Schwankungen zurückgeführt, nicht auf die Aktivität des Vagusnervs.[146]

Außerdem wollen manche Gefühle auch nicht gleich wieder beruhigt werden. Wenn dich eine nahestehende Person wiederholt ungerecht behandelt hat und dich dieser Umstand verärgert, dann darf das Gefühl auch erst einmal da sein. Es gibt dir vielleicht Aufschluss darüber, wie du mit dieser Person in Zukunft umgehen möchtest. Diese Differenzierung lässt die PVT leider vermissen.

Und dann gibt es noch methodische Kritik. Die PVT basiert zu einem großen Teil auf Beobachtungsstudien und korrelativen Daten. Solche Studien sind anfällig für Verzerrungen und können keine kausalen Zusammenhänge nachweisen. Die Übersichtsarbeit von Grossmann aus dem Jahr 2023 betont, dass viele Forschungsergebnisse, die zur Unterstützung der PVT herangezogen werden, methodische Schwächen aufweisen. Dazu gehören kleine Stichproben, unzureichende Kontrollgruppen und eine mangelnde Replikation der Ergebnisse. Diese methodologischen Mängel schränken die Aussagekraft der Ergebnisse erheblich ein und stellen die Theorie weiter infrage. In einem Artikel von Porges aus dem Jahr 2022[147] findet sich im Quellenverzeichnis kein einziger Verweis auf eine Studie von annähernd aussagekräftiger Studienqualität. Was bei dem breitspurigen Titel »PVT: Die Wissenschaft der Sicherheit« etwas irritierend wirkt. Dafür zitiert er sich aber selbst.

Die physiologischen Annahmen sind dahin und die Studienqualität der Gegenargumente ist nicht überzeugend. Trotzdem arbeiten so viele Therapeut:innen, ja sogar Psychotherapeut:innen »erfolgreich« mit der PVT, oder?

Die PVT bietet sicherlich interessante Ansätze für die Behandlung von PTBS und Angststörungen. Die sollten wir aber nicht überbewerten. Viele der therapeutischen Erfolge, die der PVT zugeschrieben werden, können wahrscheinlich besser durch allgemeine therapeutische Faktoren erklärt werden.

## Was an der PVT in der Psychotherapie wirkt

Die positive Wirkung auf die emotionale Regulation kann beispielsweise durch die therapeutische Beziehung, durch die Entwicklung von Bewältigungsstrategien und die allgemeine Verbesserung des Wohlbefindens erklärt werden. In der Psychotherapie fühle ich mich sicher, kann unangenehme Gefühle besser zulassen und lernen, diese auszudrücken. Dadurch gelingt mir womöglich ein besserer Umgang damit, ich verliere die Furcht vor bestimmten Gefühlen. Darüber hinaus erlerne ich andere Emotionsregulationsstrategien. Glimmermomente können hier einen Teilbaustein darstellen, um Emotionsregulation zu fördern. Im Falle einer erfolgreichen Psychotherapie wird hoffentlich mein Wohlbefinden steigen und vielleicht habe ich dann ganz unabhängig von Glimmern mehr schöne Momente in meinem Leben und damit weniger unangenehme Emotionen zu regulieren.

Und dann sind da noch die positiven sozialen Interaktionen. Diese werden bereits durch den therapeutischen Kontext an sich gefördert. Hier spielt die Qualität der Beziehung zwischen Patient:innen und Therapeut:in eine zentrale Rolle. Empathie, Vertrauen und das Gefühl der Sicherheit, die durch die Therapeut:innen vermittelt werden, können positive soziale Interaktionen fördern, unabhängig von der vagalen Aktivität. Im Mehrpersonensetting der systemischen Therapie können ganze Systeme, also Patient:in und Angehörige, lernen, positive Interaktionen zu fördern und ihre Beziehungsqualität zu steigern. Soziale Kompetenztrainings zielen darauf ab, soziale Fähigkeiten zu verbessern.

Für seriöse Psychotherapeut:innen ist die Polyvagaltheorie zu einseitig. Menschliches Erleben lässt sich einfach nicht auf einen einzigen Nerv reduzieren, der wie Dr. Jekyll und Mr. Hyde agiert.

Menschen reagieren auf belastende Erfahrungen unterschiedlich, haben verschiedene Gedanken, Gefühle und Bewältigungsstrategien. Sie verfügen über unterschiedliche Unterstützungssysteme und Beziehungen zu ihren Partner:innen, Freund:innen oder ihrer Familie. Menschen leben in unterschiedlichen Lebenswelten, haben verschiedene Wohn- und Arbeitssituationen und verfügen über unterschiedliche soziale und finanzielle Mittel. Einsamkeit und soziale Isolation lassen sich nicht einfach auf eine unzureichende Aktivität des Nervensystems zurückführen. Wer diese Faktoren ausblendet und seine Behandlung ausschließlich auf Glimmer und PVT stützt, der wird im besten Fall Zeug:in einer Spontanremission, also einer spontanen Verbesserung des Befindens und der Symptomatik einer betroffenen Person. Im schlimmsten Fall aber verhindert man so, dass eine betroffene Person, z. B. mit einer Posttraumatischen Belastungsstörung, eine Behandlung erhält, die wissenschaftlich wirksam, sicher und nachhaltig ist. Und so wird das Geschäft mit den guten Ideen schnell zur Unterlassungshandlung und damit zum Schaden für Patient:innen.

Was Glimmer betrifft, so sind sie eine schöne Erinnerung daran, dass wir unsere Aufmerksamkeit bewusst auf kleine, wohltuende Momente lenken können und wir dadurch einen Beitrag zu unserem Wohlbefinden leisten können. Und das haben wir zumindest teilweise selbst in der Hand. Keine Wunderpille, aber die Möglichkeit, das eigene Wohlbefinden durch einen bewussten Perspektivwechsel zu beeinflussen. Das Konzept der Glimmer ist zudem denkbar einfach umsetzbar. Und auch wenn die Leuchtkraft der Glimmer nicht ganz den Erwartungen entspricht, kann das Flimmern einer Kerze dennoch zu einer angenehmen Atmosphäre beitragen.

# 26 Darm-Hirn-Schranke

## Der Darm als zweites Gehirn?

Der Darm soll der Schlüssel zur Gesundheit sein. In den letzten Jahren hat die Faszination für dieses Organ massiv zugenommen. Der Darm wird als Verbindungspunkt, als zweites Gehirn zwischen Körper und Geist, dargestellt. Die Bauchregion an sich, inklusive ihrer Verdauungsprozesse, dient schon seit langer Zeit als Metapher für Intuition und Emotion. Zumindest habe ich da so ein Bauchgefühl. »Der Darm als zweites Gehirn« begann ebenfalls als Metapher, die einige Akteur:innen ein bisschen zu ernst genommen haben.

Dazu verspricht das Thema Darmgesundheit wieder eine einfache Lösung: gesundheitliche Vorteile durch Diätanpassungen und Probiotika. Das klingt erst einmal nach einem sinnvollen Blick nach innen. Wer von uns hat noch nicht unter Magen-Darm-Problemen gelitten. Dazu kommt, dass sich auch psychische Belastungen häufig durch Magen-Darm-Beschwerden bemerkbar machen. In einer Welt, in der viele Menschen von zunehmendem Stresserleben berichten, ergibt es nur Sinn, dass damit Magen-Darm-Beschwerden mitgemeint sind. Körperliche Signale nehmen wir ohnehin meist als Erstes wahr.

In der Darmgesundheit erfreuen sich aber auch nicht medikamentöse Wege zur Gesundheitsverbesserung sowie die Idee, dass wir unsere Gesundheit selbst in die Hand nehmen, großer Beliebtheit. Diese Mechanismen werden befeuert von leicht zugänglichen Informationen und vermeintlichen Ratgebern, die Rezepte für den hauseigenen Jungbrunnen anpreisen. Dazu kommen Erfolgsgeschichten aus Podcasts von Darmgesundheitspflegenden, die in dramatischen Geschichten von ihren gesundheitlichen Verbesserungen berichten.

Getragen wird dieser Hype von wissenschaftlichen Arbeiten zu den Zusammenhängen von Darmflora und Gesundheit, die Darmgurus und Gesundheitscoaches bewusst für sich zu nutzen wissen. Dass Daten dabei hoffnungslos überinterpretiert werden, spielt hier keine Rolle. Was du brauchst, ist ein Darmelexir, einen Darmratgeber und die richtige Nervennahrung für deinen Darm. Sogar Depressionen sollen damit geheilt werden können.

Einen traurigen Höhepunkt fand dieser doch etwas undifferenzierte Hype in einem Video, in dem der Fitness-Influencer Karl Ess seine damalige Partnerin darum bat, ihn bei einer Darmspülung zu filmen, um noch leistungsfähiger zu werden. Ja, er hat ein Video auf YouTube hochgeladen, in dem er dabei gefilmt wurde, wie er sich einen Schlauch in den Anus hat einführen lassen und das »Produkt« seiner »medizinischen Intervention« in die Kamera gehalten hat. Überzeugung schlägt so manche Schamgrenze.

In diesem Kapitel wirst du lernen, ob Darmgesundheit der Shit ist und ob solche Produkte ihre Versprechen halten oder ob sie vielleicht sogar Schaden anrichten. Wir schauen uns die komplexe Darm-Hirn-Achse an.

## Die Darm-Hirn-Achse

Die Darm-Hirn-Achse ist ein Konzept, das den komplexen und wechselseitigen Informationsaustausch zwischen dem Darm und dem Gehirn beschreibt. Dieser Austausch spielt eine wichtige Rolle für viele Prozesse in unserem Körper und kann sowohl die körperliche als auch die psychische Gesundheit beeinflussen. Bestandteile der Darm-Hirn-Achse sind das zentrale Nervensystem, das enterische Nervensystem, das Darmmikrobiom und das darmassoziierte lymphatische Gewebe.

Das zentrale Nervensystem steuert die Bewegungen und die Produktion von Verdauungssäften im Magen-Darm-Trakt. Der Vagusnerv, ein wichtiger Bestandteil des parasympathischen

Nervensystems, hilft dabei, die Bewegungen des Darms zu koordinieren und die Freisetzung von Verdauungssäften zu fördern. Dies ermöglicht die effiziente Aufnahme von Nährstoffen.

Das enterische Nervensystem, oft als »Darmgehirn« bezeichnet, sendet Signale und Hormone an das Gehirn und das Rückenmark. Es erkennt, wenn der Darm gefüllt ist und die Verdauung begonnen hat, und sendet diese Informationen über den Vagusnerv ans Gehirn. Über Sättigungshormone, die vom Darm ins Blut abgegeben werden, kann signalisiert werden, dass Sättigung eingetreten ist. Kognitive Funktionen erfüllt das ENS aber nicht, weswegen die Metapher »zweites Gehirn« ein wenig irreführend ist.

Das darmassoziierte lymphatische Gewebe, als Teil des Immunsystems im Darm, ist dafür zuständig, Krankheitserreger abzuwehren und eine übermäßige Immunreaktion auf harmlose Nahrungsbestandteile zu verhindern. Es schützt die Darmschleimhaut vor dem Eindringen von Antigenen und Fremdstoffen und trägt zur Aufrechterhaltung und Regulation der Darmbarriere bei.

Das Mikrobiom, also die Bakterien im Darm, produziert viele wichtige Stoffe wie Fettsäuren, Acetylcholin, Katecholamine, Histamin, Melatonin und Serotonin. Diese Substanzen können das Nervensystem beeinflussen und werden daher als »neuroaktiv« bezeichnet.

Ein zentraler Aspekt der Darm-Hirn-Achse ist die Rolle von Entzündungen. Studien zeigen, dass eine gestörte Darmflora und eine erhöhte Darmwanddurchlässigkeit bei bestimmten Erkrankungen wie Zöliakie und Morbus Crohn zu systemischen Entzündungen führen können.[148] Darmwanddurchlässigkeit beschreibt die Fähigkeit der Darmwand, Substanzen durchzulassen.

Diese Entzündungen können über verschiedene Mechanismen ins Gehirn gelangen und dort neuroinflammatorische Prozesse auslösen, die mit der Entstehung von Depressionen und anderen psychischen Störungen in Verbindung gebracht werden.[149]

Solltest du an dieser Stelle an das »Leaky-Gut-Syndrom« gedacht haben, muss ich dich enttäuschen. Die direkte Verbindung zwischen einem allgemein durchlässigen Darm und einer Vielzahl von Erkrankungen bleibt umstritten. Symptome, die dem »Leaky Gut« zugeschrieben werden, sind zu unspezifisch. Blähungen, Müdigkeit, Kopfschmerzen, Gelenkschmerzen und Hautprobleme sind sehr allgemeine Symptome und können häufig auf andere Ursachen zurückgeführt werden. Dazu fehlen wissenschaftlich fundierte und erprobte diagnostische Mittel, um ein solches Syndrom festzustellen. Nein, der teure Bluttest im Fitnessstudio reicht dazu nicht aus.

Es ist wichtig, dass wir zwischen der gut dokumentierten erhöhten Darmwanddurchlässigkeit, die bei bestimmten Erkrankungen auftritt, und dem umfassenderen, weniger definierten Konzept des Leaky-Gut-Syndroms unterscheiden. Während die erhöhte Darmwanddurchlässigkeit in bestimmten klinischen Kontexten anerkannt ist, gibt es für die Idee, dass sie eine Vielzahl von Gesundheitsproblemen verursacht oder verschlimmert, keine soliden Beweise. Hinweise, die Vertreter:innen vorlegen, stammen meist aus Studien an Mäusen, nicht an Menschen.[150]

Dennoch spielen Entzündungen und Durchlässigkeit auch bei Depressionen eine Rolle. Bei Menschen mit Depressionen wurden erhöhte Entzündungsmarker wie C-reaktives Protein und Zytokine nachgewiesen. Diese Entzündungsstoffe können die Blut-Hirn-Schranke überwinden und neuroinflammatorische Reaktionen auslösen, die die Funktion von Neurotransmittern wie Serotonin und Dopamin beeinträchtigen. Das könnte erklären, warum entzündungshemmende Medikamente in einigen Fällen depressive Symptome lindern können. Dazu muss allerdings geklärt werden, ob eine Depression mit erhöhten Entzündungsmarkern vorliegt und ob ein zusätzliches Medikament zu einem Antidepressivum und einer Psychotherapie im konkreten Fall weiterhilft.

## Fehlalarm im Darm

Das Problem mit der Darm-Hirn-Achse ist, dass wir auf vielversprechende Daten blicken, die aber im Kontext psychischer Gesundheit häufig auf Beobachtungsdaten und kleinen Stichproben basieren. Es bleibt unklar, ob Veränderungen im Darmmikrobiom Ursache oder Folge psychischer Störungen sind. Die bisherigen Erkenntnisse reichen nicht aus, um allgemeingültige Empfehlungen für den Einsatz von Pro- und Präbiotika zur Behandlung von Depressionen oder Angststörungen zu geben. Die positiven Effekte, die bislang gefunden werden, geben uns noch zu wenig Aufschluss darüber, welche Stämme wir nutzen sollten, in welcher Dosierung und über welchen Zeitraum.[151] Auch wissen wir zu wenig von den positiven langfristigen Effekten, da die meisten Studien nur kurzfristige Effekte untersucht haben.

Wenn du deinem Darm etwas Gutes tun willst, dann kannst du auf die sogenannten »Basics« achten: eine ausgewogene ballaststoffreiche Ernährung, Verzicht auf Alkohol und Tabak, etwas körperliche Aktivität, ein gutes Stressmanagement und Probiotika bei Bedarf. Auf teure Produkte kannst du verzichten. Auf Darmdiäten solltest du sogar verzichten. Angepriesene Detox-Kuren, Darmspülungen oder Saftdiäten werden weder die Darmgesundheit fördern noch psychische Störungen heilen. Im Gegenteil, längeres Fasten im Kaloriendefizit kann das Darmmikrobiom sogar negativ beeinflussen.[152] Und was häufige Diäten mit der psychischen Gesundheit machen, haben wir ja schon besprochen. Eine Depression wirst du so vermutlich nicht »heilen«, aber vielleicht ihr Auftreten verhindern. Und falls das nicht gelingen sollte, empfehle ich dir, Kontakt zu einer / einem Psychiater:in oder einer / einem Psychotherapeut:in aufzunehmen, statt dir einen Monatsvorrat an Kefir zuzulegen. Depressionen sind ernst zu nehmende psychische Störungen.

# 27 Psychopharmaka

## Pillen, die süchtig machen?

So gut der Ruf von Superfoods, Nahrungsergänzungsmitteln, Heilfasten und der vermeintlich »richtigen« Ernährung als Medizin ist, so schlecht scheint dieser in Bezug auf echte Medikamente zu sein. Bei Medikamenten, die in der Behandlung von psychischen Störungen zum Einsatz kommen, sprechen wir von Psychopharmaka.

In der Öffentlichkeit erlebe ich vor allem zwei sich sehr widersprechende Haltungen zu diesem Thema:

- »Psychopharmaka machen süchtig und sollten nicht genommen werden.«
- »Psychopharmaka sind eine Freizeitdroge, wer braucht schon Therapie?«

Dazu kommt, dass Betroffene von psychischen Störungen angehalten werden, ihre »Pillen« doch zu nehmen, aber wenn sie diese nehmen, würden sie sich freiwillig in eine Sucht begeben. Es ist verwirrend.

In diesem Kapitel geht es zunächst einmal um eine grobe Unterteilung von Psychopharmaka, deren Wirksamkeit und wie es sich mit den oben genannten Mythen verhält. Psychopharmakapandemie oder Lifestyle?

### Die Sache ist kompliziert

Die Psychopharmakologie beschäftigt sich mit Medikamenten, Genussmitteln und Drogen, wobei die Grenzen teilweise fließend und abhängig von gesellschaftlichen Veränderungen sind.

Wenn du morgens einen Kaffee trinkst, auf dem Weg zur Arbeit eine Zigarette rauchst, am Abend mal ein Glas Wein trinkst und zum Schlafen ein leichtes Schlafmittel nimmst, dann sind wir im Thema angekommen. Der Kaffee am Morgen macht dich wach, die Zigarette soll entspannen, ebenso der Wein am Abend, das Schlafmittel beim Einschlafen unterstützen. Und so ähnlich verhält es sich bei Psychopharmaka. Sie sind Substanzen, die sich direkt auf das Gehirn auswirken und die man in verschiedene Kategorien unterteilen kann. Vereinfacht machen wir das wie folgt: antidepressiv, angstlösend, beruhigend, antipsychotisch, phasenprophylaktisch und stimulierend. In diesem Kapitel soll es beispielhaft um die antidepressiven Medikamente gehen.

## Antidepressiva

Antidepressiv wirksame Medikamente, Antidepressiva, sind die Medikamentengruppe, die am häufigsten verordnet wird. Ihre Wirkung setzt in der Regel nach zwei bis sechs Wochen ein und sie sollen, wie der Name schon sagt, depressive Symptome lindern. In höheren Dosen sollen sie auch bei Angst- und Zwangsstörungen wirken. Zu der wichtigsten Wirkstoffklasse gehören die Selektiven Serotonin-Wiederaufnahme-Hemmer (SSRI).

Die SSRI folgen der Logik einer sogenannten Serotoninhypothese, die besagt, dass bei Menschen mit Depressionen ein Serotoninmangel vorliegt. Die Serotoninhypothese wird auch immer wieder von Coaches aufgegriffen, die behaupten, dass in bestimmten Nahrungsmitteln besonders viel Serotonin drinstecke oder dass das Serotonin im Darm die Depression »im Gehirn« beeinflussen könnte. Dabei gibt es aber zwei Probleme. Das erste besteht darin, dass das Serotonin der Banane nicht die Blut-Hirn-Schranke passieren kann. Diese schützt das Gehirn vor schädlichen Einflüssen. Das zweite besteht darin, dass die Serotoninhypothese an sich nicht bestätigt wurde.

Serotonin ist ein wichtiger Botenstoff im Gehirn, der Informationen von einer Nervenzelle zur anderen weitergibt. Serotonin spielt eine Rolle bei der Regulation von Appetit, Körpertemperatur, Emotionen, Belohnung, Stimmung und Antrieb. Ebenso im Schlaf-Wach-Rhythmus. Die Serotoninaktivität am Rezeptor ist aber bei den meisten Menschen gleich, unabhängig davon, ob sie eine Depression haben oder nicht. Bei einem kleinen Teil der Patient:innen ist er sogar erhöht. In dieser Logik müsste ein künstlich ausgelöster Serotoninmangel zu einer Depression führen. Das tut er aber nicht.

Depressionen sind komplexe psychische Störungen mit mehreren Ursachen, die miteinander zusammenwirken. Dabei spielen sowohl genetische Faktoren eine Rolle als auch negative Lebensereignisse, veränderte Gehirnfunktionen, aktuelle Belastungen, gelernte Bewältigungsstrategien und soziale Faktoren wie die Qualität meiner Beziehungen, das Ausmaß der Unterstützung, das ich erfahre, aber auch Zugänge zu Bildung und zum Gesundheitswesen.

Wir wissen also leider nicht genau, wie Antidepressiva eigentlich wirken. Was man sagen kann, ist, dass sie vor allem bei leichten oder mittelgradigen Depressionen besser wirken als ein Placebo. Placebos sehen aus wie echte Medikamente und werden in Studien auch so verabreicht, enthalten aber keine psychoaktiv wirksame Substanz. Trotzdem fühlen sich die Patient:innen besser. Sie erwarten nämlich, dass in der Tablette oder der Injektion ein Wirkstoff ist, durch den sich eine Verbesserung der Symptome einstellen soll. Diese Erwartung kann tatsächlich physiologische Veränderungen im Körper hervorrufen, die zur Linderung der Symptome beitragen. Interessanterweise scheint dieser Effekt auch dann aufzutreten, wenn du darüber Bescheid weißt. Bei Antidepressiva scheint die Wirkung bis zu 50 Prozent auf diesen Placeboeffekt zurückzuführen zu sein. Die Erwartungen von Patient:innen und deren Beziehung zu ihren behandelnden Psychiater:innen sind hier von großer Bedeutung. Antidepressiva wirken also bei leichten oder mittelgradigen Depressionen genauso wie ein Placebo. Bei schweren Episoden scheinen sie besser zu wirken als ein Placebo, aber schlechter als Psychotherapie. Der größte Effekt wird laut Studien durch eine Kombination von Psychotherapie und einem Antidepressivum erzeugt.

Die Befürchtung, von Antidepressiva abhängig zu werden, ist weit verbreitet. Ich kann dir Entwarnung geben. Du wirst von Antidepressiva nicht abhängig, aber trotzdem ist es wichtig, die Eindosierung und auch das Absetzen gut mit einem Facharzt oder einer Fachärztin für Psychiatrie oder Psychosomatik zu besprechen. Denn Antidepressiva können Nebenwirkungen erzeugen. Bei den oben genannten SSRIs sind es Übelkeit, Schlafstörungen, sexuelle Dysfunktion und Gewichtszunahme. Außerdem ist es wichtig, mit den Erwartungen an das Medikament offen umzugehen. Es gibt Menschen, die Angst haben, ein Antidepressivum abzusetzen, aus Sorge, sie kämen ohne nicht im Leben klar. Das ist aber keine Abhängigkeit, weil sie nicht direkt wirken, kein Verlangen oder Craving erzeugen und keine ständige Dosissteigerung für den gleichen Effekt nötig ist.

Trotzdem sollte man Antidepressiva nicht von einem auf den anderen Tag absetzen, um einen Reboundeffekt zu vermeiden. Diesen kannst du dir wie ein gespanntes Gummiband am Handgelenk vorstellen, das beim Loslassen mit enormer Geschwindigkeit zurückschnappt. Und so können beim plötzlichen Absetzen mancher Antidepressiva Symptome verstärkt zurückkommen. Aber auch das ist kein Beleg für eine Sucht, sondern zeigt die Wichtigkeit, derlei Behandlungen fachgerecht zu begleiten.

## Was wirklich abhängig machen kann

Einige Psychopharmaka aus dem Bereich der angstlösenden Medikamente bergen ein gewisses Abhängigkeitspotenzial. Benzodiazepine wie Lorazepam, welches besser unter dem Handelsnamen Tavor bekannt ist, gehören wohl zu den bekanntesten. Benzodiazepine wie Tavor binden an einer spezifischen modulatorischen Stelle des

Gamma-Amino-Buttersäure-Rezeptoren im zentralen Nervensystem (GABA). In der Folge wird der hemmende, also beruhigende und besänftigende Effekt des Neurotransmitters GABA verstärkt. Im psychiatrischen Kontext wird Tavor bei Schlaf- und Panikstörungen sowie in psychiatrischen Notfällen eingesetzt. Das Problem ist: Tavor kann abhängig machen und das sogar relativ schnell, weswegen es nur überbrückend und unter medizinischer Überwachung verordnet wird.

Aus therapeutischer Sicht ist es ohnehin nicht so sinnvoll, ein Medikament zu nutzen, um eine Panikattacke zu verhindern. Denn insbesondere bei Panikstörungen liegt der zentrale Mechanismus in der Angst vor der Panikattacke, der Angst vor der Angst, die es therapeutisch zu bearbeiten gilt. Die medizinische Leitlinie zur Behandlung von Angststörung empfiehlt jedenfalls keine Behandlung mit Tavor oder anderen Benzodiazepinen.

# Mindset ist alles

Kaum ein Begriffspaar passt so gut zusammen wie »Mindset« und »Coaching«. Unter dem Deckmantel des Mindsets werden allerhand Methoden, Techniken und Haltungen angepriesen, die von Achtsamkeit und Dankbarkeit über Manifestation und Stärkeideale bis hin zur Selbstausbeutung im Arbeitskontext reichen. »Hustlen« bis der Arzt kommt. Keine Work-Life-Balance, sondern Work. Gelegentlich wird unter Mindset auch sexistisches und übergriffiges Verhalten Frauen gegenüber im Datingkontext beschrieben. Männlichkeits-Mindset. Neuerdings auch propagiert von Rechtsextremen auf TikTok wie Maximilian Krah.

Selten ist wirklich klar, was mit Mindset eigentlich gemeint ist. Positives Denken? Positive Einstellungen? Bewusstes Leben? Stärke um jeden Preis? Ein eiserner Wille oder ein starkes Selbstwertgefühl? Oder eher Spiritualität und Selbstliebe? So sehr sich Business-Coachings von ihren Counterparts aus der eher spirituellen bis esoterischen Ecke unterscheiden, so sehr ähneln sie sich doch in der Vorstellung einfacher Lösungen auf Grundlage eines einfachen Weltbildes. Das gibt uns Orientierung und ein gewisses Sicherheitsgefühl. Unsicherheit lernen wir so aber nicht zu tolerieren und berauben uns der Chance, den Blick auf jene Aspekte des »Mindsets« zu legen, die wir tatsächlich beeinflussen können.

Eine wissenschaftliche Mindset-Theorie ist jedenfalls erstaunlich banal. Sie beschreibt zwei Arten von Denkweisen: das statische Mindset und das dynamische Mindset. Menschen mit einem statischen Mindset glauben, dass ihre Fähigkeiten festgelegt sind und sich nicht ändern können. Im Gegensatz dazu glauben Menschen mit einem dynamischen Mindset, dass sie sich durch Anstrengung und Lernen verbessern können.[153] Ein dynamisches Mindset kann sich positiv auf die Motivation, Leistung und Kontinuität auswirken. Das Ausmaß wird in der Forschung allerdings diskutiert.[154] Das ergibt Sinn. Ein statisches Mindset ist so in etwa wie gegen Wladimir Putin bei einer »Wahl« anzutreten.

Und doch haben viele Menschen solche festgefahrenen Denkweisen, bei denen es sich lohnt, an ihnen zu arbeiten. Das hat aber dann meist nicht mehr viel mit dem zu tun, wovon Mindset-Coaches sprechen. In diesem Teil schauen wir diesen bunten Blumenstrauß der Pop-Psychologie des Mindsets genauer an.

# 28 Mindset

## Kraft zum Bergeversetzen?

»Wenn du deine Denkweise änderst, dann ändern sich auch alle deine Lebensprobleme.« »Deine Denkweise garantiert dir Erfolg oder hält ihn dir vor.« Fast automatisch. Der 18-jährige Christian Lindner aus dem »Dornige Chancen«-Video würde zu solchen Sätzen eifrig mit dem Kopf nicken. Wer arm ist, hat das falsche Mindset. Nicht selten kommen derlei Einstellungen aus der berühmt-berüchtigten Start-up-Szene. Man muss nur genug wollen und sich anstrengen.

Dass die meisten dieser Macher-Kids aus wohlhabenden und akademischen Familien stammen, also aus sozioökonomischer Perspektive massiv privilegiert sind, das ist dabei nicht so wichtig. Was steckt also eher hinter einem erfolgreichen Leben? Mindset oder altes Geld? Mindset oder soziale Unterstützung? Mindset oder Zugang zu Bildung und zu den Netzwerken der Eltern?

Eigentlich könnte man dieses Kapitel an der Stelle beenden. Die übermäßige Betonung von Mindsets führt dazu, dass strukturelle Probleme wie soziale Ungleichheit, mentale Gesundheit oder systemische Hindernisse ignoriert werden. Menschen, die trotz eines positiven Mindsets keinen Erfolg erleben, geben sich selbst die Schuld und empfinden unnötigen Druck und Stress. Eine realistische Einschätzung der eigenen Einflussmöglichkeiten ist so nicht möglich.

Es stimmt, dass unsere Denkweise einen Einfluss auf unser Verhalten hat und darauf, wie wir die Welt erleben. Wie hoch dieser Einfluss auf unser Leben ist und was genau unser Denken beeinflusst, das schauen wir uns jetzt genauer an.

## Denken beeinflusst Verhalten

Es stimmt: Denken beeinflusst unser Verhalten. Allerdings sollte es dabei nicht darum gehen, dass wir negative Gedanken vermeiden oder uns zu positiven Gedanken zwingen. Ein erzwungen positives Mindset birgt die Gefahr, negative Gedanken zu unterdrücken. Gedankenunterdrückung gilt in der Psychologie schon sehr lange als etwas Schädliches, da unterdrückte Gedanken verstärkt zurückkommen und Menschen unter Stress setzen.[155]

Eine Studie aus dem Jahr 2023 zeigt zwar, dass eine bestimmte Art der gezielten Gedankenunterdrückung bei einigen psychischen Störungen hilfreich sein kann.[156] Dabei handelt es sich aber um einen Spezialfall. Wichtiger als die »Gedankentechnik«, die wir verwenden, um vermeintliche Kontrolle auszuüben, ist unser allgemeiner Denkstil. Damit ist die Art, *wie* wir denken gemeint. Und Optimismus ist dabei nur ein Faktor unter vielen.

*Selbstwirksamkeitserwartung* beschreibt beispielsweise den Glauben einer Person an ihre eigene Fähigkeit, in einer bestimmten Situation erfolgreich zu handeln und Herausforderungen zu meistern. Menschen mit hoher Selbstwirksamkeitserwartung sind eher davon überzeugt, dass sie durch eigene Anstrengungen etwas erreichen können. Menschen mit niedriger Selbstwirksamkeit zweifeln eher an ihren Fähigkeiten und geben schneller auf. Das beeinflusst stark, wie motiviert und beharrlich wir bei der Verfolgung von Zielen sind. Diese Überzeugung führt also nicht automatisch zu Gesundheit und Wohlbefinden, sondern ist ein Motor, der uns auch auf kurvigen Bergfahrten nicht im Stich lässt.[157]

Eine *flexible Art zu denken* hilft dabei, sich an eine dynamische Umwelt anzupassen und Realitäten anzuerkennen. Menschen mit unrealistischen Erwartungen werden enttäuscht. Das klingt nach Allgemeinbildung, ist aber auch wissenschaftlich belegt.[158] Zwangsoptimismus führt zu Enttäuschung, wenn er den Abgleich mit der Wirklichkeit vergisst. Und weil sich die Welt nicht um uns, sondern um sich selbst dreht und ständigen Veränderungen unterliegt, hilft es uns nicht weiter, wenn wir uns starr zu der einen oder anderen Geisteshaltung zwingen. Wenn deine Vorgesetzte eine andere Person für die Stelle vorgesehen hat, die du beabsichtigst zu übernehmen, dann werden dir noch so positive Gedanken nicht das Gegenteil herbeizaubern. Aber sie kosten dich vielleicht wichtige Zeit, dich nach Alternativen umzusehen und an die Gegebenheiten anzupassen. Und da wir keine Orakel sind, sollten wir lernen, flexibler zu denken und Ungewissheit besser zu tolerieren. Denn mangelnde gedankliche Flexibilität und Ungewissheitsintoleranz tragen zu Sorgen und Angst bei.[159]

Das richtige Mindset ist also nicht stark, unabhängig, optimistisch oder zielstrebig, sondern realistisch und flexibel.

# 29 Gesetz der Anziehung

## Erfolg lässt sich nicht manifestieren

Der radikalste Ansatz des »Mindset ist alles« lässt sich vermutlich in Literatur und Angeboten zum Gesetz der Anziehung (*law of attraction*) finden. Dieses besagt, dass sich Gleiches anzieht. Positive Gedanken ziehen positive Ereignisse in dein Leben, negative hingegen, nun ja. Dieses »Gesetz« soll verwendet werden, um positives Denken zu fördern und damit eine automatische Veränderung der Umwelt zu bewirken. Durch den Kraftakt des positiven Denkens sollen wir unseren Wunsch in unserer Umwelt manifestieren und erhalten. Ich denke gerade daran, wie ich meinen nächsten Lottogewinn in Händen halte, ausgesorgt habe und finanziell nicht mehr darauf angewiesen bin, Bücher über derartigen Unsinn schreiben zu müssen. Einige Minuten später sitze ich noch immer am Schreibtisch.

Ich verstehe es sehr gut, dass Menschen nach Wegen suchen, um ihr Leben zu verbessern. Wir alle möchten Kontrolle über unsere Umstände erlangen und positive Veränderungen herbeiführen. Das »Gesetz der Anziehung« verspricht dabei einfache Lösungen und motiviert die ein oder andere Person zur positiven Einstellung und Zielsetzung. Wir Deutschen gelten ja ohnehin als ziemliche Pessimist:innen, also warum nicht? Auf ins Transformationscoaching, oder?

Leider spielen Enttäuschungs- und Erwartungsmanagement bei solchen Akteur:innen kaum eine Rolle. Das Einzige, was das Gesetz der Anziehung wirklich zu manifestieren scheint, sind satte Umsätze für diejenigen, die es am aggressivsten vermarkten.

In diesem Kapitel möchte ich aber dennoch zu etwas positivem

Denken beitragen und dir einen Einblick in die Forschung zu dem geben, was gerne als »Gesetz der Anziehung« verkauft wird.

## Falsche Gesetzestreue

Als bekanntester Effekt der Psychologie in dem Zusammenhang gilt der sogenannte »Rosenthal-Effekt«. Robert Rosenthal hat herausgefunden, dass sich die Erwartungen von Versuchsleiter:innen einer Studie auf ihre Proband:innen auswirken können. Das Ganze konnte dann bei Lehrer:innen eindrucksvoll demonstriert werden. Wenn eine Lehrkraft glaubt, dass bestimmte Schüler:innen besonders begabt sind, behandelt sie diese unbewusst anders. Diese Schüler:innen entwickeln sich besser, weil sie mehr Aufmerksamkeit und positive Verstärkung erhalten. Der Rosenthal-Effekt zeigt, dass Erwartungen das Verhalten unserer Umgebung beeinflussen können.[160] Im klinischen Kontext gilt der Placebo-Effekt, eine Form der selbsterfüllenden Prophezeiung, bei der Patient:innen glauben, dass sie durch ein Scheinmedikament geheilt werden und tatsächlich eine gewisse Symptomlinderung erfahren. Können wir das »Gesetz der Anziehung« nun doch in unsere mentale Verfassung aufnehmen? Nein, nicht ganz.

Bei aller Liebe für Erwartungseffekte sollten wir diese keinesfalls überschätzen. Erwartungseffekte variieren in ihrer Stärke und treten nicht bei allen Menschen gleich auf. Die Studienergebnisse lassen sich auch nicht immer gut replizieren, wodurch die allgemeine Übertragbarkeit der Ergebnisse und ihr Ausmaß diskutiert wird. Aber wir können auf etwas anderes achten: Vorurteile.

In der Sozialpsychologie, die sich vor allem für das Verhalten von Menschen in Gruppen interessiert, gelten Stereotype ebenfalls als anfällig für diesen Effekt. Du kennst bestimmt das Vorurteil, dass Mädchen in Mathe schlechter seien als Jungs, oder? Das ist etwas, das nicht wenige Mädchen, Frauen und weiblich sozialisierte Personen von sich selbst behaupten würden. Dabei sind Frauen nicht per se schlechter in Mathematik als Männer, aber sie sind anfälliger für den sogenannten »Stereotype Threat Effect«.

Dieser besagt, dass Menschen Angst haben, ein negatives Stereotyp über ihre Gruppe zu bestätigen. Zum Beispiel das Vorurteil: Frauen sind schlecht in Mathe. Wird dieser Effekt ausgelöst, dann führt das zu Angst und Sorgen. Und die können sich wiederum negativ auf die Leistungen in einer Mathearbeit auswirken.[161]

Aufklärung über diese Effekte kann sie reduzieren.[162] Kein Gesetz der Anziehung, aber ein Effekt der Vorurteile, mit dem wir uns auseinandersetzen sollten, um negativen Entwicklungen vorzubeugen. Und wenn du zum Schluss kommst, dass du ein Problem mit deinen gedanklichen Mustern hast, weil du beispielsweise ausschließlich negativ denkst, dir Katastrophenszenarien ausmalst oder von aufdringlichen Gedanken heimgesucht wirst, dann gibt es ein Mittel, das dir helfen kann, wenn du darunter leidest: Psychotherapie.

# 30 Affirmationen

## Mantra ohne Wunderheilung

Während das »Gesetz der Anziehung« nicht dazu taugt, unser Wunschleben herbeizuzaubern, bleiben da noch Affirmationen. Nicht selten werden beide Begriffe synonym verwendet oder die Affirmation wird als erster Schritt zur Manifestation betrachtet. Dabei sind Affirmationen nur positive, wiederholte Aussagen, die darauf abzielen, das Denken und die Selbstwahrnehmung zu verändern. Sätze wie »Ich bin erfolgreich und selbstbewusst« sollen sich dabei positiv auf Mindset und Erfolg auswirken.

In der Pop-Psychologie werden sie von vielen Coaches und Ratgebenden als ein universelles Werkzeug gehandelt. Wenngleich es sinnvoll erscheint, sich auf positive Ziele zu konzentrieren und sich selbst durch gutes Zureden zu motivieren, führt diese verkürzte Darstellung von Affirmationen entweder dazu, dass wir ihre Effekte völlig falsch abstempeln oder sie bereits im Voraus als esoterischen Mist verorten.

Dabei gibt es durchaus wissenschaftliche Untersuchungen zu Affirmationen. Sie werden selbst in der Psychotherapie eingesetzt und sind damit kein esoterisches Erzeugnis der Manifestationsindustrie. Ihr Einsatz erfolgt allerdings wohldosiert im richtigen Kontext. Schauen wir uns dies einmal genauer an.

### Du kannst hilfreich sein

Die wissenschaftliche Theorie hinter Affirmationen ist die »self-affirmation-theory«, auf Deutsch »Selbstbestätigungstheorie« nach Steele.[163] Die besagt, dass wir als Menschen bemüht sind, ein positives und stimmiges Bild von uns selbst aufrechtzuerhalten.

Die meisten Menschen würden sich als gerecht bezeichnen, du sicherlich auch, oder? Wenn wir jetzt aber von jemandem damit konfrontiert werden, dass es rassistisch ist anzunehmen, dass Schwarze Läufer:innen aufgrund ihrer Genetik die überlegenen Athlet:innen seien, dann gerät dieses Selbstbild in Gefahr. Wer will sich denn schon als Rassist:in sehen? Die Reaktion ist dann meist ein defensives Verhalten. Wir verteidigen uns und sprechen uns gut zu, dass wir ja gar nicht rassistisch sein können, weil wir ja viele Schwarze Freund:innen hätten.

Wer raucht und sich eigentlich als gesundheitsbewussten Menschen sieht, wird durch Werbung, die vor den gesundheitlichen Gefahren des Tabakkonsums warnt, ebenfalls in seinem Selbstbild gestört. Wir versuchen, unser Selbstbild und unseren Selbstwert vor Bedrohung zu schützen, indem wir uns besonders in bedrohlichen Situationen gut zureden: »Ich rauche ja nur am Wochenende und mache dreimal die Woche Sport.« Unsere Integrität zu schützen, ist zunächst ein grundlegendes menschliches Bedürfnis. Ist sie bedroht, erleben wir Stress. Positive Affirmationen können dabei helfen, diesen Stress zu mindern.

In einer Studie von 2014 wurde die Wirksamkeit solcher Affirmationen untersucht.[164] Dabei sollten die Teilnehmenden sich nicht irgendwelche gut klingenden Sätze zurufen. Sie sollten sich bewusst Zeit nehmen, um über ihre Werte und Überzeugungen zu reflektieren, und diese aufschreiben. Sich mit positiven Bereichen der eigenen Persönlichkeit auseinanderzusetzen, kann sich positiv auf unser Wohlbefinden auswirken. Der Haken dabei: Es ist Übungssache und erfordert eine reflektierte Auseinandersetzung mit sich selbst. Reflexionsübung statt Phrasendrescherei.

In der Psychotherapie werden Affirmationen, häufig positive Selbstinstruktionen genannt, ähnlich eingesetzt. Sie sind methodischer Bestandteil eines Therapiekonzeptes. Ziele, die mit dieser Methode verfolgt werden, sind zum Beispiel die Veränderung negativer

Gedankenmuster und eine Stärkung des Vertrauens in die eigenen Fähigkeiten.

Im Rahmen der »Self-Compassion Focused Therapy« werden Übungen zur positiven Selbstinstruktion als eines von mehreren Mitteln genutzt, um einen achtsam-mitfühlenden Umgang mit sich selbst zu »trainieren«. Die Affirmation ist hier ein Mittel unter vielen, das das Ziel verfolgt, das Selbstmitgefühl eines/einer Patient:in zu kultivieren, um so die Symptome einer psychischen Störung zu lindern. Affirmationen können im Alltag für Menschen ohne psychische Störung ein nützliches Mittel sein, das zu Selbstreflexion und Selbstmitgefühl anregt. Es ist aber kein Wundermittel, sondern eben das, was du daraus machst.

# 31 Dankbarkeit

## Wir dürfen Dinge ätzend finden

Dankbarkeit ist im Trend, insbesondere durch Methoden wie das Dankbarkeitstagebuch, das den Fokus auf positive Alltagsmomente lenken soll. Dankbarkeit entsteht, wenn wir uns, andere Personen oder Situationen als Ursache für unser Glück anerkennen. Die guten Dinge im Leben schätzen, könnte man sagen. Das Problem: Nicht in jeder Situation und auch nicht für jeden Menschen ist das hilfreich.

In diesem Kapitel lernst du, wann Dankbarkeit sinnvoll ist und in welchen Situationen du getrost auf ein Danke verzichten kannst.

### Weniger ist manchmal mehr

Dankbarkeit ist in der Psychologie eng verbunden mit dem Konzept der Wertschätzung. McCullough und Kolleg:innen[165] beschreiben Dankbarkeit als die Neigung, mit Wertschätzung auf die Freundlichkeit anderer und auf positive Erfahrungen oder Ergebnisse, die daraus resultieren, zu reagieren oder daran zu denken. Andere Definitionen erweitern diese Formulierung um Aspekte, wie Dankbarkeit im Kontext der eigenen Werte wahrgenommen wird, also welche Einstellung man Dankbarkeit gegenüber hat oder ob es auch eine spirituelle Verbindung zur Dankbarkeit gibt.[166]

Das Dankbarkeitstagebuch kombiniert an diesem Punkt den Aspekt von Wertschätzung mit einer Form von Achtsamkeit. Durch ein Dankbarkeitstagebuch halten wir zumindest einmal täglich inne, sind ganz im Hier und Jetzt und konzentrieren uns bewusst auf die positiven Aspekte des Tages. Eine Übersichtsarbeit aus dem Jahr 2023 kommt zu dem Schluss, dass sich Dankbarkeitsinterventionen wie das Dankbarkeitstagebuch positiv auf depressive und ängstliche

Symptome auswirken. Außerdem soll es das subjektive Grundgefühl von Dankbarkeit im Alltag erhöhen.[167] Menschen, die mehr Dankbarkeit empfinden, neigen dazu, zufriedener mit ihrem Leben zu sein, und berichten, dass sie sich nach dem Ausführen von dankbarkeitsbezogenen Aufgaben wie dem Auflisten von Dingen, für die sie dankbar sind, zufriedener fühlen.[168] Ja, du liest richtig. Die Pop-Psychologie hat an dieser Stelle einen Punkt. Es wäre aber kein Kapitel dieses Buches, wenn die Sache nicht komplexer wäre.

Nicht alle Studien zeigen diese Effekte, und es gibt wenig Belege dafür, dass diese Aufgaben besser wirken als das bloße Nachdenken über andere positive Ereignisse. Der Placebo-Effekt muss ebenfalls mitgedacht werden. Und dann gibt es Menschen, für die Dankbarkeit so gar nichts ist. Einige von ihnen berichten gelegentlich sogar von einer Verschlechterung ihres Befindens.

Die Psychologieprofessorin Sonja Lyubomirsky[169] warnt, dass Dankbarkeitsübungen bei depressiven Menschen nach hinten losgehen können, weil sie sich für die Listen schämen und Schuldgefühle ihren Angehörigen gegenüber empfinden, da sie sich selbst als Last sehen.

Weitere Untersuchungen gab es dazu nicht und es kann gut sein, dass solche Studien bereits aus ethischen Gründen weder durchgeführt noch veröffentlich werden. Was wir daraus allerdings lernen können, ist, solche Übungen nicht als Allheilmittel aufzufassen. Wenn sie dir ein unangenehmes Gefühl bereiten, sind sie vielleicht nicht das Richtige. Wenn du dich nach der Übung schämst, die Übung als Pflichtaufgabe empfindest oder du für die Dinge, die du aufschreibst, nicht wirklich dankbar bist, dann solltest du dich nicht dazu drängen. Manchmal ist es auch wichtig, all den unangenehmen Gefühlen, die man versucht hat, so über den Tag hinweg zu ignorieren, ihren Raum zu geben.

Schließlich sollten wir uns nicht dazu zwingen, für uns schädliche Situationen zu ertragen. Wer Überlebende:r eines Traumas ist, muss sich erst mal gar nicht in Dankbarkeit üben. Auch nicht, wenn jemand in einer missbräuchlichen Beziehung steckt. Hier ist die Vermeidung von Täter:innenkontakt und die unmittelbare Sicherheit von oberster Priorität. Ein Gespür dafür zu entwickeln, was wir in der jeweiligen Situation benötigen, ist wichtiger, als sich jeden Abend zu einer DIN-A4-Seite im Dankbarkeitstagebuch zu zwingen. Wofür wir dankbar sind, das muss nicht normiert werden.

# 32 Selbstwert

## (K)eine Wunderwaffe für die Psyche

Selbstwert beeinflusst unser Wohlbefinden, die psychische Gesundheit und zwischenmenschliche Beziehungen. Ein gesunder Selbstwert ist wichtig. In der Vermarktung von Coachingprogrammen steht die Steigerung des Selbstwerts, des Selbstwertgefühls oder des Selbstbewusstseins häufig an vorderster Front einer jeden Marketingstrategie. Welches Konzept da jetzt genau gemeint ist, bleibt häufig unklar. Ist auch nicht so wichtig, denn die Methoden, die zur Steigerung des Selbstwerts vorgeschlagen werden, entbehren häufig jeder wissenschaftlichen Evidenz.

In diesem Kapitel wirst du lernen, was alles mit dem Selbstwert zusammenhängt und in welches übergeordnete Konzept er sich einordnen und wodurch er sich vom Selbstwertgefühl oder Selbstbewusstsein abgrenzen lässt.

## Me, Myself and I

Einen Überblick zu gewinnen in diesem Dschungel voller Selbstkonzepte, ist mitunter nicht so leicht. Auch in der Psychologie liegen dazu unterschiedliche Ideen vor. Einige sind sehr konkret, andere beschreiben eher eine Sammlung aus Fähigkeiten, Temperament, Zielen, Werten und Vorlieben, durch die sie sich von anderen unterscheiden. Abstraktere Konzepte definieren das Selbst als etwas Dynamisches, das sich entwickelt und verändert. Das Selbst ist dann nicht nur Sammlung, sondern Prozess. In der klinischen Psychologie gelten Schutz und Steigerung des Selbstwerts sogar als psychologisches Grundbedürfnis.[170]

Keine Sorge, so tief werden wir in die philosophische Auseinandersetzung mit dem Selbst nicht einsteigen. Ich werde versuchen, dir die Unterschiede zwischen den bekanntesten Begriffen zum Selbst näherzubringen, bevor wir uns ihre Bedeutung im Kontext mentaler Gesundheit und Leistungsfähigkeit ansehen.

Das *Selbstbewusstsein* meint in der Psychologie eigentlich nur, inwieweit man sich seiner selbst bewusst ist.[171]

*Selbstwertgefühl* beschreibt die Bewertung des eigenen Bildes, das man von sich hat. Es ist also eigentlich gar kein Gefühl, sondern eine Bewertung.[172] Beide Begriffe werden meist dann verwendet, wenn es um den Selbstwert geht.

Der *Selbstwert* beschreibt jenen Wert, den wir uns zuschreiben, verbunden mit grundlegenden Einstellungen uns selbst gegenüber. Der Selbstwert ist sowohl genetisch als auch sozial bedingt. Wichtig dabei ist, dass der Selbstwert nur unsere Einstellungen beschreibt, nicht aber unsere objektiven Fähigkeiten. Du kannst ein:e begnadete:r Pianist:in sein, deine Fähigkeiten aber sehr niedrig einschätzen. Oder du hältst dich für jenen US-Präsidenten, der sich seit Abraham Lincoln am meisten für die Belange von Afro-Amerikaner:innen eingesetzt hat, während du irgendetwas von »Black Jobs« schwadronierst.

Der Selbstwert kann hoch oder niedrig sein.[173] Aber welcher genau? Bei narzisstischen Menschen wird beispielsweise häufig angenommen, dass sie einen hohen *expliziten Selbstwert*, den sie nach außen tragen, haben, aber sich innerlich, häufig unbewusst, gar nicht so toll finden. Der *implizite Selbstwert* wird als niedrig eingestuft.

Die Selbstdiskrepanztheorie beschreibt dazu, dass wir über drei Selbst-Domänen verfügen. Unser Real-Selbst, unser Ideal-Selbst und unser Soll-Selbst. Also wie wir sind, wie wir gerne wären und wie wir glauben, sein zu müssen. Diskrepanzen zwischen unserem Real-Selbst und den anderen Formen des Selbst hängen mit Depression und Angst zusammen.[174] Wenn du dich für keine:n begabte:n Schüler:in hältst (Real-Selbst), aber fest davon überzeugt bist, du müsstest gut in der Schule sein, weil deine Eltern das erwarten und du ja einen hohen IQ hast (Soll-Selbst), könnte das Unruhe und Ängste begünstigen. Wenn du dich selbst für keine:n begabte:n Schüler:in hältst, aber dir wünschst, begabt zu sein, können diese Diskrepanz und die Erfahrungen, die du dann machst, depressive Symptome begünstigen. Eine realistische Selbstwahrnehmung ist auch für den Selbstwert wichtig.

Ein weiterer Aspekt des Selbstwerts ist seine Stabilität. Er steigt bis zum 50. Lebensjahr und nimmt danach wieder ab.

## (Kein) Heilmittel Selbstwert

Ein hoher Selbstwert hilft dabei, sich in verschiedenen Lebensbereichen anzupassen und erfolgreich zu sein, einschließlich der Pflege befriedigender Beziehungen, besserer Leistungen in Schule und Beruf, verbesserter mentaler und physischer Gesundheit sowie dem Verzicht auf antisoziales Verhalten.[175] Den Selbstwert zu steigern, liegt erst einmal nahe. Das Problem ist aber, dass er womöglich nicht das Maß der Dinge ist.

Einige Wissenschaftler:innen, darunter Baumeister und Kolleg:innen, argumentieren, dass ein hoher Selbstwert eher sozialen Status und persönlichen Erfolg eines Menschen widerspiegelt.[176] Er könnte also das Ergebnis eines guten Lebens sein und nicht dessen Grund. Dass sich ein niedriger Selbstwert vorrangig bei marginalisierten Menschen findet, vor allem bei jenen, die unter den Widrigkeiten des Lebens zu leiden hatten und/oder dadurch erkrankt sind, ist daher wenig überraschend. Die Vorhersagekraft des Selbstwerts für schulische Leistungen ist zudem sehr begrenzt.

Und dann ist da noch die Frage nach einer professionellen Selbstwertsteigerung. Statt Bildungs- und Chancengleichheit und Teilhabe gibt es Schmeicheleien, Lob, Affirmationen und Manifestationen. Das ist wenig hilfreich.

In der Psychotherapie berichten Menschen mit niedrigem Selbstwert häufig davon, dass sie sich bei Lob oder Komplimenten eher noch schlechter fühlen und schämen. Ein besserer Selbstwert ist im Rahmen einer Psychotherapie eher das Begleitergebnis. Menschen, die nach einer Psychotherapie weniger depressiv sind, berichten häufig von einem höheren Selbstwert. Auf dem Weg zur Linderung einer Depression können therapeutische Interventionen hilfreich sein, die den Fokus auf Ressourcen und Stärken der Betroffenen legen.

Diese müssen aber im Einklang mit dem Selbstbild der Person stehen. Wissen, worin man gut ist, positive Beziehungen, soziale Kompetenzen und eine bessere Durchsetzungsfähigkeit sind hier Faktoren, die in der Psychotherapie den Unterschied machen. Im Kontext des Selbstwerts halte ich die Arbeit mit Diskrepanzen für wichtiger, denn nicht selten offenbart sich hier, dass die Dinge, die ein Mensch glaubt zu wollen, nicht jene sind, die er eigentlich möchte. Will ich wirklich von allen gemocht werden oder haben Höflichkeit und Zurückhaltung eine große Rolle in meiner Familie gespielt, weswegen ich denke, so sein zu müssen? Diese Klarheit zu fördern, ist hilfreicher, als einseitig zu versuchen, den Selbstwert mit verkürzten Methoden zu steigern.

# 33 Willenskraft

## Wollen allein reicht nicht

Ein weiterer Dreh- und Angelpunkt der Mindset-Coachings liegt in der Aktivierung und Mobilisierung unserer Willenskraft. Der Mythos über Willenskraft besagt, dass es sich dabei um eine unerschöpfliche Ressource handelt, die man durch bloße Ansteuerung nutzen kann, um alles zu erreichen, was man möchte. Rückschläge, Niederlagen und Misserfolg sind lediglich das Produkt fehlender Willenskraft. Als Psychotherapeut bin ich ein großer Freund der Selbstverantwortung. Beim Thema Willenskraft stößt meine Begeisterung aber an ihre Grenzen. Die größte Selbstverantwortung schützt nicht vor gesundheitlichen Belastungen durch Umstände, die wir nicht in der Hand haben. Wie so oft geht es um eine realistische Selbsteinschätzung.

Bei psychischen Störungen spielen neben psychischen Faktoren immer noch genetische Faktoren und soziale Umstände eine Rolle. Wie können wir mit Willenskraft unsere Genetik beeinflussen? Wie ungünstige Umstände unserer Kindheit verändern? Können wir es mit bloßer Willenskraft schaffen, gute Bildung zu erhalten, wirtschaftlich sicher zu leben und durch andere Menschen unterstützt werden? Ja, du erinnerst dich. Soziale Unterstützung und Beziehungen. Das ist so ein Thema, das Mindset-Coaches nicht gern hören. Aber gerade Coaches, die alte Männlichkeitsbilder verbreiten, schwören auf die Kraft des eisernen Willens. Dass stetige Selbstkontrolle ihre Nachteile haben kann, wird unterschlagen.

In diesem Kapitel schauen wir uns Willenskraft genauer an. Handelt es sich dabei um eine angeborene Fähigkeit, die wir nur richtig zu drücken lernen müssen? Der Power-Button versteckt in den

Tiefen des Unbewussten? Oder handelt es sich um einen Muskel, den wir zwar stärken und ermüden, aber nicht zu etwas machen können, was er nicht ist?

## Bizeps, Trizeps, Willenskraft

Die meisten Konzepte, die zunächst schön und klar klingen, sind in der Psychologie umstritten. So auch Willenskraft. In der Psychologie wird in diesem Zusammenhang häufig von Selbstkontrolle oder Selbstregulation gesprochen, wenngleich sich einige Forschungsgruppen leidenschaftlich darum streiten, ob Willenskraft ein Teil des Konzepts der Selbstregulation oder davon unabhängig ist. Eine Studie aus dem Jahr 2021 titelt sogar: »Willenskraft ist überbewertet.«[177]

In der Psychologie wird Willenskraft häufig als »Selbstkontrolle« bezeichnet, weil es um die Fähigkeit geht, eigene Impulse, Emotionen und Verhalten zu regulieren, um langfristige Ziele zu erreichen. Selbstkontrolle drückt den Aspekt der Selbstregulation aus, bei dem es nicht nur darum geht, durchzuhalten, sondern auch darum, kontrollierte Entscheidungen zu treffen und impulsives Verhalten zu vermeiden. Der Begriff umfasst also eine breitere Palette an Prozessen, die notwendig sind, um Selbstdisziplin und zielgerichtetes Verhalten zu ermöglichen.

Bei Selbstkontrolle müssen wir kurzfristige Ziele opfern, um langfristige Ziele zu erreichen. Wer Gewicht verlieren oder sportlicher werden möchte, wird die allwöchentlichen Einladungen zum Saufgelage am Wochenende wohl hier und da ausschlagen müssen. Wer auf die eigene Gesundheit achten möchte, wird ab einem bestimmten Alter nicht um Vorsorgeuntersuchungen herumkommen. Der Impuls, diese unangenehmen Situationen zu vermeiden, muss ebenfalls reguliert werden. Selbstkontrolle ist also eine Fähigkeit zum Belohnungsaufschub.

Vielleicht erinnerst du dich an den Marshmallow-Test. Der Marshmallow-Test ist ein berühmtes psychologisches Experiment, das in den 1960er-Jahren von Walter Mischel durchgeführt wurde. Kinder im Alter von vier bis sechs Jahren wurden vor die Wahl gestellt: Entweder sie konnten sofort ein Marshmallow essen oder warten, um später zwei zu bekommen. Das Experiment untersuchte die Fähigkeit der Kinder, Belohnungen aufzuschieben, was später als ein Indikator für Selbstkontrolle interpretiert wurde. Langzeitstudien zeigten, dass Kinder, die länger warten konnten, im späteren Leben erfolgreicher waren. Also doch? Der eiserne Wille der Kinder befördert sie als Erwachsene in die besten Berufe und beschert ihnen ein glückliches Leben?

Nicht ganz. Neuere Untersuchungen zeigen nämlich, dass die Ergebnisse stark von sozialen und ökonomischen Faktoren beeinflusst wurden.[178] Kinder aus wohlhabenderen Familien schnitten tendenziell besser ab, was darauf hindeutet, dass die Fähigkeit, Belohnung aufschieben zu können, eher durch das Umfeld als durch angeborene Selbstkontrolle bestimmt wird. Diese Erkenntnisse relativieren die Aussagekraft des Tests erheblich. Ja, ich weiß, diese sozialen Faktoren nerven, weil sie uns so schmerzlich vor Augen führen, wie wichtig Vorbedingungen und soziale Schranken für unser Leben sind, während wir früh eingetrichtert bekommen, alles selbst in der Hand zu haben.

Wenn man dem US-amerikanischen Psychologen Roy Baumeister glaubt, haben wir wichtige Aspekte unserer Selbstkontrolle durchaus in der Hand. Denn nach ihm funktioniert sie wie ein Muskel, den man trainieren kann.

In den Untersuchungen von Baumeister und seinem Team zeigte sich, dass Handlungen der Selbstkontrolle, z. B. Emotionsregulation, Aufmerksamkeitskontrolle oder hilfsbereites Verhalten, die Blutzuckerwerte der Teilnehmenden der Untersuchungen verringerten, weil sie ein hohes Maß an Glukose verbrauchten.[179] Selbstkontrollversagen trat demnach häufiger auf, wenn der Blutzuckerspiegel niedrig war. Die Wiederherstellung eines ausreichenden

Glukosespiegels, z. B. durch ein zuckerhaltiges Getränk, verbesserte in der Regel die Selbstkontrolle.

Der Zustand nennt sich »ego depletion« oder »Ich-Erschöpfung«. Dabei soll das häufigere Aufsuchen solcher Situationen wie ein Training funktionieren. Wenn du öfter bei einer Ich-Erschöpfung anlangst, weil du dich selbst kontrolliert hast, soll das langfristig deine Selbstkontrolle stärken. Selbstkontrolle bis zum Muskelversagen? Oder Zuckerdiät während der Steuererklärung? Ganz so einfach ist es leider nicht.

Das Konzept der Ich-Erschöpfung gilt mittlerweile in der Forschung als umstritten, da sich die Studienergebnisse nicht wiederholen ließen. Und wenn das nicht gelingt, wissen wir eben nicht, ob der Effekt robust ist oder ob er zufällig oder durch etwas Drittes zustande gekommen ist, das wir uns nur noch nicht besser erklären können. Einige Forscher:innen argumentieren dazu, dass der Glaube an Ich-Erschöpfung selbst zu einem der beobachteten Effekte führen kann. Eine Übersichtsarbeit aus dem Jahr 2021 kommt zu dem Schluss: Wir wissen es nicht.[180]

Willenskraft könnte wie ein Muskel funktionieren, vielleicht aber auch nicht. Es scheint, als sei es ein Muskel, der in bestimmten Umgebungen und bei bestimmter Motivation besser funktioniert. Immer wenn ich mit meinem guten Freund Matthias zum Bankdrücken im Fitnessstudio verabredet war, haben wir beide mehr Kilos bewegt, als wenn wir allein gegangen wären. Wir beide waren durch den Spaß und Ehrgeiz des anderen motiviert und hatten sicherlich auch ein wenig Freude daran, uns gegenseitig zu quälen.

An der eigenen Selbstkontrolle zu arbeiten, kann also hilfreich sein. Im Sinne einer kognitiven Flexibilität sollten wir versuchen, Verhaltensänderungen durch strukturelle Anpassungen zu erleichtern, wie z. B. durch Gewohnheitsbildung und das Schaffen eines förderlichen Umfelds. Wenn du mehr Sport machen möchtest, könntest du beispielsweise feste Zeiten in deinem Kalender festlegen, wie morgens vor der Arbeit. Du könntest dein Umfeld verändern, indem du deine Sportsachen bereits am Vorabend gepackt an die Tür legst oder dich zum Sport mit einer Person verabredest, mit der du gerne Sport treibst. Am Ende zeigt sich, dass Willenskraft zwar eine wertvolle Ressource sein kann, aber erst in Kombination mit einem förderlichen Umfeld, realistischen Zielen und sozialer Unterstützung ihr Potenzial entfalten kann – und selbst dann gibt es keine Garantie auf Erfolg, sondern nur eine bessere Ausgangslage.

# 34 Achtsamkeit

## Präsenz ohne Bali-Reise

Meditations-Apps, Wellness-Programme, ja, sogar ganze Urlaubsreisen werden unter der Schirmherrschaft der Achtsamkeit verkauft. Selbst die berüchtigten Personalabteilungen großer Unternehmen haben das Konzept für sich entdeckt. Dort strebt man die Förderung der Gesundheit der Mitarbeitenden an, damit sie lange gesund bleiben. Und produktiv arbeiten können. Eine mehr als 2 500 Jahre alte Tradition ist angekommen in der freien Marktwirtschaft.

So sehr man die Kommerzialisierung einer buddhistischen Geisteshaltung kritisieren kann – und natürlich werde ich das noch kritisieren –, so sehr muss man die gesundheitlichen Vorteile von Achtsamkeit anerkennen. Dass Menschen ihr psychisches Wohlbefinden verbessern, mehr im Hier und Jetzt leben möchten, das ist erst einmal etwas Gutes. Und auch die Angebote zahlreicher Unternehmen verfolgen zumindest aus gesundheitlicher Perspektive eine gute Absicht.

Leider wird man heutzutage mit Angeboten zur Achtsamkeit regelrecht erschlagen. Viele brechen die Suche ab, weil sie die vermeintlich passende Übung, App oder das Video mit der besten Musik dazu nicht finden können. Dabei unterscheiden sich viele Angebote auch hinsichtlich dessen, was sie unter Achtsamkeit verstehen, und bieten häufig Entspannungsübungen an, die für viele Menschen nicht das Richtige sind.

Und dann ist da noch die Vorstellung, dass Achtsamkeit immer Meditation im Schneidersitz sein muss. Am besten unterlegt mit Entspannungsmusik. Zeit, sich einen Moment im Hier und Jetzt zu nehmen und das Konzept der Achtsamkeit einmal genauer zu beleuchten.

## Entspannt oder bewusst

Achtsamkeit ist ein altes Konzept, das auf buddhistische Lehren zurückgeht, deren Ziel es war, menschliches Leid zu überwinden und Selbsterlösung zu erlangen. In den Lehrreden des Buddha sind vor allem Meditationspraxen beschrieben. Das Grundverständnis dieser Lehren lässt aber auf das schließen, was wir heute Achtsamkeit nennen. Achtsamkeit ist für sich genommen keine Theorie oder Ideologie, sondern eine Erfahrung innerhalb eines spirituell-religiösen Rahmens.

Wenn du die gegenwärtige Situation beobachtest, ohne in sie einzugreifen, dann bist du gerade achtsam. Dabei existieren in vielen asiatischen Ländern wie Indien, Sri Lanka, Thailand oder Tibet schon seit langer Zeit Achtsamkeitskonzepte. Die westliche Medizin hat diese erst in den 1950er-Jahren für sich entdeckt und in Meditationsübungen übersetzt.

Zur Förderung der psychischen Gesundheit kam Achtsamkeit dabei erst viel später zum Einsatz, nämlich in den 1980er-Jahren durch den berühmten Medizinprofessor Jon Kabat-Zinn. Dieser behandelte Menschen mit chronischen Schmerzen durch gezielte Achtsamkeitstechniken. Damit löste er das Konzept der Achtsamkeit aus seinem philosophischen Rahmen heraus und gab ihm eine neue Konzeptualisierung. Die einer Technik.

Im Buddhismus ist Achtsamkeit nur ein Bestandteil der Lehre und dient vorrangig der Reflexion dieser Lehre. Während der Buddhismus vor allem die innere Achtsamkeit fokussiert, umfasst sie im westlichen Verständnis auch das achtsame Wahrnehmen unserer Umgebung, z. B. von Gerüchen.[181] Im westlichen Verständnis bedeutet Achtsamkeit, den gegenwärtigen Moment bewusst zu erleben, ohne die Geschehnisse zu bewerten. Sie ist damit eine Form der Aufmerksamkeitslenkung und kann sowohl als Aufmerksamkeitsmodus in einem bestimmten Moment als auch als Persönlichkeitseigenschaft verstanden werden. Menschen, die ansonsten wenig achtsam leben, können durch Achtsamkeitstraining dazu gebracht werden, dies zu verändern. Häufig neigen Menschen, die sehr gestresst und emotional belastet sind, dazu, unachtsam zu leben. Ihre Aufmerksamkeit ist häufig auf ihre Sorgen, Ängste oder To-do-Listen gerichtet, wodurch sie weniger gegenwärtig im Moment sind. Autopilot statt Präsenz.

In der Psychotherapie ist Achtsamkeit mittlerweile ein zentraler Bestandteil vieler Anwendungen und eigener psychotherapeutischer Verfahren. Es gibt Achtsamkeit zur Stressreduktion, zur Behandlung von Depressionen, Angststörungen oder Essstörungen. Achtsamkeit ist Bestandteil der Dialektisch-Behavioralen Therapie, einer wirksamen Behandlungsmethode für Menschen mit Borderline-Persönlichkeitsstörung, sowie der sogenannten Akzeptanz-Commitment-Therapie.

Achtsamkeit ist also weder aus der Pop-Psychologie noch der Psychotherapie wegzudenken. Achtsamkeit wirkt sich positiv aus auf Stress, Schlaf, Konzentration, Selbstkontrolle.[182] Sie soll sogar die »Gehirnarchitektur« verändern, also die Dicke des Hippocampus erhöhen. Der Hippocampus hängt mit Lernen und Gedächtnis zusammen. Ein reduzierter Umfang wiederum mit Angst und Stress.[183] Size matters?

## Mehr BigMac als Buddha?

Sind »Achtsamkeits-Unternehmen« wie die App-Hersteller von Calm vielleicht insgeheim die Retter:innen der Mental-Health-Pandemie? Hat der Markt am Ende doch geregelt oder birgt die BigMacisierung der Achtsamkeit doch einige unschöne Überraschungen?

Zunächst müssen wir auf wissenschaftlicher Seite einräumen, dass die »Nebenwirkungen« von Achtsamkeit gar nicht so gut untersucht sind.

Ja, es gibt Hinweise darauf, dass Menschen, die zu starken Flashbacks oder Psychosen neigen, Achtsamkeitstechniken nicht nutzen sollten.[184] Allerdings existieren auch traumasensible Achtsamkeitsansätze. Hier ist definitiv mehr Forschung nötig.

Zudem ist da noch die Frage nach der »Dosis«. Reichen einmalige Achtsamkeitsübungen als schneller Stress-Skill für den Alltag? Reicht es, wenn ich diese alleine oder per App durchführe? Welchen Unterschied machen Gruppen? Dazu lässt sich wenig sagen. Das wirksame Achtsamkeits-Stressreduktionsprogramm (MBSR) von Kabat-Zinn jedenfalls umfasst 45 Stunden in acht Wochen. Andere Untersuchungen legen nahe, dass mehrere hundert Stunden benötigt werden, wenn man Achtsamkeit alleine praktiziert.[185]

Und dann ist da mal wieder der lästige Faktor Mensch. Es gibt individuelle Unterschiede, weshalb wir in der Psychotherapie auch immer im Einzelfall entscheiden, ob und welche Form eines Achtsamkeitstrainings hilfreich sein könnte. Diese Differenzierung lohnt sich auch bei psychisch gesunden Menschen.

Achtsamkeit zur Reduktion unangenehmer Gefühle kann dazu führen, dass wir Gefühle wie Schuld reduzieren, obwohl diese für die Situation durchaus angemessen sind. Beispielsweise, wenn wir unsere:n beste:n Freund:in beim Kaffee-Date versetzt haben. So etwas wurde in etwas abgewandelter Form im Jahre 2022 im Rahmen von acht Experimenten untersucht. Und tatsächlich: Achtsamkeit durch Atemmeditation reduzierte Schuldgefühle, was die Bereitschaft für sogenanntes reparierendes Verhalten, also Wiedergutmachung, verringerte. Moralische und soziale Verantwortung trifft auf Atemmeditation.[186]

Achtsamkeitsübungen, die Mitgefühl und Liebe kultivierten, wirkten sich hingegen positiv aus. Selbstmitgefühl als zwischenmenschlicher Kleber der Achtsamkeit, könnte man meinen. Das Universalwerkzeug, das Schweizer Taschenmesser der Psychotherapie ist Achtsamkeit jedenfalls nicht.

Die Befunde zu Veränderungen im Gehirn haben sich im Übrigen nach einer anderen Studie ebenfalls nicht replizieren lassen, womit der vermeintliche objektive Marker von Achtsamkeit infrage steht. Aber ist das überhaupt wichtig? Wir suchen da manchmal nach etwas im Gehirn, was sich in unserer Wahrnehmung und unserem subjektiven Erleben längst eingestellt hat: weniger Stress und Ängstlichkeit. Diese Gehirn-Headlines werden vorrangig für das Marketing von bestimmten Methoden genutzt. Damit wird eine vermeintliche Objektivität vorgegaukelt, die überhaupt nicht nötig ist. Objektive Daten validieren oder invalidieren dein subjektives Gefühl nicht.

Eine Anpassung von Achtsamkeit an die Bedürfnisse des Marktes führt eher dazu, dass Praktiken und Programme so gestaltet werden, dass sie besser verkäuflich sind, anstatt wirklich tiefgreifende Veränderungen zu bewirken. Das kann bedeuten, dass die Praktiken so vereinfacht werden, dass sie in kurzen, leicht verdaulichen Formaten verkauft werden können, die jedoch die tatsächliche Wirksamkeit mindern. Es soll gut klingen und du sollst am besten in den ersten Sekunden etwas spüren. Wie langfristig der Effekt ist, scheint dabei zweitrangig.

Ein weiterer Kritikpunkt: Die Kommerzialisierung von Achtsamkeit stellt eine individuelle Selbstoptimierung und Stressbewältigung in den Vordergrund, ohne die zugrunde liegenden systemischen und strukturellen Probleme anzugehen. Was verursacht denn all den Stress und psychische Belastungen?

Wenn wir uns einmal ein Krankenhaus als großes Unternehmen anschauen, stellen wir fest, dass es den Mitarbeitenden in der Pflege häufig schlecht geht. Das Krankenhaus bietet den Mitarbeitenden Achtsamkeitskurse an – immerhin müssen sie diese nicht selbst bezahlen, denn das kann sich gar nicht jede:r leisten. Wird dadurch nicht ein Stück weit die Verantwortung verschoben, etwas an den belastenden Arbeitsbedingungen zu verbessern? Und geht uns das nicht auch alle etwas an, wenn der »systemrelevante« Beruf schlechthin nicht nur derart schlecht vergütet, sondern häufig unter besonders desaströsen Arbeitsbedingungen zu leiden hat? Für diese Fragen habe ich bei Calm noch kein passendes Video gefunden.

Das wird man nicht lösen, wenn man auf die Opfer dieser Ausbeutungskultur etwas Achtsamkeit draufschmeißt. Als individuelles Tool, eingesetzt in einem bestimmten Kontext mit einem bestimmten Ziel ist Achtsamkeit wirksam und empfehlenswert. Als Allzweckwaffe für alle und alles eher nicht.

# 35 Neurolinguistisches Programmieren

## Überlassen wir das lieber der Informatik

Neurolinguistisches Programmieren (NLP) ist eine Methode, die für sich beansprucht, Kommunikation zu verbessern, persönlichen Erfolg zu fördern und sogar bei der Behandlung psychischer Störungen zur Anwendung kommen soll.

Coaching, Therapie, Verkauf oder Selbsthilfe, NLP ist in diesen Bereichen sehr beliebt und wird auch von einigen meiner systemischen Kolleg:innen gerne angewendet. Es soll helfen, Kommunikationsverhalten besser zu verstehen und dabei noch erfolgreicher zu werden. Wer möchte das nicht?

Das NLP kommt als wissenschaftlich anmutendes Programm daher. Ausdrücke wie »Change History, Pacing und Leading, Rapport, Reframing« oder »die Arbeit mit Neurologischen Ebenen« klingen seriös und versprechen eine wissenschaftliche Fundierung.[187] In Österreich gilt NLP sogar als staatlich anerkannte Psychotherapiemethode. Dieser Schritt war aber alles andere als unumstritten. Der Psychotherapiebeirat in Österreich lehnt diese Entscheidung ab. In Deutschland ist sie keines der wissenschaftlich und sozialrechtlich anerkannten Psychotherapieverfahren, darf aber über das Heilpraktikergesetz als Psychotherapiemethode angewandt werden.

Das macht die Verwirrung an dieser Stelle nicht kleiner. Nutzen wir also die Gelegenheit und schauen uns das NLP etwas genauer an.

## Erkenntnis oder Psychotherapie-Groupies?

Die Wurzeln des NLP reichen bis zurück in die 1970er-Jahre. Die Begründer Richard Bandler, Mathematiker, später Psychologe, und John Grinder, Linguist, haben dabei verschiedene Konzepte aus anderen Wissenschaften und Therapieschulen aufgegriffen und diese miteinander verbunden. Sie haben über mehrere Jahre zu der Zeit führende Therapeut:innen in ihrer Arbeit beobachtet und Gesprächsprotokolle analysiert, wodurch sie die Grundsätze des NLP beschrieben haben. Dabei sollte es sich um allgemeine Wirkfaktoren von Psychotherapie handeln.

Interessant ist, dass sie ihre Beobachtungen und Informationen nicht dazu genutzt haben, um Hypothesen zu bilden, die sie dann anschließend hätten empirisch untersuchen können. So ist das normalerweise üblich in der Wissenschaft. Bandler und Grinder haben es vorgezogen, ihre Informationssammlung ohne empirische Überprüfung zu veröffentlichen, als seien diese Beobachtungen bereits als wissenschaftliche Fakten zu bewerten. Die Gründe für dieses Vorgehen sind unklar, vielleicht hat eine Ablehnung wissenschaftlicher Methoden ihren Beitrag dazu geleistet. Hier liegt allerdings ein wichtiger Geburtsfehler des NLP begraben. Denn es wurde populär, weit bevor es wissenschaftlich getestet wurde.

Ideen, derer sich Bandler und Grinder bedienten, lassen sich vor allem in der systemischen Therapie, der Hypnotherapie und der Gestalttherapie finden. Die größten und damals einflussreichsten Therapieformen wie Verhaltenstherapie und Psychoanalyse wurden dabei nicht betrachtet. Psychologieprofessor Uwe Kanning kommt in seiner Kritik[188] am NLP zu dem Schluss, dass die Begründer vor allem jene Ansätze berücksichtigt hätten, die sie selbst emotional angesprochen haben. Allgemeine Wirkfaktoren oder eher Groupietum?

Darüber hinaus wurden die Erkenntnisse nur aus Gesprächsprotokollen von prominenten Psychotherapeut:innen abgeleitet. Das wäre so ein bisschen, wie die Musik von Ed Sheeran zu analysieren und aus dieser die allgemeinen Faktoren für gute Musik abzuleiten.

Eine einheitliche Definition ist damit aber auch nach über 50 Jahren nicht so wirklich möglich. Mal wird NLP als Technik zur Veränderung gesehen, dann wieder als therapeutische Haltung. Die Beschreibungen bleiben dabei meist recht allgemein und neue Autor:innen scheinen einfach Begriffe dazuzuerfinden. Jedenfalls wird sich deutlich bei anderen Methoden bedient, sei es der systemischen Therapie, der Kognitionspsychologie, der Linguistik und einigen mehr.

»Abschreiben« und das Plagiat als etwas Eigenständiges zu verkaufen, ist auch in der Wissenschaft kein neues Modell und vermutlich ein Bestandteil des Erfolgsrezepts moderner Verhaltenstherapie. Was man dieser zugutehalten muss, ist, dass sie die Konzepte nicht bis zur Unkenntlichkeit verwässert und dass sie alle neuen Modelle empirisch testet.

Beim NLP scheint die Funktion des Plagiats eher in der Vermarktung der eigenen Methode zu liegen.

## Wunschdenken oder ferngesteuertes Gehirn?

Am ehesten kann man NLP als Werkzeug verstehen, das »tiefgreifende« Veränderungen im Denken und im Erleben bezwecken möchte. In *NLP für Dummies* wird NLP als »Wissenschaft der subjektiven Erfahrungen«, als »Wissenschaft der Struktur deiner subjektiven Erlebnisse«, als »Kunst und Wissenschaft der Kommunikation« oder als »Anleitung für dein Gehirn« beschrieben.[189]

Das mag verwirren, aber lass mich dir an dieser Stelle mit einem Beispiel helfen: Ein zentrales NLP-Konzept ist das sogenannte »Ankern«, bei dem emotionale Zustände durch bestimmte Reize ausgelöst werden sollen. Dieses Prinzip basiert auf der klassischen Konditionierung von Pawlow, die besagt, dass bestimmte Reize Reaktionen in uns auslösen. Dieses Konzept ist wissenschaftlich belegt.

NLP behauptet darauf aufbauend, dass man Anker nutzen kann, um Verhaltensänderungen zu trainieren oder, um es in der Sprache des NLP auszudrücken: das Gehirn umzuprogrammieren. Ein bereits etabliertes Konzept wird durch »Neuro-Rhetorik« in ein verkaufsfähigeres Gewand gesteckt, während seine Wirksamkeit aus dem wissenschaftlichen Kontext herausgerissen und dem NLP zugeschrieben wird. Eine Win-Win-Situation, könnte man meinen.

Das Problem ist, dass NLP dieses Anker-Prinzip auch auf psychische Störungen wie Angststörungen zu übertragen versucht. Wenn wir die Anker lösen, soll die Angst verschwinden. Wenn du unter einer Spinnenphobie leidest, wirst du vermutlich weniger Angst empfinden, wenn der Anker Spinne nicht in deiner Nähe ist. Das ist logisch. Eine Psychotherapie auf diesem Prinzip aufzubauen, wäre allerdings unethisch, da unsere medizinischen Leitlinien auf Basis der wissenschaftlichen Evidenz eine Expositionsbehandlung empfehlen. Also das genaue Gegenteil einer Ankerentfernung. Man kann dem NLP zugestehen, dass es sich etablierter Konzepte bedient, diese massentauglicher umformuliert und an manchen Stellen, wie beispielsweise der Behandlung von Angststörungen, »falsch abbiegt«. In einer etwas weniger wohlwollenden Auslegung muss man die Definitionsversuche des NLP jedoch als völlig sinnlose Aneinanderreihung von bedeutungsschwer anmutenden, aber inhaltsleeren Begriffspaaren interpretieren. Ein Umstand, der bereits in der wissenschaftlichen Auseinandersetzung mit NLP aufgegriffen wurde.[190]

Das Ansinnen, einen ganzheitlichen Ansatz zu schaffen, der sich einer Vielzahl etablierter Konzepte bedient, das ist erst einmal total wünschens- und unterstützenswert. Die »Magie der Veränderung«, die in diesem Zusammenhang suggeriert wird, lässt sich nach einem Blick in die aktuelle Datenlage nicht bestätigen. Im Bereich Coaching kommt eine Übersichtsarbeit aus dem Jahr 2019, die immerhin 22 Studien zur Analyse herangezogen hat, zu dem Schluss, dass es so gut wie keine Belege dafür gibt, dass NLP einen Nutzen im 1:1-Coaching besitzt, wenn es um Verhaltensänderung geht. Für Coaching im Allgemeinen gibt es nach einer Übersichtarbeit aus dem Jahr 2014 hingegen kleine bis mittlere Effekte im Bereich Verhaltensänderung.[191] Nicht mal diesen Effekt scheint das NLP zu erreichen.

Da NLP-Techniken ohne fundierte wissenschaftliche Basis vermittelt werden, besteht ferner die Gefahr, dass Klient:innen und Patient:innen falsche Erwartungen entwickeln und möglicherweise Schaden nehmen. Das Gehirn umprogrammieren zu können, suggeriert einen Grad der Veränderung, der in einem Verhältnis zu dem steht, wie Coaching, Beratung oder Psychotherapie funktionieren. Die Ablehnung des NLP in weiten Teilen der wissenschaftlichen Gemeinschaft kann man an dieser Stelle nur nachvollziehen.

Übrigens bedeutet eine rechtliche Anerkennung des Verfahrens in Österreich nicht, dass NLP über irgendwelche Wirksamkeitsbelege verfügt. Das Psychotherapiesystem in Österreich funktioniert anders als in Deutschland. Dort werden Psychotherapiemethoden staatlich anerkannt und müssen keinen strengen Qualitätsprozess durchlaufen. In dem Fall hat die zuständige Ministerin das NLP einen Tag vor dem Ausscheiden aus dem Amt anerkannt. Tu felix Austria. In Deutschland werden jedoch nur Methoden und Verfahren anerkannt, die wissenschaftlich fundiert sind. NLP gehört hier nicht dazu.

# 36 Selbstliebe

## (K)ein Muss für glückliche Beziehungen

Neben dem Achtsamkeitshype macht das Wort Selbstliebe die Runde. Dahinter stecken häufig Anlehnungen an das psychologische Konstrukt des Selbstmitgefühls, wenngleich Letzteres meist etwas ganz anderes meint als Selbstliebe.

»Du musst dich erst selbst lieben, bevor andere dich lieben können« ist dabei immer wieder ein Spruch, den man in diversen WG-Küchen liest. Für Menschen, die ihr Selbstbild zum Positiven verändern möchten, kann die Idee von Selbstliebe erst einmal verlockend sein. Besonders Menschen, die sehr streng mit sich sind, praktizieren häufig zu wenig Selbstmitgefühl. Eine Gefahr, die hier besteht, ist, dass Menschen, von dieser absoluten Vorstellung von Selbstliebe genährt, aus dieser einen Wettkampf machen und sich dafür abwerten, wenn sie sich »noch nicht selbst genug geliebt haben«. Das nächste große Ziel, das es im Optimierungswahn zu erreichen gilt. Und häufig ist der zweite Teil dieser Aussage besonders schmerzlich, impliziert er doch, dass du erst dann liebenswert bist, wenn du dich selbst liebst?

In der Psychotherapieausbildung lernen wir, dass Liebe durch Leistung eigentlich nicht so förderlich ist, um ein positives Selbstbild zu entwickeln. Weshalb das so ist und was wir mit dem Begriff der Selbstliebe Nützliches anfangen können, das schauen wir uns in diesem Kapitel einmal genauer an.

### Ettikettenschwindel Selbstliebe

Aus der Sicht der Psychologie ist Selbstliebe mal wieder eines von vielen Konzepten, das so klar sein könnte, aber doch so umstritten ist. Das hängt damit zusammen, wie man »das Selbst« und »die Liebe« definiert.

Selbstliebe beinhaltet jedenfalls Aspekte von *Selbstakzeptanz*, also die Fähigkeit, sich so anzunehmen, wie man ist, mit allen Stärken und vermeintlichen Schwächen, sowie Aspekte von Selbstmitgefühl. Nach Dr. Kristin Neff, der führenden Forscherin zu Selbstmitgefühl, besteht dieses aus drei Facetten: Selbstfreundlichkeit, Achtsamkeit und allgemeine Menschlichkeit.

Selbstmitgefühl bedeutet dabei, dass du nett zu dir selbst bist, wenn du dich schlecht fühlst oder Fehler machst. Statt dich selbst zu kritisieren, akzeptierst du *selbstfreundlich* deine Gefühle, ohne sie zu verdrängen oder dich immer wieder damit zu belasten. Das bedeutet, *achtsam* zu sein mit den eigenen Gefühlen und Bedürfnissen.

*Allgemeine Menschlichkeit* meint Verständnis, dass Leiden und Unvollkommenheiten Teil des menschlichen Lebens sind und von allen Menschen geteilt werden. Es bedeutet, dass man seine eigenen Fehler und Herausforderungen nicht isoliert oder als einzigartig betrachtet, sondern als etwas, das alle Menschen in irgendeiner Form erleben. Dieses Bewusstsein hilft, sich mit anderen verbunden zu fühlen, anstatt sich aufgrund von Fehlern oder Problemen von anderen getrennt zu fühlen. Selbstmitgefühl ist als psychologisches Konzept mehr als das nette Klopfen auf die eigene Schulter.

Jetzt haben wir Selbstmitgefühl, aber noch keine Selbstliebe, oder? Selbstliebe als Konzept wird in der Psychologie seltener untersucht. Das Wesentliche ist durch Selbstmitgefühl im Grunde erfasst. Eine Doktorarbeit aus dem Jahr 2021, die eher aus einer humanistischen Richtung kommt, hat versucht, ein Modell zur Selbstliebe aufzustellen.[192] Dabei wird Selbstliebe als Teil der Selbstfreundlichkeit gesehen, die Aspekte von Neff, auch jener der allgemeinen Menschlichkeit oder sozialen Verbundenheit, tauchen dort in vergleichbarer Form auf.

Aus psychologischer Sicht ist Nächstenliebe damit nicht die Folge von Selbstliebe, sondern ein integraler Bestandteil dieser. Oder besser gesagt: Selbstmitgefühl.

Die gesundheitlichen Vorteile von Selbstmitgefühl sind jedenfalls nicht von der Hand zu weisen.[193] Und um diese zu erreichen, müssen wir uns nicht selbst lieben. Ich kann einige Eigenschaften und Verhaltensweisen an mir benennen, die ich absolut nicht liebe, die ich nicht einmal mag. Und das kannst du sicher auch. Der entscheidende Punkt ist, dass wir diese Dinge an uns selbst wahrnehmen, dass wir, sofern wir sie nicht verändern können, sie als das akzeptieren, was sie sind, dass wir uns in dieser Akzeptanz gut behandeln und im Idealfall nicht von unseren Mitmenschen isolieren. Wenn du das Selbstliebe nennst, dann ist das in Ordnung.

Für viele Menschen löst das Ideal der Selbstliebe aber Druck aus. Wenn Selbstliebe zu einem Ziel wird, das ich nicht erreichen kann, kann das zu Selbstabwertung führen.

Selbstmitgefühl hingegen hilft uns dabei, die eigene, aber auch die Unvollkommenheit des/der Partner:in zu akzeptieren.[194] Mit einem/einer Partner:in, der/die uns in unserer Unvollkommenheit akzeptieren kann, fühlen wir uns wohl eher verbunden als mit einer Person, die uns ständig abwertet und schlecht behandelt. Insbesondere nach einer Beziehung, die für uns rückblickend schädlich war, kann so eine Erfahrung in einer neuen Beziehung einen Unterschied machen. Wenn dein Gegenüber dich so nimmt, wie du bist, obwohl die Person deine »Schwächen« kennt, ja, vielleicht bist du dann gar nicht so schlimm, wie du dachtest.

»Selbstliebe« ist keine Voraussetzung, um geliebt zu werden, wenngleich Menschen, die Selbstmitgefühl praktizieren, zufriedener in ihren Beziehungen sind, und dazu gehört eben nicht nur Selbstfreundlichkeit, sondern auch die Verbundenheit zum Gegenüber.

# Sind wir alle normalgestört?

Nach unseren Ausflügen in die Persönlichkeit, in unsere Beziehungen und Körper sowie in unser Mindset gibt es noch einen letzten Bereich, den wir von den Irrtümern der Pop-Psychologie befreien müssen: die klinische Psychologie und Psychotherapie.

In kaum einem Bereich haben Vorurteile, Irrtümer und Desinformation so enorme Folgen wie bei psychischen Störungen. Menschen werden wahlweise als chronisch und unheilbar krank, als gefährlich oder unberechenbar dargestellt oder eine ganze Gruppe Betroffener wird vergessen.

Bei jüngeren Menschen ist darüber hinaus ein gegenteiliger Trend zu beobachten: Verharmlosung. »Depris schieben« oder »OCD, das kickt«. Wegsperren oder »Psychotainment« für alle? Zwischen der Dämonisierung als chronische Krankheit, der Verharmlosung zum Lifestyle-Phänomen oder Erlösung als Identität – der Umgang mit psychischen Störungen ist extrem. Ist es Entstigmatisierung, wenn Menschen mit psychischen Störungen in Podcasts geschleppt werden und über die intimsten Details ihrer Biografie berichten? Das lässt viel Platz für die wichtigen Fragen. Und für Fakten.

In diesem Teil wollen wir uns die populären Irrtümer über psychische Erkrankungen einmal genauer ansehen.

# 37 (Selbst-)Diagnose

## Identität oder soziale Ansteckung?

Es ist interessant. Während man vor einigen Jahren und Jahrzehnten die Eltern eines Kindes mit möglicher Autismusdiagnose noch gut auf diesen lebenseinschneidenden »Schock« vorbereiten musste, scheint sich der Trend an vielen Stellen umgekehrt zu haben. Diagnosen wie Autismus und ADHS werden regelrecht zelebriert und freudig entgegengenommen. Da, wo die Angst vor einem Label oder einer Diagnose einst den Gang in eine Praxis verhindert hat, kommt kaum ein Beitrag zu ADHS und Autismus ohne den vorwurfsvollen Hinweis aus, dass man mindestens zwei Jahre auf eine Diagnostik warte. Diese langen Wartezeiten und andere Hürden im Rahmen der Diagnostik sind Gründe dafür, weswegen viele Menschen Selbstdiagnosen als »valide« ansehen. Sie sind vermutlich eine Art Gegenbewegung zur klinischen Psychologie der letzten Jahrzehnte, in der die Perspektive von Betroffenen, sogenannten Erfahrungsexpert:innen, nur unzureichend gewürdigt und einbezogen wurde. Die Gefahren von solchen Selbstdiagnosen werden meist kontrovers, aber nicht sonderlich differenziert diskutiert.

Insbesondere bei ADHS und Autismus handelt es sich um lebenslange und entwicklungsbedingte neurologische Entwicklungsstörungen, die im Gegensatz zu depressiven Episoden nicht einfach »verschwinden«. Sie beeinflussen die Art und Weise, wie die betroffene Person die Welt sieht und mit ihr in Kontakt geht, erheblich, weswegen Betroffene zu Recht einwenden, dass ihr Eindruck, sich in diesen Kategorien wiederzufinden, nicht von ungefähr kommen kann. Wer schon immer nicht lange aufpassen kann, nach längerem Sitzen unruhig wird, viel und intensiv fühlt, der bildet sich das nicht ein, wenn er oder sie sich in der Diagnose ADHS wiederfindet.

Das sparen Kritiker:innen, die eine fehlende Objektivität von Selbstdiagnosen bemängeln, ebenso aus wie Entwicklungen in der Autismusforschung, die Selbstdiagnosen heutzutage anders bewertet. Die Diskussion ist aufgeheizt, wodurch das wichtige Anliegen von Betroffenen nach mehr Mitspracherechten im psychischen Gesundheitswesen eher in den Hintergrund rückt. Zeit, der Schnappatmung ein Ende zu setzen und das Thema etwas differenzierter zu betrachten.

## Die Architektur der Diagnose

Im Kampf um die Deutungshoheit der Diagnose sollten wir uns zunächst einmal anschauen, was Diagnosen sind. ADHS ist beispielsweise eine *Diagnose*. Die ADHS-Diagnose besteht derzeit aus drei relevanten *Diagnosekriterien*: Unaufmerksamkeit, Hyperaktivität und Impulsivität. Daneben müssen einige *Symptome* bereits vor dem zwölften Lebensjahr auftreten und zu Einschränkungen in der Lebensführung beitragen. *Symptome* sind Bestandteil eines Diagnosekriteriums. Bei Unaufmerksamkeit sind das zum Beispiel Vergesslichkeit, Gedankenschweifen, Schwierigkeiten, Aufgaben anzufangen oder zu Ende zu bringen und einige mehr. Um ein Diagnosekriterium zu erfüllen, muss eine bestimmte vorher festgelegte Anzahl an Symptomen erfüllt sein. Beim Kriterium Unaufmerksamkeit sind es beispielsweise fünf. Wenn dieses Kriterium erfüllt ist, müssen sich noch weitere fünf Symptome bei Hyperaktivität und/oder Impulsivität finden. Wenn diese Symptome vorhanden sind, eines oder beide Diagnosekriterien erfüllt sind, die Symptome bereits seit dem zwölften Lebensjahr auftreten, zu Leidensdruck und Funktionseinschränkungen führen und wenn sie nicht durch andere psychische Störungen oder körperliche Erkrankungen besser erklärt werden können, dann kann die Diagnose ADHS vergeben werden.

Es reicht also nicht, sich in einigen wenigen Symptomen wiederzufinden. Es reicht nicht einmal, ein Diagnosekriterium voll zu erfüllen, wenn die Symptome anders erklärt werden können.

Unaufmerksamkeit kommt beispielsweise auch bei Zwangsstörungen, Depressionen und Angststörungen vor. Das gilt es gut abzuklären. Dazu kommt, dass wir psychische Störungen, wie du inzwischen weißt, nicht so objektiv diagnostizieren können wie einen gebrochenen Knochen durch eine Röntgenaufnahme. In der Psychotherapie verwenden wir zur Diagnostik das anamnestische Gespräch, in dem wir geschult sind. Wir verwenden Fragebögen oder standardisierte Interviews, die statistisch auf die Diagnose, die wir abklären wollen, schließen lassen. Im Falle der ADHS befragen wir Zeitzeug:innen, sehen uns Grundschulzeugnisse an und werten Fragebögen von Angehörigen aus.

All das machen wir, weil wir ADHS nicht durch einen Gehirnscan feststellen können und wir uns mit diesen Methoden so objektiv an die Diagnose herantasten möchten, wie es uns möglich ist. Und dabei wollen wir so viele kognitive Verzerrungen wie möglich ausschließen. Welche das sind, werde ich einmal am Beispiel der Selbstdiagnosen verdeutlichen.

## Ich will es, ich hab es

Der Begriff der selbsterfüllenden Prophezeiung ist dir mittlerweile bekannt. Unsere Erwartungen beeinflussen unser Verhalten. Eine kognitive Verzerrung, die in diesem Zusammenhang auftreten kann, ist der Confirmation Bias. Er besagt, dass Menschen dazu neigen, Informationen zu suchen oder solche Informationen bevorzugt wahrzunehmen, die ihre bereits bestehenden Überzeugungen oder Vermutungen bestätigen.

Wer glaubt oder gar davon überzeugt ist, ADHS zu haben, wird Informationen dazu womöglich selektiver auswählen und sich weniger mit Informationen befassen, die den Eindruck widerlegen könnten. In Fragebögen beantwortet die Person womöglich Fragen, von denen sie glaubt, dass diese mit ADHS zusammenhängen, eher zustimmend. Das macht die vielen Onlinetests sehr fehleranfällig, weswegen wir in der psychologischen Diagnostik validierte Fragebögen nur als eines von mehreren Werkzeugen einsetzen. Wir wissen um diese Verzerrungen. Und während einzelne Onlinetests weniger problematisch sind, weil sie sich im Rahmen einer professionellen Diagnostik meist gut besprechen lassen, ist das mit anhaltenden und maßgeschneiderten Inhalten in sozialen Medien etwas anders.

Plattformen wie TikTok spielen Nutzer:innen die Inhalte aus, mit denen sie häufiger interagiert haben, die sie sich regelmäßiger und länger ansehen. Dadurch kann nach Ansicht einiger Forscher:innen ein sich selbst verstärkender Kreislauf entstehen. Ein selbsterfüllender Algorithmus[195] als Expressweg zur Selbstdiagnose. Dabei wird kritisiert, dass ein Großteil der Inhalte irreführend, vereinfachend emotionalisiert und romantisierend dargestellt werde, wodurch ein verzerrtes Bild von psychischen Störungen oder neurologischen Entwicklungsstörungen wie ADHS entstehe. Das kann die Gefahr von »Looping-Effekten« erhöhen, in denen die Identitäten der Nutzer:innen immer mehr mit den ausgespielten Inhalten verschmelzen.

Der besondere emotionale Einsatz der Inhalte gilt zudem als Auslöser für potenzielle soziale Ansteckung.[196] Soziale Ansteckung ist besonders relevant für Jugendliche, die anfällig für den Einfluss sozialer Medien sind.[197] Soziale Ansteckung beschreibt, wie sich Gedanken, Gefühle und Verhaltensweisen innerhalb von Gruppen verbreiten, ähnlich wie ein Virus. Wenn Menschen sehen, dass andere in ihrem Umfeld bestimmte Dinge tun oder glauben, übernehmen sie diese oft unbewusst. Besonders in sozialen Medien kann das schnell geschehen, weil viele Menschen gleichzeitig ähnliche Inhalte sehen und darauf reagieren. Es ist wie ein Dominoeffekt, bei dem eine Idee oder ein Verhalten von einer Person zur nächsten weitergegeben wird, bis es weit verbreitet ist. Das Konzept der sozialen Ansteckung an sich ist aber in diesem Zusammenhang umstritten. Wir wissen nämlich nicht genau, wie es funktioniert.

Außerdem gibt es Studien, die bezweifeln, dass psychische Gesundheitsprobleme und Glück in einem nennenswerten Ausmaß sozial ansteckend sind.[198] Kritiker:innen führen an, dass Menschen, die sich ähnlich sind, eher miteinander interagieren. »Gleich und gleich gesellt sich gern.« Vermeintlich »ansteckende« Verhaltensweisen sind nach Vertreter:innen dieser Position eher das Ergebnis von **Homophilie**. Menschen zeigen ähnliches Verhalten, weil sie sich eben ähnlicher sind.[199]

Und um es noch komplizierter zu machen: Soziale Ansteckung und Homophilie könnten sogar miteinander verflochten sein. Aus wissenschaftlicher Sicht ist es schwierig, beide Effekte in Studien voneinander zu trennen. Und sicherlich reichen zwei Konzepte alleine nicht aus, um soziale Netzwerke komplett zu beschreiben.[200]

## Im Zweifel für den Angeklagten?

Ein Grund, weshalb sich Menschen mit bestimmten Diagnosen identifizieren, liegt an einer Reihe struktureller Probleme. Die langen *Wartezeiten* für einen Psychotherapieplatz von ca. fünf Monaten werden von Wartezeiten für eine Autismus- oder ADHS-Diagnostik von bis zu zwei Jahren an einem Universitätsklinikum in den Schatten gestellt. Außerdem sind *diagnostische Verfahren* bei einigen Störungsbildern fehleranfällig, je nachdem, wer sich in die Diagnostik begibt. Frauen mit ADHS fallen als Mädchen seltener auf, werden dadurch weniger häufig in einer Diagnostik empfohlen, was dazu führt, dass 75 Prozent der Frauen mit ADHS ihre Diagnose erst als Erwachsene erhalten haben.[201] Die Diagnose kann für das Leben der Betroffenen von großer Bedeutung sein. Die Gefahr, nicht ernst genommen zu werden oder den Grenzwert der Diagnose wegen des Geschlechts knapp zu verpassen, ist für Betroffene durchaus real. Die ADHS-Diagnostik wird an dieser Stelle auch in Fachkreisen an mehreren Stellen als »willkürlich« kritisiert.[202]

Neben Zugängen und Diskriminierung stellt sich für nicht wenige Menschen auch die Frage, wozu sie die offizielle Diagnose benötigen, wenn sie keine Behandlung dafür anstreben. Man findet sich in den Themen wieder, sieht sich selbst als anders, möchte aber weder Psychotherapie noch medikamentöse Behandlung. In Kapitel 38 kannst du dazu mehr nachlesen.

In der autistischen Community werden Selbstdiagnosen häufig akzeptiert. Eine Selbstdiagnose sei aufgrund der eigenen gelebten Erfahrung weniger fehleranfällig. Dieses Argument wird sogar in der Forschung diskutiert.[203] Inwiefern dies auch auf ADHS oder andere Diagnosen übertragbar ist, bleibt abzuwarten. In der ADHS-Community werden Selbstdiagnosen ebenfalls besprochen, während dies in Selbsthilfeforen für Betroffene von Schizophrenie keine Rolle zu spielen scheint. Und dort, wo es von Bedeutung ist, nämlich vor allem bei Entwicklungsstörungen, die schon in der Kindheit beginnen, scheint es mitunter gute Gründe dafür zu geben.

Eine Selbstdiagnose wird eine fachliche Diagnose aber nicht ersetzen. Zu groß sind ihre Folgen. Trotzdem ist es notwendig, Betroffene als Erfahrungsexpert:innen vermehrt in die Verbesserung diagnostischer Prozesse einzubinden. Es geht weder darum, Selbstdiagnosen als Ganzes und in allen Bereichen stattzugeben, noch geht es darum, sie grundsätzlich abzulehnen. Es geht um Macht und wie diese bei solchen lebenslangen Diagnosen verteilt ist.

# 38 Neurodiversität

## Normal mit Hindernissen

Der Trend zur Selbstdiagnose führt uns unweigerlich zum Paradigma der Neurodiversität. Betroffene setzen sich mit dem Thema auseinander, weil es ihnen eine Identität und Gemeinschaft bietet, die ihre Erfahrungen anerkennt. Für viele »neurodivergente« Menschen ist der Neurodiversitätsansatz eine willkommene Abkehr von pathologisierenden Ansichten, die sie als »defekt« oder »krank« stigmatisieren. Es ermöglicht ihnen, ihre Einzigartigkeit als wertvoll zu sehen, und gibt ihnen eine Plattform, um für ihre Rechte und Bedürfnisse zu kämpfen.

Das Problem dabei ist, dass diese zusätzliche Komplexität in öffentlichen Debatten zu häufig einer vereinfachten Darstellung von Neurodiversität entgegensteht. Neurodiversität wird als etwas rein Positives dargestellt, während man den Eindruck erhalten könnte, dass wir alle ein bisschen so sind. Das kann das Leid von Menschen mit starken Einschränkungen bagatellisieren.

Worauf Neurodiversität eigentlich abzielt, geht dabei etwas unter. In diesem Kapitel schauen wir uns das Paradigma der Neurodiversität mit seinen Vor- und Nachteilen genauer an und lassen dabei auch die Neurowissenschaften zu Wort kommen. Wie viel Neuro steckt drin im Paradigma der Neurodiversität?

### Sind wir alle neurodivergent?

Autismus, ADHS und andere Störungsbilder wie Dyskalkulie und Legasthenie werden von Befürworter:innen des Paradigmas der Neurodiversität als Teil menschlicher Variation gesehen, als »Neurodivergenz«. Es betont neurologische Unterschiede zwischen

Menschen als Teil unserer natürlichen Variation. Anders. Nicht krank.

Das Paradigma der Neurodiversität ist damit kein neurowissenschaftliches, sondern ein sozialwissenschaftliches Konzept sowie eine soziale Bewegung, die Akzeptanz und Inklusion von »Neuro-Minderheiten« fördern möchte. Neurowissenschaften stecken aber auch in dem Begriff. Einer Studie aus dem Jahr 2023 zufolge lassen sich beide Diagnosen nicht ausschließlich auf die Hirnchemie reduzieren, es gibt aber Belege für die Annahme verschiedener Neurotypen. Denn so wie wir uns hinsichtlich unserer Größe unterscheiden, unterscheiden wir uns auch hinsichtlich der Entwicklung unseres Gehirns.

Männer in Deutschland sind durchschnittlich 180 cm groß, mit einer Standardabweichung von beispielsweise 7 cm. Das bedeutet, dass 68 Prozent der Männer zwischen 173 und 187 cm groß sind. Du kannst dir das als Glockenkurve vorstellen, mit einem Ballen in der Mitte. Die restlichen 16 Prozent sind entweder größer oder kleiner. Und so in etwa lassen sich verschiedene Neurotypen verstehen. Die meisten sind sich ähnlich und ein kleinerer Anteil weicht statistisch gesehen entweder nach oben oder nach unten ab und weist eben eine etwas andere Gehirnentwicklung auf. Und neurodivergente Menschen liegen demnach außerhalb der Glocke und damit außerhalb dieser statistischen Norm. In der Studie wird dann von »Neuro-Minderheiten« gesprochen, also einer Bevölkerungsgruppe, die gemeinsame Elemente der Neurodivergenz aufweist, die sich in einem spezifischen Symptommuster zeigen und dadurch ähnlichen Herausforderungen und Diskriminierungen in der Auseinandersetzung mit der neurotypischen Gesellschaft ausgesetzt sind.

Diese Sichtweise ist auch Teil des sozialen Modells von Behinderung. Nicht das Individuum ist behindert, sondern es wird durch die Umwelt behindert. Das Wort »Störung« bedeutet, dass man individuelle medizinische Behandlung benötigt, Behinderung bedeutet, dass soziale Anpassungen nötig sind.

Nach dem Psychologen Baron-Cohen[204] ist eine *Störung* eine Art von Problem, das immer ein Problem ist, egal in welcher Umgebung oder Situation sich die Person befindet. Es ist etwas, das sowohl durch die körperlichen (organischen) als auch durch die Verhaltensweisen einer Person verursacht wird. Zum Beispiel sind schwere Angstzustände oder Essstörungen wie Anorexie solche Störungen. Sie beeinflussen das Leben der betroffenen Person in (fast) jeder Situation negativ.

Eine *Behinderung* ist dagegen eine Schwierigkeit, die hauptsächlich dadurch entsteht, dass die Umgebung nicht gut auf die Bedürfnisse der Person angepasst ist. Es bedeutet, dass jemand in bestimmten Situationen Probleme hat, weil es Barrieren gibt, die diese Person daran hindern, normal zu funktionieren. Ein Beispiel ist Dyslexie, also eine Lese-Rechtschreib-Schwäche. Diese kann das Lernen in bestimmten Bereichen erschweren und zu einer Lernbehinderung führen, aber in einer gut angepassten Umgebung mit den richtigen Hilfsmitteln kann die Person trotzdem gut lernen. Und dann sind da noch *Unterschiede*, die weder Behandlung noch Anpassung benötigen, sondern Akzeptanz und Inklusion.

Der Neurodiversitätsansatz schlägt vor, dass wir beim Einordnen von Menschen, die *anders* sind (zum Beispiel bei ADHS), flexibler und persönlicher vorgehen sollten. Ob wir etwas als »Störung«, »Behinderung« oder einfach als »Unterschied« betrachten, hängt stark davon ab, wie gut die Umgebung auf die Person eingeht. Zum Beispiel könnte eine ADHS, die große Einschränkungen im Beruf und in der Partnerschaft verursacht, als eine Störung angesehen werden, die behandelt werden muss. Etwa mit einem Medikament und einer Psychotherapie, die sich auf die Bewältigung sozialer Konflikte fokussiert. Wenn jemand aber gut mit seiner oder ihrer ADHS zurechtkommt, könnte es je nach Umgebung eher als Behinderung oder einfach als Unterschied betrachtet werden. Im Falle der Behinderung ist dann die Frage, ob Anpassungen, beispielsweise in der

Schule oder auf der Arbeit, vorgenommen werden können oder ob diese Kontexte veränderbar sind. Kein Kleinreden von Leid, sondern eine individuelle Betrachtung der Person und ihrer Umstände.

Der Neurodiversitätsansatz betont damit, dass es darauf ankommt, wie die Person selbst die Andersartigkeit erlebt: Manche empfinden es als Nachteil, andere sehen es als wichtigen Teil ihrer Identität. Und ausgehend davon werden mehr Mitspracherechte gefordert in der Bewertung dessen, was die Diagnose bedeutet. Es geht also weniger um die Reduktion allen Leids auf einen Neurotransmitter als um eine Demokratisierung des Gesundheitswesens.

# 39 Trauma

## Das Ende der Resilienz?

Glaubt man Traumacoaches und einigen unseriöseren Therapeut:innen, sind wir alle traumatisiert. Workshops, Selbsthilfeliteratur, ja, sogar Ratgeber namhafter Psychologieverlage haben das Geschäft mit dem Trauma gewittert. Dabei scheinen gültige wissenschaftliche Definitionen eines Traumas eine ebenso unbedeutende Rolle zu spielen wie das subjektive Empfinden. Sogar wenn du selbst die Schwierigkeiten deiner Kindheit nicht als Trauma bezeichnen würdest, lauert hinter irgendeiner Ecke jemand, der dir etwas anderes einreden möchte. Vielleicht hast du es ja nur verdrängt oder es waren die vielen kleinen, aber häufigen seelischen Verletzungen der frühen Jahre, die dich zu einem kranken Erwachsenen gemacht haben. Von Mikrotraumata ist dann die Rede. Und egal ob mikro, mini oder mega, keine leidvolle Biografie kann mehr als solche gewürdigt werden, wenn nicht mindestens einmal der Traumabegriff fällt.

Dabei sind die zunehmende Auseinandersetzung mit der eigenen Entwicklungsgeschichte und die Einflüsse familiärer Dynamiken auf unser heutiges Beziehungsleben und unser Selbstbild etwas absolut Begrüßenswertes. Zu sehen, wie leidvoll es für den jungen sensiblen Sohn gewesen sein muss, dass er gelernt hat, als Mann nur dann wertvoll zu sein, wenn er sich so machohaft gibt wie der eigene Vater. Obwohl ihm dessen verbal-aggressive Ausbrüche der Mutter gegenüber äußerst zuwider waren. Die Angst, selbst zum Opfer zu werden, und die Erfahrung, dass Dominanzgesten belohnt werden, könnten dazu führen, dass er glaubt, sich als Erwachsener ständig beweisen zu müssen. Festzustellen, dass hier nicht der sensible Sohn das Problem war, sondern der unsensible Vater, das kann für das

Selbstbild des Erwachsenen durchaus wichtig sein. Es fördert Selbstakzeptanz und bietet die Chance, wohlwollender auf die Verletzlichkeiten der Kindheit und der Gegenwart zu blicken.

Würdigung der Lebensgeschichte und Veränderung der Muster in der Gegenwart – braucht es dazu immer einen Traumabegriff? Oder kann dieser auch schaden, da wir uns in einer Überidentifizierung zu sehr auf unsere Defizite und zu wenig auf Resilienz und Lösungen der Zukunft fokussieren? Kann dieser inflationäre Gebrauch des Traumabegriffs vielleicht auch Erwartungen wecken, besonders schonend behandelt zu werden? Und werden so Auseinandersetzungen über die gute alte Selbstverantwortung nicht bereits im Keim erstickt? In diesem Kapitel gehen wir diesen Fragen auf den Grund und schauen uns an, was es mit Trauma, Traumafolgestörungen und anderen verwandten Begriffen so auf sich hat.

## Was ist ein Trauma?

Als Trauma gilt nach ICD-11, dem aktuellsten Katalog der WHO, mit dem wir psychische Störungen und körperliche Erkrankungen diagnostizieren, ein »sehr bedrohliches oder schreckliches Ereignis oder eine Serie von Ereignissen« oder aber »meist langanhaltende oder wiederholende Ereignisse, aus denen keine Flucht möglich ist (z. B. bei sexualisierter Gewalt, Folter, Sklaverei oder Krieg)«.

Dabei können wir einmalig zeitlich begrenzte traumatische Ereignisse wie Unfälle und Naturkatastrophen (Typ-1-Trauma) von menschengemachten traumatischen Ereignissen (Typ-2-Trauma) unterscheiden. Letztere umfassen häufig andauernde oder sich wiederholende traumatische Erlebnisse wie Folter, Missbrauch und sogenannte »man made desaster«. Der Ukrainekieg ist ein Beispiel für ein menschengemachtes Trauma. Ein traumatisches Ereignis wird dabei definiert als eine Konfrontation mit Tod, drohendem Tod, tatsächlicher oder angedrohter schwerer Verletzung oder tatsächlicher oder angedrohter sexueller Gewalt, wenngleich in aktuellen

Diagnosen für Traumafolgestörungen vor allem der Bedrohungscharakter des Ereignisses hervorgehoben wird. Sonst müssten wir davon ausgehen, dass jede:r Notärzt:in automatisch traumatisiert ist.

Es ist aber wichtig hervorzuheben, dass diese Definition mehrere Szenarien einschließt: direkt erleben, miterleben, erfahren sowie Details eines traumatischen Erlebnisses wiederholt ausgesetzt zu sein. Während man im ersten Fall selbst noch das Opfer der Gewalt war, ist man im zweiten Fall Zeug:in, wie beispielsweise eine Angehörige Opfer von Gewalt wird. Im dritten Fall kannst du dir eine Situation vorstellen, in der du beispielsweise durch einen Anruf vom plötzlichen Tod einer Angehörigen erfährst, während im letzten Fall vor allem Menschen gemeint sind, die entweder mit Traumaüberlebenden oder mit Täter:innen arbeiten und häufig den meist detailreichen Schilderungen von Gewalt ausgesetzt sind.

Und du erinnerst dich an das Kapitel 10 zu Bindungstypen: Die meisten Menschen auf dieser Welt erleben mindestens einmal in ihrem Leben ein traumatisches Ereignis.[205] In Risikoberufsgruppen liegt die Zahl sogar bei 84 Prozent. Müssten wir dann nicht fast alle traumatisiert sein? Zum Glück nicht. Denn eine veritable Traumafolgestörung wie die Posttraumatische Belastungsstörung (PTBS) oder die komplexe PTBS (kPTBS) entwickelt nur ein Bruchteil der Menschen. Bei PTBS sind es etwa fünf Prozent.[206]

Bei der PTBS steht neben dem Erlebnis eines oder mehrerer solcher Ereignisse die sogenannte »Trauma-Trias« im Vordergrund. Diese umfasst das *Wiedererleben* des traumatischen Ereignisses, *Vermeidung* und *Übererregung*. Unter Ersteres fallen aufdringliche und plötzlich überkommende Gedanken an das traumatische Ereignis, Flashbacks und/oder Albträume. Für die Betroffenen fühlt es sich dann so an, als wären sie »wieder in der traumatischen Situation«, was natürlich mit einer enormen emotionalen Belastung einhergeht.

In der *Vermeidung* versuchen Betroffene bewusst, Gedanken, Situationen und Aktivitäten aus dem Weg zu gehen, um bloß nicht getriggert zu werden. Wie vielfältig Trigger sein können, die ein Wiedererleben auslösen, hast du bereits in Kapitel 12 kennengelernt.

Unter *Übererregbarkeit* ist eine erhöhte Schreckhaftigkeit zu verstehen. Betroffene reagieren häufig sehr stark auf plötzliche Berührungen und fühlen sich so, als wären sie in ständiger Alarmbereitschaft. Das ist sogar physiologisch messbar.[207]

Alle diese Symptome sind für die Betroffenen belastend und schränken sie in ihrem Leben ein. Meist treten die Symptome auch nicht direkt im Anschluss an das Ereignis auf, sondern einige Wochen oder Monate später. Bei der kPTBS treten derlei Symptome ebenfalls auf, allerdings sind die traumatischen Ereignisse meist wiederholter, lang anhaltender und menschengemachter Natur. Zusätzlich liegen *Schwierigkeiten in der Emotionsregulation*, ein *verändertes Selbstbild* und *zwischenmenschliche Probleme* vor.

Ersteres beschreibt dabei eine erhöhte Reizbarkeit und eine verringerte emotionale Schwingungsfähigkeit, womit gemeint ist, dass jemand weniger stark oder weniger abwechslungsreich auf Gefühle reagiert. Betroffene können also Emotionen wie Freude oder Trauer nicht so intensiv oder oft spüren, wie es normalerweise der Fall ist. Das kann dazu führen, dass sie sich emotional eher gleichbleibend oder »flach« fühlen, ohne große Höhen und Tiefen zu erleben.

Unter dem veränderten Selbstbild ist gemeint, dass sich Betroffene als beschädigt und wertlos wahrnehmen und häufig tiefgreifende Gefühle von Scham, Schuld und Versagen empfinden. Selbsthass ist ein Begriff, den meine Patient:innen gelegentlich nutzen. Damit einher gehen zwischenmenschliche Probleme, also Schwierigkeiten beim Beziehungsknüpfen oder bei der Nähe zu anderen.

Wenn die letzten drei Punkte ohne die sogenannte Trauma-Trias vorliegen, dann liegt keine kPTBS vor.[208] Denn Probleme in der Selbstregulation können als Risikofaktor für die Entwicklung einer (k)PTBS schon vor dem traumatischen Ereignis auftreten. Dazu solltest du ebenfalls wissen, dass die kPTBS erst seit Inkrafttreten der

ICD-11 im Jahr 2022 offiziell diagnostizierbar ist und vorher Gegenstand einiger wissenschaftlicher Debatten war. Die Abgrenzung bei Erwachsenen zur sogenannten Borderline-Persönlichkeitsstörung ist nämlich kompliziert.[209]

Jetzt könnte man argumentieren, dass Depressionen, Essstörungen, Angststörungen und Persönlichkeitsstörungen ebenfalls das Produkt von Traumatisierung sind, oder nicht? Bei der Borderline-Persönlichkeitsstörung mag da etwas dran sein, aber insgesamt sind traumatische Ereignisse eher als ein Risikofaktor unter mehreren zu verstehen, der die Wahrscheinlichkeit erhöht, dass wir eine psychische Störung entwickeln.

Wir sollten mit Blick auf die lediglich fünf Prozent der Menschen, die eine PTBS bekommen, die menschliche Widerstandsfähigkeit nicht unterschätzen. Es mag verlockend sein, auf den Risikofaktor mit dem höchsten »Shock Value« draufzuspringen. Das birgt aber die Gefahr, dass wir den Traumabegriff verwässern und Ereignissen eine übergroße Bedeutung zuschreiben. Die können wir im Nachhinein nicht mehr ändern. Wie wir mit uns selbst und mit anderen umgehen, jedoch schon. Mit Widerstandsfähigkeit sind bekanntlich nicht nur unsere persönlichen Ressourcen gemeint, sondern auch, wie offen wir mit Erlebnissen umgehen, wie gut wir sozial unterstützt werden und diese Hilfe annehmen können.

Auch Stigmatisierung kann hier eine Rolle spielen. Wer sich für womöglich beginnende Symptome schämt, wird sich keine Hilfe suchen. Das macht die Vollausbildung einer PTBS wahrscheinlicher. In Ländern mit mittlerem bis niedrigem Einkommen, beispielsweise Moldawien, Bulgarien oder Rumänien, suchen nur 25 Prozent der Betroffenen einer PTBS professionelle Hilfe auf.[210] Und das, obwohl eine PTBS recht gut mit einem traumafokussierten psychotherapeutischen Vorgehen behandelbar ist. Da braucht es dann weder Traumaheiler:innen, noch Traumacoaches, sondern eine traumafokussierte Psychotherapie.[211]

# 40 Wachstum und Mikrotrauma

## Was uns nicht umbringt, macht uns …

Stärker? »*Stranger*«? Wenn man dem Konzept vom posttraumatischen Wachstum (PTW) Glauben schenkt, versprechen uns bewältigte traumatische Erlebnisse nicht nur mehr Resilienz oder eine Rückkehr zu unserem Ausgangszustand vor dem Trauma, nein, durch sie sollen wir sogar über diesen Ausgangszustand hinauswachsen.

Wer als Kind *Dragonball* geschaut hat, wird den Zenkai-Boost kennen. Wenn die Protagonist:innen der Serie nach einem Kampf nur knapp dem Tod und mit schweren Verletzungen entkommen sind, hat es ihre körperliche Stärke potenziert, weil sie einer legendären Kriegerrasse, der Sayajin, angehören. Das ist dabei keine neue Idee. Der österreichische Neurologe und Psychiater Viktor Frankl hat bereits 1946 über mögliche positive Aspekte eines Traumas geschrieben. Und Frankl hat immerhin vier verschiedene Konzentrationslager überlebt. Die universitäre Forschung zum PTW stützt sich auf diese Erkenntnisse.

Der Joker in *The Dark Knight* (2008) wandelt die Phrase bewusst um: Was uns nicht umbringt, macht uns sonderbar. Mit Blick auf die immer noch anhaltende Stigmatisierung von psychischen Störungen und die Forschung zu belasteten Kindheitsereignissen (du erinnerst dich, die ACEs in Kapitel 9) hat er da durchaus einen Punkt. Wo er ihn hat, das schauen wir uns in diesem Kapitel an.

## Zwischen Wachstum und Veränderung

Die Forschung zu PTW hat jedenfalls entscheidende Probleme. Es lässt sich nämlich nicht genau sagen, ob das, was Proband:innen berichten, wirklich Wachstum ist, ob es Teil ihres Heilungsprozesses oder sogar eine Art Abwehr ist. Viele Studien in dem Zusammenhang wurden zudem an Studierenden erhoben. Da mag man durchaus schmunzeln und sich fragen, um welche verhauene Seminararbeit es sich da wohl handeln möge. Und auch, wenn es PTBS unter Studierenden gibt, bleibt die Forschung hier eine eindeutige Traumadefinition schuldig. Eine Abwandlung von PTW ist beispielsweise stressbezogenes Wachstum. Das trifft es womöglich eher, aber auch hier ist die Übertragbarkeit auf alle Menschen aktuell noch eingeschränkt. Wir sollten PTW also weder komplett ausschließen noch übermäßig romantisieren. Dadurch würden wir den Leidensdruck von wirklich Betroffenen einer (k)PTBS schmälern. Ähnliches kann über Mikrotraumata gesagt werden.

## Bekanntes neu verpackt?

Die Forschung zu »adverse childhood events« (ACEs) ist ziemlich robust und umfasst auch Belastungen, denen wir über einen längeren Zeitraum ausgesetzt sind. Das Konzept von Mikrotrauma setzt hier ebenfalls an und beschreibt die kumulative Wirkung von weniger schweren, aber wiederholten stressigen Ereignissen, die über die Zeit hinweg zu erheblichen psychischen Belastungen führen können. Mikrotraumata sind oft subtil und schwer zu erkennen, da sie in Beziehungen auftreten, die äußerlich »gut genug« erscheinen. Gemeint sind wiederholte Abwertungen wie subtile Herabwürdigungen und Vernachlässigung. Es scheint dabei, als solle hier wieder ein Begriff mit extremer Leuchtkraft bedient werden, um auf subtile, aber schädliche Umgangsformen aufmerksam zu machen.

Die Probleme, die »Mikrotrauma« als Begriff mit sich bringt, ähneln denen des Begriffs »toxisch«. Es fehlt an einer wissenschaftlichen

Basis[212] und das Konzept ist verwechslungsanfällig, denn Mikroaggressionen und Vernachlässigung werden bereits untersucht. Das erhöht die Gefahr, dass normale, alltägliche negative Erfahrungen pathologisiert werden, was zu unnötiger Besorgnis führen könnte.

Mikroaggressionen, also übergriffige Äußerungen der Alltagskommunikation, sind für einen anderen Bereich von besonderer Bedeutung: bei Menschen, die von Rassismus und anderer Marginalisierung betroffen sind. Wir sollten also einen solchen Begriff nicht bagatellisieren.

Gleichzeitig ist es wichtig, die Erfahrungen von Betroffenen ernst zu nehmen. Wenn Menschen das Konzept der Mikrotraumata nutzen, um ihre Gefühle und Erlebnisse auszudrücken, sollte das respektiert und als Ausgangspunkt für eine tiefergehende, unterstützende Diskussion genutzt werden. Das Erkennen und Ansprechen von wiederholtem Stress oder Mikroaggressionen ist ein legitimer und wichtiger Schritt in der Bewältigung von Herausforderungen. Häufig fällt es Menschen mit starken biografischen Belastungen schwer, sich diese einzugestehen.

Vielleicht ist der Begriff Mikrotrauma in einigen Jahren wissenschaftlich stärker fundiert. In der Zwischenzeit tun wir uns und Betroffenen einen großen Gefallen, wenn wir »Trauma« im Sprachgebrauch auf eine informierte Art und Weise nutzen.

# 41 Depression

## Warum Traurigkeit kein Grund zur Panik sein muss

Ein weiteres Feld häufiger Irrtümer sind depressive Episoden oder Depressionen. Im Alltag lesen wir häufig davon, dass wir »Depris schieben« oder dass unsere »Depression mal wieder kickt«. Dadurch verwässern die Grenzen dessen, was eine depressive Episode wirklich ausmacht und wo wir schlicht mit Traurigkeit im Alltag konfrontiert sind.

Durch die Verharmlosung von Depression kann die Ernsthaftigkeit einer klinischen Depression unterschätzt werden. Dies kann verhindern, dass Betroffene die notwendige professionelle Hilfe in Anspruch nehmen, da sie ihre Symptome als »normal« abtun. Außerdem kann es das Stigma um psychische Erkrankungen verstärken, da es die Wahrnehmung schafft, dass Menschen mit Depressionen einfach nur traurig sind. Und über Traurigkeit kann man berechtigterweise hinwegkommen. Mythen zu Depressionen halten sich hartnäckig. Depression als Zeichen von Schwäche und falschem Mindset, als Zeichen für Urlaubsreife, aber auch: einmal depressiv, immer depressiv. In diesem Kapitel gehen wir den Irrtümern zu Depressionen auf den Grund.

### Depressive Episoden im Fokus

Depressive Episoden können erst einmal sehr unterschiedlich aussehen. Sie haben verschiedene Ausprägungen und Schweregrade. Und dann ist da noch der einzelne Mensch. Wenn wir beide eine Depression entwickeln würden, was ich uns beiden nicht wünsche, würden wir uns in einigen Beschreibungen des Gegenübers vermutlich gut wiederfinden und einander verstehen. In anderen aber nicht. Denn wie sich eine Depression anfühlt, das ist sehr unterschiedlich.

Eine depressive Episode zeichnet sich dadurch aus, dass mindestens zwei der folgenden drei Hauptsymptome *deutlich gedrückte Stimmung, Interessenlosigkeit* und *Antriebslosigkeit* für mindestens zwei Wochen auftreten. Und damit sind die allermeisten Tage der letzten beiden Wochen gemeint. Nicht nur einzelne Tage.

Unter Interesselosigkeit kann man den Umstand verstehen, dass einem die Dinge, die früher Freude bereitet haben, das heute nicht mehr tun. Wenn du vor Beginn der Episode noch gerne ins Fitnessstudio gingst oder unter Leuten warst, fällt es dir heute schwer, bei diesen Aktivitäten Freude zu empfinden.

Antriebslosigkeit meint ein erschwertes »in die Gänge kommen«. Menschen, die unter Antriebslosigkeit leiden, fühlen sich häufig erschöpft, haben Morgentiefs und Schwierigkeiten, ihren Alltag zu bewältigen. Stell dir vor, du steckst dein Handy vor dem Schlafengehen an die Steckdose, wachst nach acht Stunden auf und stellst fest, dass das Handy nur zwölf Prozent Akku hat.

Unter gedrückter Stimmung ist ebenfalls mehr als nur Traurigkeit zu verstehen. Neben ihr berichten Betroffene von einer emotionalen Niedergeschlagenheit und Leere, die für sie nicht eindeutig zu erklären ist.

Als *Nebensymptome* zählen Hoffnungslosigkeit, Zukunftsängste, Schuldgefühle, Konzentrationsprobleme, Suizidgedanken, Schlafstörungen und Appetitveränderungen.

Bei sogenannten leichten depressiven Episoden liegen mindestens zwei Hauptsymptome und mindestens ein Zusatzsymptom vor, bei mittelgradigen Episoden mindestens drei Zusatzsymptome und bei schweren Episoden sind alle drei Hauptsymptome und fünf Zusatzsymptome erfüllt. Du siehst: Depressionen können sehr unterschiedlich aussehen, gut geht es aber niemandem damit. Zum Glück sind depressive Episoden gut durch Psychotherapie und medikamentöse Therapie behandelbar.[213]

Man muss keine Angst haben, für immer unter einer Depression zu leiden. Die meisten vor allem weniger schweren Episoden klingen nach sechs bis acht Monaten wieder von selbst ab. Psychotherapie kann diese Dauer im Durchschnitt auf vier Monate verkürzen. Das sind gute Ergebnisse, wenngleich zur Wahrheit dazugehört, dass ein gewisser Anteil der depressiven Episoden chronisch verläuft und länger als zwei Jahre anhält. Ebenso existiert eine Form der chronischen depressiven Verstimmung, die zwar nicht das Vollbild einer depressiven Episode erfüllt, bei dem die Betroffenen aber trotzdem über einen mehrjährigen Zeitraum von Symptomen betroffen sind.

Ob einzelne Episoden wieder zurückkommen, das hängt von verschiedenen Faktoren ab. Beispielsweise, ob der Zeitraum der Symptomfreiheit mit unter sechs Monaten recht kurz war, ob die letzte Episode mehrere Monate bis Jahre angehalten hat oder ob man nicht wirklich symptomfrei war zwischen dem Ende der einen und dem Beginn der anderen Episode. Auch eine schwere Symptomatik und ein junges Alter zu Beginn der ersten depressiven Episode können das Risiko für erneute Episoden erhöhen. Tritt eine erneute depressive Episode innerhalb von zwei Jahren auf, dann sprechen wir von einem Rezidiv. Je häufiger eine Person depressive Episoden erlebt, desto höher ist die Wahrscheinlichkeit, dass sie in der Zukunft eine weitere depressive Episode erlebt. Studien zeigen, dass mit jeder depressiven Episode das Risiko für eine weitere Episode um etwa 16 Prozent steigt.

Dabei sind depressive Episoden recht weit verbreitet. Zwischen 16 bis 20 Prozent aller Deutschen leiden mindestens einmal in ihrem Leben unter einer Depression. Es kann also so gut wie jede:n von uns treffen und wir kennen alle sicherlich mindestens eine Person, die mal unter einer Depression gelitten hat.

Dabei sind Depressionen keineswegs das Ergebnis eines schwachen Charakters. Laut medizinischer Leitlinie sind Risikofaktoren, die eine Depression wahrscheinlicher machen, vor allem frühkindliche Belastungen, anhaltende aktuelle Belastungen, körperliche Erkrankungen und genetische Faktoren. Auch Persönlichkeitsmerkmale wie Neurotizismus, also emotionale Instabilität, Stressanfälligkeit und Ängstlichkeit, spielen eine Rolle und können das Risiko für Depressionen ebenfalls erhöhen.

Wir dürfen hier aber nicht den Fehler begehen, allen Menschen, die zu einer höheren emotionalen Empfindlichkeit neigen, eine Depression anzudichten. Die allermeisten Menschen mit hohen Werten bei Neurotizismus entwickeln nämlich keine Depression. Die Umstände um uns herum und wie wir gelernt haben, mit diesen umzugehen, sowie die Ressourcen, die uns zur Verfügung stehen, beeinflussen die Depression, nicht ob wir ein »stabiles Mindset« haben.

Das Denken spielt tatsächlich bei Depressionen eine Rolle, aber vermutlich eine andere, als viele Menschen erwarten würden. Nicht nur neigen Betroffene zu häufigeren Grübelschleifen, sie haben häufig auch eine negative Sicht auf sich selbst, ihre Umwelt und die Zukunft. Man nennt dies die kognitive Triade der Depression.[214]

Und entgegen der Auffassung vieler älterer Menschen, dass man sich Depressionen nur einbilde und realitätsfern sei, existiert eine Hypothese darüber, dass Menschen mit Depressionen die Welt sogar genauer einschätzen können. Man nennt das depressiven Realismus.[215] Dazu muss aber gesagt werden, dass dieses Konzept umstritten ist. Einige Studien haben gezeigt, dass Menschen mit leichten und mittelschweren Depressionen in bestimmten Situationen weniger von positiven Verzerrungen beeinflusst sind und eine realistischere Einschätzung ihrer Kontrolle über Ereignisse haben. Allerdings ist dieser Effekt nicht allgemein anerkannt und gilt nicht für alle Bereiche der Wahrnehmung. Viele Menschen mit Depressionen neigen auch zu negativen Verzerrungen, die ihre Wahrnehmung der

Realität verfälschen. Daher bleibt der depressive Realismus ein kontrovers diskutiertes Konzept, das nicht eindeutig belegt oder widerlegt ist.

Für dich reicht es zu wissen, dass bei einer Depression eben mehr passiert als bei Traurigkeit, dass sie mehr umfasst, sie länger andauert und zu Einschränkungen im Leben führt. Und dass man sie gut behandeln kann.

# 42 Zwangsstörung

## Warum Ordnung nicht pathologisch ist

Das OCD (*obsessive-compulsive disorder*, englisch für Zwangsstörung) kickt, jede:r hat doch einen inneren Monk, und Ordnungsliebe ist gleich OCD. Zwangsstörungen, oder besser gesagt die englische Entsprechung der Störung, sind in den Sprachgebrauch vor allem jüngerer Menschen übergegangen. Das ist erst einmal wichtig, denn Zwangsstörungen sind weitaus weniger bekannt als Depressionen, obwohl sie zu den häufigen psychischen Störungen zählen. Innerhalb eines Jahres erkranken ca. ein bis drei Prozent der Bevölkerung an einer Zwangsstörung.[216] Das mag wenig klingen, es sind aber mindestens 810 000 Menschen in Deutschland innerhalb der letzten zwölf Monate. Subklinisch treten Zwangsstörungen sogar bei zwei bis fünf Prozent aller Menschen mindestens einmal im Leben auf.[217]

Zwangsstörungen unterscheiden sich aber bedeutend von einer schlichten Vorliebe für Ordnung oder Symmetrie. Auch ist Genauigkeit kein Indiz dafür, dass jemand unter einer Zwangsstörung leidet. Zwangsstörungen sind auch keine Eigenheiten, welche die Betroffenen einfach ablegen können. In diesem Kapitel nehmen wir die Zwangsstörung einmal unter die Lupe und schauen uns an, wie viel sie wirklich mit der US-Krimiserie *Monk* zu tun hat.

### Mehr als Händewaschen

Zwangsstörungen sind sehr vielfältig und gehen über das Klischee des Waschzwangs deutlich hinaus. Wasch- und Kontrollzwänge gehören allerdings schon zu den häufigeren Erscheinungsformen. Ich möchte dir zu den einzelnen Formen jeweils ein Beispiel geben.

Herr Haas hat aufdringliche Gedanken, dass er sich mit einer schwerwiegenden Krankheit infizieren könnte. Dieser Gedanke drängt sich in vielen harmlosen Alltagssituationen auf. Er muss dabei nur in Kontakt kommen mit etwas, das er selbst als gefährlich oder nicht ganz sicher einstuft, z. B. eine Türklinke in einem öffentlichen Gebäude oder Geschirr, das er nicht selbst zuvor gereinigt hat. Jedes Mal steigt seine Anspannung so stark an, dass er sich die Hände und alle Körperregionen, die damit in Kontakt gekommen sein könnten, waschen muss. Das Ganze nimmt manchmal mehrere Stunden am Tag ein. Herr Haas weiß, dass diese Gedanken übertrieben sind, aber trotzdem setzen ihn solche Situationen derart unter Druck, dass er meist nicht anders kann.

Bei Frau Schmitt drängen sich Zwangsgedanken auf, jedes Mal, wenn sie die Wohnung verlassen möchte. Der Herd könnte nicht ausgeschaltet sein. Das Ladekabel des Smartphones könnte noch in der Steckdose stecken und einen Kurzschluss verursachen. Beides könnte zu einem Hausbrand führen. Frau Schmitt weiß, dass diese Gedanken unsinnig und übertrieben sind. Trotzdem fühlt sie sich gezwungen, sowohl den Herd zu kontrollieren, als auch alle Ladekabel aus der Steckdose zu entfernen, ehe sie das Haus verlassen kann. Das nicht genug, muss Frau Schmitt Herd und elektronische Geräte in einer akribischen Reihenfolge kontrollieren, damit sie sich halbwegs sicher sein kann, dass sie auch nichts übersehen hat. Dieses Prozedere dauert bei ihr in der Regel 45 Minuten. Du kannst dir sicher vorstellen, dass Verabredungen daher gut geplant werden müssen und dass eine solch aufwendige Prozedur das Leben, vor allem der spontane Anteil dessen, sehr eingeschränkt wird.

Neben diesen häufigen Erscheinungsformen können Zwangsstörungen aber alle möglichen Gestalten annehmen. Ordnungs- und Symmetriezwänge betonen die Bedeutung von Zahlen und Anordnungen, z. B. von den Gegenständen auf einem Büroschreibtisch.

Weniger bekannt sind hingegen Zwänge, die sich ausschließlich im Kopf abspielen. Herr Markus hat beispielsweise aufdringliche Gedanken, eine Passantin vor ein Auto zu schubsen, obwohl er nichts gegen diese Person hat und selbst ein friedliebender Mensch ist. Das sind sogenannte aggressive Zwangsgedanken. Wiederum andere Menschen haben Angst, andere Menschen versehentlich in ihrer Intimzone zu berühren, obwohl sie das nicht wollen, sogenannte sexuelle Zwangsgedanken. Viele Inhalte von Zwangsgedanken sind derartig unsinnig und widersprechen gesellschaftlichen Werten. Das ist ein Grund, warum sich Betroffene häufig starken Schamgefühlen ausgesetzt sehen.[218]

Zwangsstörungen gehen mit einem Leidensdruck einher. Das gilt selbst für die oben genannten subklinischen Formen. Zwangsstörungen lassen sich entweder in Handlungen, Gedanken oder in Mischformen unterteilen. Die meisten Menschen leiden unter einer Mischform. Sie haben beispielsweise wie Herr Haas einen Zwangsgedanken, der ihnen sagt, dass sie verunreinigt oder kontaminiert sind, und um diesen aufdringlichen Gedanken zu neutralisieren, waschen sie sich die Hände.

Zwangsgedanken und Zwangshandlungen werden erst einmal als eigene aufdringliche, aber unsinnige Gedanken und Handlungen erlebt. Die Betroffenen wissen, dass diese übertrieben sind, aber um ihre Anspannung zu reduzieren, müssen sie sich auf diese einlassen. Die meisten versuchen, Widerstand zu leisten, was aber nur zu einer noch größeren Fokussierung auf den Zwang führt und dadurch die Anspannung weiter steigen lässt. Die Ausführung des Zwangsgedankens oder der Zwangshandlung, z. B. das Zählen einer Zahlenfolge, reduziert diese Anspannung nur kurzfristig.

Und ja, auch Menschen ohne Zwangsstörung kontrollieren mal ihren Herd, den Lichtschalter oder die Autotür. Lieber einmal zu viel als einmal zu wenig. Sich in einer aufgeräumten Umgebung wohlzufühlen, ist kein Verbrechen und kein Zeichen für eine psychische

Störung. Der Unterschied liegt darin, dass »gesunde« Menschen ihr Verhalten in Ordnung finden, Menschen mit Zwangsstörung nicht. Sie leiden darunter.

Eine Zwangsstörung kostet viel Zeit und schränkt das Leben ein. Menschen, die darunter leiden, wollen sie loswerden. Das wollen »gesunde« Menschen wahrscheinlich eher nicht, weswegen bei denen auch nicht »die OCD kickt«, wenn sie auf Ordentlichkeit, Sauberkeit oder Pünktlichkeit bestehen oder etwas schlicht sehr genau machen möchten. Eigenarten oder Perfektionismus, das ist erst einmal sehr weit von einer Zwangsstörung entfernt.

## Zwangsstörung oder zwanghaft?

Menschen mit Zwangsstörung gelten als perfektionistisch, rigide und übermäßig gewissenhaft bzw. regelkonform, teilweise als pedantisch. Nach außen hin überkorrekt, aber wehe man gerät einmal mit ihnen in eine Auseinandersetzung. Da wird sich um jedes Komma gestritten. Das Problem ist: In dieser Beschreibung findet sich kein Mensch mit Zwangsstörung wieder, sondern ein Mensch mit einer zwanghaften Persönlichkeitsstörung (ZPS).

Während Zwangsstörungen von aufdringlichen Gedanken und Handlungen gekennzeichnet sind, liegt bei der ZPS eher ein Problem in der Art vor, wie Menschen in Beziehung gehen. Eine Person mit zwanghafter Persönlichkeitsstörung beschäftigt sich übermäßig mit Ordnung, Perfektionismus und Kontrolle. Der Perfektionismus behindert allerdings die Erfüllung von Aufgaben, weil man nicht fertig wird oder sich in Details verliert. Menschen mit ZPS sind übermäßig gewissen- und skrupelhaft, pedantisch und neigen zu unflexibler Ordnung, Unnachgiebigkeit sowie Sturheit. Sie haben oft Angst vor Unsicherheit und Chaos, weshalb sie versuchen, durch rigide Strukturen und Regeln ihre Umgebung und sich selbst zu kontrollieren. Diese Verhaltensweisen können als Schutzmechanismus dienen, um mit innerer Angst und Unruhe umzugehen. Oftmals liegt eine starke

Angst vor Fehlern oder vor Kritik zugrunde, die zu übermäßigem Perfektionismus und Detailversessenheit führt. Zwangsstörung bedeutet also nicht automatisch ZPS und umgekehrt. Abschließend lässt sich sagen, dass Ordnungsliebe und Genauigkeit keine Anzeichen für eine Zwangsstörung sind – sie können Ausdruck von Präferenz oder Persönlichkeit sein, aber es sind der Leidensdruck und die Unfähigkeit, diesen Zwang zu kontrollieren, die eine echte Zwangsstörung ausmachen.

# 43 Schizophrenie

## Warum Betroffene doppelt leiden

Der Ausdruck, dass etwas schizophren sei, ist unglaublich weit verbreitet. Gemeint sind damit widersprüchliche Aussagen oder Verhaltensweisen von Menschen, die mit solchen Einlassungen pathologisiert, also für verrückt erklärt werden sollen. Eine Diagnose wird hier als sprachliches Werkzeug der gegenseitigen menschlichen Entwertung verwendet. Leider ist das nur einer von vielen Bereichen. In Filmen werden von Schizophrenie Betroffene häufig reißerisch dargestellt, als ausgeklügelte Mörder, exzentrische Genies, als unberechenbare Killer oder als vermeintlicher Gegenstand ellenlanger Abhandlungen in True-Crime-Podcasts. Man könnte sich ja mal um die Opfer kümmern und denen eine Stimme geben, aber nichts fasziniert so sehr wie psychische Entrücktheit eines Mörders. Und wenn du glaubst, dass dies das empfindliche Geschreibe eines Psychotherapeuten ist, der dringend mal in Urlaub sollte, warte ab, bis du mehr über das Störungsbild selbst und die sogenannte »zweite Erkrankung« innerhalb der Schizophrenie erfährst. Nach dem Kapitel wirst du mehr über Schizophrenie und psychotische Störungen wissen, über ihre Häufigkeit und ob Betroffene wirklich gefährlich und gewaltbereit sind.

### Kein gespaltener Geist

Schizophrenie bedeutet auf Griechisch »gespaltener Geist«. Dabei ist nicht der Geist der Betroffenen gespalten, sondern eher die Assoziationsmuster im Gehirn. Nehmen wir das Wort »Apfel«: Während die meisten Menschen dabei an »Frucht« oder »Baum« denken, könnte eine Person mit Schizophrenie plötzlich an einen völlig anderen Zusammenhang denken, wie etwa eine gefährliche Situation, in der der Apfel eine wichtige Rolle spielt. Zum Beispiel könnte der Gedanke entstehen, dass der Apfel vergiftet ist oder dass er Teil eines komplexen Plans ist, womöglich der biblische Paradiesapfel, mit dem die betroffene Person getestet werden soll. Dabei interpretieren Betroffene Informationen, die wir als unwichtig erachten, häufig als bedrohlich und sehen Zusammenhänge in ihnen, wo keine sind.

Nach der ICD-10, also der Vorgängerversion der aktuellen ICD-11, ist die Schizophrenie gekennzeichnet von Symptomen, die da sind, obwohl sie nicht da sein sollten, sogenannte Positivsymptome, und Symptomen, die beschreiben, dass etwas fehlt, was eigentlich da sein sollte, also Negativsymptome.

Positivsymptome sind Wahnvorstellungen, z. B. die feste Überzeugung, dass man verfolgt wird, sowie Halluzinationen. Betroffene sehen Personen, die gar nicht da sind, hören Geräusche, die es nicht gibt. Begleitet wird dies von desorganisiertem Denken. Man glaubt, dass die eigenen Gedanken durch andere beeinflusst werden oder dass andere die eigenen Gedanken hören können. Positivsymptome sind für die Betroffenen sehr belastend und anstrengend.

Aber auch die Negativsymptomatik ist nicht zu unterschätzen und für viele Betroffene das »größere Übel«. Diese ähnelt häufig depressiven Symptomen und zeigt sich durch Antriebslosigkeit, innere Leere und die Unfähigkeit, Gefühle zu empfinden. Meist geht eine Positivsymptomatik in eine Negativsymptomatik über. In der ICD-10 werden zudem unterschiedliche »Typen« der Schizophrenie beschrieben, die aber aufgrund ihrer fehlenden wissenschaftlichen Basis hier nicht näher erläutert werden. In der ICD-11 werden sie nicht mehr geführt.

## Die zweite Krankheit

Du kannst dir sicher vorstellen, dass eine solche Diagnose für Betroffene und ihr Umfeld ein Schock ist. Betroffene sind zudem häufig Diskriminierung ausgesetzt.[219] Aber nicht nur Betroffene selbst, sondern auch ihre Angehörigen, ja sogar Institutionen und ganze Berufsgruppen. Das Stigma, das Vorurteil und die Diskriminierung sind bei keiner anderen psychischen Störung so extrem ausgebildet wie bei der Schizophrenie. Die medizinische Leitlinie für die Behandlung der Schizophrenie spricht vom »Stigma-Coping«, also dem Umgang mit dieser Diskriminierung als zweite Erkrankung, unter der Betroffene leiden. Das ist eine ganz schön dramatische Formulierung in einem überwiegend nüchtern gehaltenen Medizindokument. Das sagt etwas aus, wie es um Betroffene bestellt ist. Werfen wir mal einen Blick in die Leitlinie: »Die Folgen des Stigmas äußern sich in geringem Selbstwert, reduzierter Selbstwirksamkeit, fehlender Verfolgung individueller Lebensziele und verminderter Lebensqualität. Zudem sind Betroffene mit stark ausgeprägter Selbststigmatisierung weniger motiviert, professionelle Hilfe und Therapieempfehlungen in Anspruch zu nehmen.«[220]

Dabei können wir keineswegs pauschal sagen, dass von Menschen mit Psychosen immer mehr Gewalt ausgeht. Ja, das Risiko ist statistisch erhöht.[221] Aber wenn man sich die einzelnen Studien ansieht, ist es vor allem bei Unbehandelten und jenen erhöht, die zusätzlich unter einer Substanzkonsumstörung oder Sucht leiden. Und wer schon mal auf dem Oktoberfest war, weiß, dass man keine Schizophrenie benötigt, um das eigene Gewaltpotenzial zu maximieren. Viel wichtiger ist, dass du über Menschen mit Schizophrenie weißt, dass sie selbst häufiger Opfer von Gewalt wurden und werden. Sowohl in ihrer Kindheit als auch im Rahmen ihrer Schizophrenie.[222] Das wäre doch auch mal Stoff für einen Film. Leider hat man selbst aus Joaquin Phoenix' *Joker*, der offensichtlich auch unter psychotischen Symptomen litt, am Ende keine realistisch erkrankte Person gezeichnet, sondern eine benachteiligte und erkrankte männliche Person, die auf die Widrigkeiten ihres Lebens mit Mord und Totschlag reagiert. Tolle Anti-Stigma-Arbeit.

## Schizophrenie gibt es nicht?

Betroffene lehnen den Begriff Schizophrenie ohnehin ab und sprechen lieber von Psychosen.[223] In Japan und Südkorea wurde Schizophrenie zugunsten der Dysregulations-Desintegrationsstörung ersetzt. Klingt langweilig? Mag sein, beschreibt aber das Problem deutlich präziser und hat in Japan dazu geführt, dass sich mehr Betroffene haben diagnostizieren lassen.[224] Du erinnerst dich an das Stigma als zweite Erkrankung? Das wird in kollektivistischen Gesellschaften wie Japan und Südkorea, wo die Gemeinschaft mehr zählt als das Individuum, nicht anders sein als in Europa. Man kann sogar davon ausgehen, dass Menschen mit psychischen Störungen dort aufgrund der Vorurteile noch mehr an den Rand der Gesellschaft gedrängt werden. ADHS wird in Südkorea schließlich auch nicht als etwas vorrangig biologisch Bedingtes betrachtet, sondern als Produkt gescheiterter Erziehung.[225]

Ja, das gute alte Labeling ist an dieser Stelle tatsächlich nützlich und deckt sich auch mit den Daten einer renommierten Forschungsgruppe um den Psychiater Jim van Os. Dieser argumentiert, dass es die Schizophrenie als solche gar nicht gäbe. Dabei führt er einerseits an, dass psychotisches Erleben auch bei Gesunden vorkäme, vor allem in sensiblen Entwicklungsphasen. 15 Prozent der Jugendlichen berichten von einmaligen psychotischen Erlebnissen[226] und vielleicht kennst du das auch, wenn du mal in einer warmen Sommernacht alleine heimgelaufen bist und dich ständig umgedreht hast, dir vielleicht sogar sicher warst, verfolgt zu werden, selbst wenn das gar nicht so war.

Andererseits beleuchtet er auch die vermeintlich objektiven neurobiologischen Befunde und argumentiert, dass diese zu unspezifisch seien, um von einer eigenen Störung der Schizophrenie zu sprechen. Die Befunde ließen keine Unterscheidung zwischen einer Depression mit psychotischen Symptomen, einer manischen Episode und einer Schizophrenie zu. Und weil Spektren im Trend sind, schlägt auch van Os ein Psychosespektrum[227] vor, auf dem Menschen als mehr oder weniger psychoseanfällig beschrieben werden. Dieses Psychosespektrum reicht dann von Menschen, die gar keine Symptome erfahren, über jene, die psychotische Symptome mal erlebt haben, aber psychisch gesund sind, sowie Menschen, die unter einer Psychosestörung leiden, bis zu denen, die besonders schwer belastet sind. Letztere würden dann in die Kategorie der ehemaligen Schizophrenie fallen. Das ist brillant, weil es die Vorstellung von psychotischen Symptomen normalisiert und diese Vorurteile reduziert.

Das hilft uns dabei, Betroffene nicht als unberechenbare Aliens zu sehen, sondern als das, was sie sind: als Menschen, die eine Extremform dessen erleben, was die ein oder andere Person von uns in abgeschwächter Form nachvollziehen kann.

# 44 Essstörungen

## Warum es keine »Frauenkrankheit« ist

Auch heute ranken sich noch viele Mythen um das Thema Essstörung. Aus der einen Richtung ist jeder Mensch, der eine Hantel und Waage bloß ansieht, verdächtig, unter einer Essstörung zu leiden, während vor allem aus der Nahrungsergänzungsmittelindustrie der Anschein erweckt wird, als sei es vollkommen normal und gesund, das ganze Jahr über Diät sowie einen Körperfettanteil unter zehn Prozent zu halten. Mal werden Essstörungen per se als manifestiertes Kindheitstrauma, mal als reine Ernährungsstörung dargestellt. In einem Fall gilt es dann, das Trauma umfassend aufzuarbeiten, während man im anderen mit clever anmutenden Tipps versorgt wird, sogenanntes »Triggerfood« zu vermeiden. Zielgruppe sind dabei vor allem Frauen und weiblich sozialisierte Personen.

Dabei können auch Männer und männlich sozialisierte Personen von Essstörungen betroffen sein. Und diese Betroffenen müssen nicht automatisch dünn sein. Über Essstörungen werden eine Vielzahl an Mythen verbreitet. Zeit, dass wir diese aufklären und uns das Thema einmal genauer anschauen.

### Wo endet gesunder Lifestyle, wo beginnt die Essstörung?

Essstörungen sind keine Lifestyle-Erkrankung, sondern ernsthafte psychische Störungen. Wie du schon in Kapitel 22 gelernt hast, hat die Anorexia nervosa als sogenannte »Magersucht« mit ca. zehn Prozent die höchste Sterblichkeitsrate aller psychischen Störungen.[228] Wir sprechen also von einer Reihe psychischer Störungen mit enormem Leidensdruck und in vielen Fällen auch körperlichen Folgen.

In der Psychotherapie unterscheiden wir derzeit vier verschiedene Formen von Essstörungen. Darüber hinaus existieren noch Mischtypen. Die *Anorexia nervosa* ist durch einen absichtlichen Gewichtsverlust gekennzeichnet, der durch Vermeidung von Nahrung, intensive körperliche Aktivität oder andere Maßnahmen zur Gewichtsreduktion erreicht wird. Betroffene haben eine verzerrte Wahrnehmung ihres Körpers (Körpergewicht und Körperform) und eine intensive Angst vor Gewichtszunahme. Das kann zu erheblichen gesundheitlichen Problemen, einschließlich Mangelernährung und Organversagen, führen.

Die *Bulimia nervosa* hingegen ist gekennzeichnet durch wiederholte Episoden von Essanfällen, bei denen große Mengen an Nahrung in kurzer Zeit konsumiert werden, gefolgt von unangemessenen Maßnahmen zur Verhinderung einer Gewichtszunahme wie Erbrechen, Fasten oder übermäßige Bewegung. Die Betroffenen zeigen häufig Scham- und Schuldgefühle nach den Essanfällen, aber ihr Gewicht bleibt meist im normalen Bereich, wenngleich Gewichtsschwankungen möglich sind.

Die *Binge-Eating-Störung* ähnelt der Bulimia nervosa in Bezug auf wiederholte Essanfälle. Im Gegensatz zu Bulimia nervosa gibt es aber keine anschließenden Maßnahmen zur Gewichtskontrolle, was oft zu einer Gewichtszunahme führt. Die Essanfälle gehen mit einem Gefühl des Kontrollverlusts einher und die Betroffenen erleben oft Scham und Bedauern nach den Anfällen.

Die vermeidend-restriktive Ernährungsstörung (Avoidant-Restrictive Food Intake Disorder, kurz: *ARFID*) stellt unter diesen dreien einen besonderen Fall dar und ist erst mit der ICD-11 offiziell diagnostizierbar. Diese Störung betrifft Personen, die Nahrung aus verschiedenen Gründen vermeiden, wie z. B. Ekel vor bestimmten Texturen oder Angst vor negativen Folgen des Essens, aber nicht aufgrund von Körperbildproblemen. Diese Vermeidung führt zu signifikantem Gewichtsverlust, Mangelernährung und/oder psychosozialen Beeinträchtigungen. ARFID unterscheidet sich von Anorexia nervosa, da kein Wunsch nach Gewichtsverlust besteht.

Ausgehend davon können wir eine Vorstellung darüber gewinnen, wo ein gesunder Lifestyle aufhört und wo eine Essstörung beginnt. Der Übergang ist meist fließend.

Ein gesunder Lifestyle zeichnet sich durch ausgewogene Ernährung, regelmäßige Bewegung und ein positives Körperbild aus. Es geht um Wohlbefinden, Flexibilität und Freude an einem aktiven Leben. Eine Essstörung beginnt dort, wo das Essverhalten von extremen Regeln und Zwängen bestimmt wird, das Gewicht und die Körperform übermäßig wichtig werden und das Verhalten das tägliche Leben und Wohlbefinden negativ beeinflusst. Warnsignale sind z. B. stark eingeschränkte Nahrungsgruppen, exzessive Bewegung trotz Erschöpfung oder soziale Isolation aufgrund von Essverhalten.

Wenn Sport und Ernährung »dein Leben« sind, du trotz Krankheit trainierst, das ganze Jahr auf Diät bist und Angst vor Restaurantbesuchen hast, dann könnte es schon fast zu spät sein. Und wenn du merkst, dass Heißhungerattacken zunehmen, also unkontrolliertes Essen großer Nahrungsmengen in kurzer Zeit, dann solltest du einen großen Bogen um sogenannte »Fitness-Influencer:innen« machen.

Nahrungsergänzungsmittel, die Sättigung nur vortäuschen, weil sie blähende Inhaltsstoffe enthalten, Verbotslisten von vermeintlich »triggernden« Lebensmitteln oder eine vorher eingeplante Sporteinheit als vorauseilende »Wiedergutmachung« haben eines gemeinsam: Sie funktionieren in der Logik einer Essstörung. Menschen mit Essstörung haben häufig ein Problem in der Wahrnehmung von Hunger und Sättigungsgefühlen. Sie teilen Lebensmittel ganz eindeutig in Schwarz oder Weiß ein und nutzen Sport als Kompensation vermeintlich zu viel gegessener Kalorien oder aktiv als Mittel, um Gewicht zu verlieren.

Viele Anbieter:innen, die mit sogenannten »Quick Tips« locken, denken Essstörungen leider zu sehr als einfaches Ernährungsproblem. Die Ernährung selbst ist aber bei Essstörungen nur einer von vielen Bausteinen. Wie bei anderen psychischen Störungen sind bei Essstörungen eine ganze Reihe biologischer, sozialer und psychischer Faktoren und ihre Wechselwirkung von Bedeutung. Da haben wir neben einer genetischen Komponente den Druck, einem Schönheitsideal zu entsprechen, soziale Vergleiche, einen niedrigen Selbstwert, ungünstige familiäre Bedingungen, kritische Ereignisse als Auslöser, ständiges Diäthalten und einige mehr.

Wenn wir also eine Essstörung behandeln, dann klären wir zwar sehr wohl über Ernährung und Ernährungsverhalten auf, aber wir konzentrieren uns vor allem auf eine Normalisierung des Essverhaltens, auf eine Reduktion des negativen Körperbildes und auf eine Veränderung im Umgang mit eigenen Gefühlen und zwischenmenschlichen Beziehungen.[229] Wenn ein Quick Tip das alles zuverlässig abbilden kann, dann gehe ich gerne frühzeitig in Rente.

## Kein reines »Frauenproblem«

Eine Gruppe, die wir hier bisher noch nicht beleuchtet haben, sind Männer oder männlich sozialisierte Personen. Lange Zeit ging man davon aus, dass Männer selten oder gar nicht von Essstörungen betroffen sein können. Erst in den 1980er-Jahren hat sich die Forschung des Themas so richtig angenommen. Das ist merkwürdig, da bereits die ersten Aufzeichnungen und Dokumentationen über Essstörungen immer auch männliche Fallbeispiele beinhaltet haben. Bereits 1689 wurde das, was später als Essstörung bekannt war, dokumentiert. Der Begriff »Anorexia nervosa« geht im Übrigen auf die Beschreibung eines männlichen Patienten zurück. Das hat historische Gründe, denn Männer konnten nicht unter der sogenannten

»Hysterie« leiden, weswegen der Grund der Anorexie bei Männern »in den Nerven« gesucht wurde.[230] Die Entsprechung bei Frauen wurde seinerzeit als Anorexia hysterica bezeichnet.

Während man ab den 1980er-Jahren begonnen hat, Männer in die Studien einzubeziehen und zu untersuchen, hielt sich bis weit in die 1990er-Jahre noch der Mythos, dass nur etwa jeder zehnte Betroffene einer Essstörung männlich ist. Dabei wurden Stigmata, denen Männer und männlich sozialisierte Personen ausgesetzt sind, sogenannte Männlichkeitsideale, nicht miteinbezogen. Wer hart sein und seine Männlichkeit durch Emotionskontrolle unter Beweis stellen muss, wird sich wahrscheinlich schwertun, eine Behandlung für etwas zu suchen, das sonst im Mainstream als Frauenproblem gilt.

Der tatsächliche Anteil männlicher Betroffener liegt je nach Untersuchung zwischen 25 und 33 Prozent in der Bevölkerung. Dabei gibt es Unterschiede zwischen den Störungsbildern. Während die klassische Anorexie eher seltener vorkommt (ca. 20 Prozent), sind es bei Bulimie (20 bis 33 Prozent) und Binge Eating (33 bis 45 Prozent) deutlich mehr.

Und dann ist da noch eine entscheidende Frage: Wenn die Essstörungsforschung vor allem weiblich geprägt war, messen dann die Fragebögen und Interviews überhaupt die Besonderheiten von allen Männern und männlich sozialisierten Personen? Bei Frauen findet sich beispielsweise häufiger eine Unzufriedenheit mit den Körperpartien des Unterkörpers. Also Bauch, Beine und Po. Ja, vermutlich gibt es deshalb eine Million dieser Programme. Bei Männern hingegen zeichnet sich ein negatives Körperbild vor allem durch eine Unzufriedenheit mit den Körperpartien des Oberkörpers aus. Und dabei geht es nicht nur um Schlankheit, sondern um Muskulosität. Männer sind unzufrieden, weil Brust, Bizeps und Schultern zu schmal und zu wenig definiert sind.[231] Das mag ein kleiner Unterschied sein, aber die Untersuchungen zu Essstörungen bei Männern haben gezeigt, dass diese eher ein athletisches Körperideal verfolgen und nicht unbedingt ein Schlankheitsideal. Arnold Schwarzenegger statt Kate Moss, du erinnerst dich sicher.

Diesem Umstand wird jedenfalls erst seit einigen Jahren Rechnung getragen. Konzepte wie die »Reverse Anorexia«, der »Adoniskomplex« oder auch die Diagnose im DSM »Muskeldysmorphie« würdigen alle das Thema muskulöse Erscheinung im Rahmen einer psychopathologischen Erscheinung. Das Problem dabei ist, dass die meisten eben keine offiziellen Diagnosen sind und dass die Forschenden über die Diagnose Muskeldysmorphie derart zerstritten sind, dass kaum eine Forschungsgruppe die Diagnosekriterien der DSM-5 nutzt. Dort wird diskutiert, ob diese denn eigentlich eine Essstörung sein sollte, eine Verhaltenssucht, eine Zwangsstörung oder eben wie momentan eine körperdysmorphe Störung, bei der Betroffene eine übertriebene Entstellung ihres Körpers annehmen. Hier aufgrund eines Mangels an Muskulatur. Mittlerweile existiert das Konzept einer *muskelorientierten Essstörung*, wozu es bereits erste Untersuchungen gibt. Muskelorientiertes Essverhalten hängt eher mit Steroidkonsum und wechselhaft rigiden Diät- und Aufbauphasen zusammen.[232] Dabei kann es selbstverständlich auch bei Frauen und weiblich sozialisierten Personen auftreten.

Körperbilder sind im Wandel. Sie treffen aber uns alle, weswegen auch Männer und männlich sozialisierte Personen von Essstörungen betroffen sein können.

# 45 »Wir brauchen alle Therapie«

## Allheilmethode Psychotherapie?

Neben den vielen Nachteilen hat der Boom der Pop-Psychologie sicherlich zu einer größeren Akzeptanz von Psychotherapie beigetragen. Das ist wichtig, denn nicht nur Menschen, die unter psychischen Störungen leiden, sind heute noch zahlreichen Vorurteilen ausgesetzt, selbst der Gang in eine Praxis oder die Behandlungsmethode selbst war vor nicht allzu langer Zeit noch Gegenstand von Stigmatisierung. Lange hat man höchstens hinter vorgehaltener Hand eingeräumt, dass man sich Hilfe gesucht habe. Das ist verständlich, haben derlei Offenbarungen nicht selten dafür gesorgt, dass erhebliche Zweifel an den Hilfesuchenden laut wurden. Heute ist ein anderer Trend in einigen gesellschaftlichen Gruppen, vor allem bei jüngeren Menschen, zu beobachten: »Alle brauchen Therapie.« Damit wird die Auffassung vertreten, dass jeder Mensch von Psychotherapie profitieren kann. »Wenn mehr Menschen in Psychotherapie gingen, müssten weniger Menschen in Psychotherapie.« Das klingt erst einmal einleuchtend, ist es bei näherer Betrachtung aber nicht. Du wirst dich wundern, aber ich lehne diese Auffassung ab.

### Eine Sache des Menschenbildes

Durch diese Auffassung wird aus meiner Sicht ein sehr negatives Menschenbild gezeichnet. Es entsteht der Eindruck, dass Menschen sich weiterentwickeln müssten, nicht gut genug seien, so wie sie sind. Und um dieses Defizit zu bearbeiten, braucht es eine professionelle Behandlung, eine medizinische gar? In Deutschland ist Psychotherapie eine medizinische Behandlung bei psychischen Störungen. Menschliche Krisen, das normale Auf und Ab, das zum Leben dazugehört, kann von den meisten Menschen gut bewältigt werden. Ihnen ein krankheitswertiges Defizit pauschal zu unterstellen, bagatellisiert nicht nur echte psychische Störungen, sondern redet auch die Ressourcen und Resilienz vieler Menschen klein. Außerdem wissen wir gar nicht, ob bereits gesunde Menschen durch Psychotherapie noch gesünder werden.

In Deutschland ist Richtlinienpsychotherapie eine Leistung der gesetzlichen Krankenkassen und anderer Kostenträger, die zu deren Lasten nur erbracht werden darf, wenn eine psychische Störung mit Krankheitswert vorliegt. Ist dies nicht der Fall, dann ist womöglich ein anderes Angebot das richtige. In meiner Sprechstunde sitzen häufig Paare, die keine psychische Störung haben. Diese muss ich dann beispielsweise an eine Paarberatungsstelle verweisen. Und das ist auch richtig so, schließlich möchte man die Menschen, die einem gegenübersitzen, nicht unnötig krankreden. Wer zur Selbsterfahrung gerne einen/eine Psychotherapeut:in zur Seite haben will, um bestimmte biografische oder aktuelle Themen zu reflektieren, wird das aus eigener Tasche bezahlen müssen.

Für die breite Gesellschaft sollten wir uns an dieser Stelle lieber Gedanken um Präventionsangebote machen, die das Auftreten von psychischen Störungen frühzeitig verhindern. Insbesondere bei Kindern und Jugendlichen ist dieser Bedarf nach der Coronapandemie extrem gestiegen.[233] Gründe dafür sind die langen Wartezeiten auf Psychotherapieplätze, soziale Ungleichheit, ein eingeschränkter Zugang zu bezahlbarem Wohnraum, unsichere Arbeitsverhältnisse und Gefahren aus der Unterregulation sozialer Medien. Bevor alle Menschen Therapie machen, sollten wir uns zunächst um eine substanzielle Verbesserung dieser ganzen strukturellen Probleme kümmern. Und dann können wir darüber sprechen, ob wir Mental-Health-Gutscheine für die breite Bevölkerung aussprechen.

# Schlussworte

## Pop-Psychologie oder Soziologie?

Wir alle haben sie, wir alle wollen sie verstehen: unsere Psyche. In Deutschland ist der Numerus Clausus für das Psychologie- und Psychotherapiestudium nicht ohne Grund so hoch. Der Andrang ist immens. Und das, obwohl es Studienfächer gibt, die mit einem geringeren Aufwand ein höheres Einkommen versprechen. Psychologie fasziniert uns nun mal alle, und das ist angesichts vorherrschender Stigmata und Vorurteile, was unsere psychische Gesundheit anbelangt, auch gut so.

In das Studium selbst schaffen es nur die Wenigsten. Die Wenigen sind überwiegend weiblich[234] (sozialisiert) und stammen aus Familien mit akademischem Hintergrund.[235] Das Studium ist exklusiv. Die daran anschließende Psychotherapieausbildung steht dem mit ihren hohen Kosten in nichts nach. In meiner Ausbildungskohorte gab es nur sehr wenig Personen mit Migrationsgeschichte. Und eine davon war ich. Der Sohn eines iranisch-deutschen Ingenieurs und einer Juristin. Kinder aus Arbeiterfamilien? Häufig Fehlanzeige. Menschen versuchen sich deshalb eigenständig im psychologischen Bereich weiterzubilden und stoßen dabei eben allzu häufig auf die doch so verführerische Pop-Psychologie. Nicht die Menschen, die nach Hilfe oder Informationen suchen, sind das Problem, sondern die mangelnde Inklusion der Psychologie ist es.

Dieser Mechanismus, Probleme zu sehr im Individuum zu sehen und soziale Faktoren auszublenden, ist interessanterweise auch ein Grundproblem der Pop-Psychologie. Wie häufig haben sich hinter den griffigen Buzzwords wie Narzissmus oder Co-Abhängigkeit eigentlich viel wichtigere soziale Fragen von Partnerschaftsgewalt und

Sexismus versteckt? »Wir psychologisieren uns zu Tode«, titelte bereits Deutschlandfunk Kultur.[236]

Dieses Buch sollte dir als Werkzeug dienen, um die feinen Unterschiede zwischen wissenschaftlich fundierter Psychologie und populären, oft missverstandenen Begriffen zu erkennen. Dein kritisches Denken, das du durch die Auseinandersetzung mit den Inhalten dieses Buches geschärft hast, ist ein wichtiger Schritt, um psychologisches Halbwissen zu entlarven und fundierte, evidenzbasierte Erkenntnisse zu schätzen. Ich hoffe aber auch, dass ich dich etwas sensibilisieren konnte für die dahinterliegenden sozialen Fragen. Kritisches Denken bedeutet nicht nur, nach innen zu blicken, sondern auch nach links und rechts. Unsere Psyche ist ohne die Umwelt, das Spielfeld, auf dem sie sich entfaltet, nicht denkbar. Und manchmal muss dieses Feld gedüngt und neue Sträucher gepflanzt werden – es reicht nicht, dem einzelnen Menschen nur zu empfehlen, sich nicht vom verdorrten Grün triggern zu lassen.

In einer Welt, die sich ständig wandelt und in der neue Trends und Ideen fast täglich auftauchen, bleibt die Fähigkeit, diese kritisch zu hinterfragen und zu analysieren, von unschätzbarem Wert. Nutze die Methodik, die du in diesem Buch kennengelernt hast, auch weiterhin, um dir ein fundiertes und reflektiertes Verständnis der Psychologie zu bewahren.

Ich hoffe, dass dieses Buch dir geholfen hat, dich von psychologischem Halbwissen zu befreien und eine Art Resilienz gegenüber den verlockenden, aber oft irreführenden Konzepten der Pop-Psychologie zu entwickeln. Ich wünsche dir, dass dir diese Erkenntnisse als Kompass dienen, um in den Tiefen der menschlichen Psyche mit Klarheit und Wissen zu navigieren.

# Anmerkungen


1. (2021). Psychische Erkrankungen häufigste Ursache für Erwerbsminderung. *Deutsche Rentenversicherung Bund.* www.deutsche-rentenversicherung.de/Bund/DE/Presse/Pressemitteilungen/pressemitteilungen_archive/2021/2021_11_30_psych_erkrankungen_erwerbsminderung.html
2. (2024). Anteile der zehn wichtigsten Krankheitsarten an den Arbeitsunfähigkeitstagen in Deutschland im Jahr 2023. *Statista.* de.statista.com/statistik/daten/studie/77239/umfrage/krankheit-hauptursachen-fuer-arbeitsunfaehigkeit/
3. Jachertz, N. (2013). Psychische Erkrankungen: Hohes Aufkommen, niedrige Behandlungsrate. *Dt.* Ärzteblatt *PP* 2 www.aerzteblatt.de/archiv/134430/Psychische-Erkrankungen-Hohes-Aufkommen-niedrige-Behandlungsrate).
4. Strotzka, H. (Hrsg.) (1975). *Psychotherapie: Grundlagen, Verfahren, Indikationen.* München: Urban und Schwarzenberg. S. 4.
5. Syzdek M. R. et al. (2016). Pilot trial of gender-based motivational interviewing for increasing mental health service use in college men. *Psychotherapy*, 53(1), 124–129. doi: 10.1037/pst0000043
6. Chi X. et al. (2018). Effects of Mindfulness-Based Stress Reduction on Depression in Adolescents and Young Adults: A Systematic Review and Meta-Analysis. *Front. Psychol.* 9. doi: 10.3389/fpsyg.2018.01034
7. Herzberg, P. Y. (2021). Myers-Briggs-Typenindikator (MBTI). *Dorsch Lexikon der Psychologie.* dorsch.hogrefe.com/stichwort/myers-briggs-typenindikator-mbti
8. Stromberg, J. & Caswell, E. (2015). Why the Myers-Briggs test is totally meaningless. *Vox.* www.vox.com/2014/7/15/5881947/myers-briggs-personality-test-meaningless
9. Hofstätter, P. R. (Hrsg.). (1972). Typenlehre. *Psychologie. Das Fischer Lexikon*, 328 ff. Fischer-Taschenbuch.
10. Alderotti, G. et al. (2023). The Big Five personality traits and earnings: A meta-analysis. *Journal of Economic Psychology* 94, 102570. doi: 10.1016/j.joep.2022.102570
11. Pittenger, D. J. (1993). Measuring the MBTI … And Coming Up Short. *Journal of Career Planning and Employment* 54.

12. Hossiep, R. (2022). Forer-Effekt. *Dorsch Lexikon der Psychologie.* dorsch.hogrefe.com/stichwort/forer-effekt
13. Rauthmann, J. F. (2021). Lexikalischer Ansatz. *Dorsch Lexikon der Psychologie.* dorsch.hogrefe.com/stichwort/lexikalischer-ansatz
14. Dehne, M., Schupp L. (2007). Persönlichkeitsmerkmale im Sozio-oekonomischen Panel (SOEP). *DIW* (2007).
15. Häcker, H. O. (2021). Neurotizismus. *Dorsch Lexikon der Psychologie.* dorsch.hogrefe.com/stichwort/neurotizismus
16. Extraversion (2022). In M. A. Wirtz (Hrsg.): *Dorsch Lexikon der Psychologie.* Bern: Hogrefe. dorsch.hogrefe.com/stichwort/extraversion
17. Verträglichkeit (2021). In M. A. Wirtz (Hrsg.): *Dorsch Lexikon der Psychologie.* Bern: Hogrefe. dorsch.hogrefe.com/stichwort/vertraeglichkeit
18. Offenheit (2021). In M. A. Wirtz (Hrsg.): *Dorsch Lexikon der Psychologie.* Bern: Hogrefe. dorsch.hogrefe.com/stichwort/offenheit
19. Gewissenhaftigkeit (2022). In M. A. Wirtz (Hrsg.): *Dorsch Lexikon der Psychologie.* Bern: Hogrefe. dorsch.hogrefe.com/stichwort/gewissenhaftig keit
20. Doornenbal, B. M. (2021). Big Five personality as a predictor of health: Shortening the questionnaire through the elastic net. *Current Issues in Personality Psychology* 9(2), 159–164. doi: 10.5114/cipp.2021.103050
21. Zell, E., & Lesick, T. L. (2022). Big five personality traits and performance: A quantitative synthesis of 50+ meta-analyses. *Journal of Personality* 90(4), 559–573. doi: 10.1111/jopy.12683
22. Luo, J. et al. (2017). Genetic and Environmental Pathways Underlying Personality Traits and Perceived Stress: Concurrent and Longitudinal Twin Studies. *European journal of personality* 31(6), 614–629. doi: 10.1002/per.2127
23. Neyer, F. J. & Asendorpf, J. B. (2018). *Psychologie der Persönlichkeit* (6., vollst. überarb. Aufl.). Springer.
24. Widiger, T. A., & Oltmanns, J. R. (2017). Neuroticism is a fundamental domain of personality with enormous public health implications. *World Psychiatry* 16(2), 144–145. doi: 10.1002/wps.20411
25. Grant, B. F. et al. (2008). Prevalence, Correlates, Disability, and Comorbidity of DSM-IV Narcissistic Personality Disorder: Results from the Wave 2 National Epidemiologic Survey on Alcohol and Related Conditions. *The Journal of clinical psychiatry* 69(7):1033–45. doi: 10.4088/jcp.v69n0404
26. Falkai & Wittchen. (2018). *Diagnostisches und statistisches Manual psychischer Störungen (DSM-5-R).* 918. Hogrefe.
27. Schütz, A. & Röhner, J. (2023). Narzissmus. *Dorsch Lexikon der Psychologie.* dorsch.hogrefe.com/stichwort/narzissmus

28. Piros, H. I. (2023). An exploration of the link between narcissism, masochism, and crime in a post-incarcerated sample. *Journal of the National Medical Association* 115(5):488–95. doi: 10.1016/j.jnma.2023.07.008
29. Ritter, K. & Lammers, C.-H. (2007). Narzissmus – Persönlichkeitsvariable und Persönlichkeitsstörung. *Psychotherapie · Psychosomatik · Medizinische Psychologie* 57(2):53–60. doi: 10.1055/s-2006-951922
30. Oliver E. et al. (2023). Narcissism and Intimate Partner Violence: A Systematic Review and Meta-Analysis. *Trauma, Violence, & Abuse* 25(3), 1871–1884. doi: 10.1177/15248380231196115
31. Hill, Erin M. (2016). The Role of Narcissism in Health-Risk and Health-Protective Behaviors. *Journal of Health Psychology* 21(9), 2021–32. doi: 10.1177/1359105315569858
32. Keck, C. (2023). Sexuelle Übergriffe in der Psychotherapie? Gegen einen Arzt in Tübingen wurde jetzt Anklage erhoben. *Der Spiegel*, 10. Dezember.
33. U. S. Centres for Disease Control and Prevention. *About Adverse Childhood Experiences* www.cdc.gov/aces/about/index.html
34. Swedo E. A. et al. (2023). Prevalence of Adverse Childhood Experiences Among U. S. Adults — Behavioral Risk Factor Surveillance System, 2011–2020. *MMWR Morb Mortal Wkly Rep* 72, 707–715. doi: 10.15585/mmwr.mm7226a2
35. Shonkoff, J. P. (2012). The Lifelong Effects of Early Childhood Adversity and Toxic Stress. *Pediatrics* 129(1), e232–e246. doi: 10.1542/peds.2011-2663
36. Dixon, W. (2015). *Twenty Studies That Revolutionized Child Psychology.* ETSU Authors Bookshelf.
37. Cassidy, J., & Shaver, P. R. (Hrsg.). (1999). *Handbook of attachment: Theory, research, and clinical applications.* Rough Guides.
38. Thoits, P. A. et al. (2011). Mechanisms linking social ties and support to physical and mental health. *Journal of Health and Social Behavior 52*(2), 145–161. doi: 10.1177/0022146510395592
39. Opie, J. E. et al. (2021). Early Childhood Attachment Stability and Change: A Meta-Analysis. *Attachment & Human Development* 23(6):897–930. doi: 10.1080/14616734.2020.1800769
40. Thompson, R. A. et al. (2022). Taking perspective on attachment theory and research: nine fundamental questions. *Attachment & Human Development* 24(5):543–60. doi: 10.1080/14616734.2022.2030132.
41. Vollmann, M. et al. (2019). Adult attachment and relationship satisfaction: The mediating role of gratitude toward the partner. *Journal of Social and Personal Relationships* 36(11–12), 3875–3886. doi: 10.1177/0265407519841712

42. Zindel, J. P. (2000). Affektbrücke. In *Wörterbuch der Psychotherapie*, herausgegeben von G. Stumm und A. Pritz. Springer. 7.
43. Payton, J. J. (2020). Helping or Harming? The Effect of Trigger Warnings on Individuals With Trauma Histories. *Clinical Psychological Science* 8(5), 905–917. doi: 10.1177/2167702620921341
44. Bridgland, V. M. E. et al. (2023). A Meta-Analysis of the Efficacy of Trigger Warnings, Content Warnings, and Content Notes. *Clinical Psychological Science* 12(4), 751–771. doi: 10.1177/21677026231186625.
45. Capacchione, L. (1991). *Recovery of Your Inner Child*. Simon & Schuster.
46. Hestbech, A. M. (2018). Reclaiming the Inner Child in Cognitive-Behavioral Therapy: The Complementary Model of the Personality. *American Journal of Psychotherapy* 71(1), 21–27. doi: 10.1176/appi.psychotherapy.20180008
47. Zhang, K. et al. (2023). The efficacy of schema therapy for personality disorders: A systematic review and meta-analysis. *Nordic Journal of Psychiatry* 77(7), 641–650. doi: 10.1080/08039488.2023.2228304
48. (2023). Plagiatsvorwürfe gegen Stefanie Stahl. RND. www.rnd.de/panorama/stefanie-stahl-plagiatsvorwuerfe-gegen-psychologin-MG7PQWSVQNEDVLJU2UHWTJEWUQ.html
49. Wyss, R. (2023). Jetzt kommt Kritik auf an der deutschen Star-Psychologin. Blick. www.blick.ch/schweiz/erfolgsautorin-stefanie-stahl-verkauft-millionen-von-buechern-jetzt-kommt-kritik-auf-an-der-deutschen-star-psychologin-id18204273.html
50. Zhang, K. et al. (2023). The efficacy of schema therapy for personality disorders: A systematic review and meta-analysis. *Nordic Journal of Psychiatry* 77(7), 641–650. doi: 10.1080/08039488.2023.2228304
51. Soloff, P. H. (2021). Bridging the Gap Between Remission and Recovery in BPD: Qualitative Versus Quantitative Perspectives. *Journal of personality disorders* 35(1), 21–40. doi: 10.1521/pedi_2019_33_419
52. Zanarini, M. C. et al. (2012). Attainment and Stability of Sustained Symptomatic Remission and Recovery among Borderline Patients and Axis II Comparison Subjects: A 16-year Prospective Follow-up Study. *The American Journal of Psychiatry* 169(5), 476–483. doi: 10.1176/appi.ajp.2011.11101550
53. Aron, E. N. & Aron, A. (1997). Sensory-processing sensitivity and its relation to introversion and emotionality. *Journal of Personality and Social Psychology* 73(2), 345–368. doi: 10.1037/0022-3514.73.2.345
54. Greven, C. U. et al. (2019). Sensory Processing Sensitivity in the context of Environmental Sensitivity: A critical review and development of research

agenda. *Neuroscience & Biobehavioral Reviews* 98, 287–305. doi: 10.1016/j.neubiorev.2019.01.009

55. Assary, E. (2019). *Genetics of Environmental Sensitivity and its Moderating Effects on Mental Health Outcomes.* Thesis, Queen Mary University of London. qmro.qmul.ac.uk/xmlui/handle/123456789/57958
56. Liss, M. et al. (2005). Sensory processing sensitivity and its relation to parental bonding, anxiety, and depression. *Personality and Individual Differences* 39(8), 1429–1439. 10.1016/j.paid.2005.05.007
57. Pluess, M. & Boniwell, I. (2015). Sensory-Processing Sensitivity predicts treatment response to a school-based depression prevention program: Evidence of Vantage Sensitivity. *Personality and Individual Differences* 82, 40–45. doi: 10.1016/j.paid.2015.03.011
58. Rajić, I. et al. (2023). Role of sensory processing sensitivity and high sensation seeking in migraine with typical aura. *Acta Neurologica Belgica* 123(6), 2243–2249. doi: 10.1007/s13760-023-02292-0
59. Lane, S.J. & Reynolds, S. (2019). Sensory Over-Responsivity as an Added Dimension in ADHD. *Frontiers in Integrative Neuroscience* 13, 40. doi: 10.3389/fnint.2019.00040
60. American Psychiatric Association. (2013). *Diagnostic and statistical manual of mental disorders* (5. Aufl.). American Psychiatric Publishing.
61. De Both, K.K. & Reynolds, S. (2015). A systematic review of sensory-based autism subtypes. *Research in Autim Spectrum Disorders* 36(7), 44–56. doi: 10.1016/j.rasd.2017.01.005
62. Attoe, D.E. & Climie, E.A. (2023). Miss. Diagnosis: A Systematic Review of ADHD in Adult Women. *Journal of Attention Disorders* 27(7), 645–657. 10.1177/10870547231161533
63. O'Nions, E. (2023). Autism in England: Assessing underdiagnosis in a population-based cohort study of prospectively collected primary care data. *The Lancet Regional Health. Europe* 29, 100626. doi: 10.1016/j.lanepe.2023.100626
64. Parahoo, K. (2006) *Nursing Research: Principles, Process and Issues, 2nd edn*. Palgrave Macmillan, Hampshire.
65. (2022). Intuition. *Dorsch Lexikon der Psychologie.* dorsch.hogrefe.com/stichwort/intuition
66. Hodgkinson, G.P. & Sadler-Smith, E. (2018). The dynamics of intuition and analysis in managerial and organizational decision making. *Acad. Manag. Perspect.* 32(4), 473–492. doi: 10.5465/amp.2016.0140
67. Adinolfi, P. & Loia, F. (2022). Intuition as Emergence: Bridging Psychology, Philosophy and Organizational Science. *Frontiers in Psychology* 12. doi: 10.3389/fpsyg.2021.787428

68. Smith, C.F. et al. (2021). GPs' use of gut feelings when assessing cancer risk: A qualitative study in UK primary care. *The British Journal of General Practice* 71(706), e356–e363. doi: 10.3399/bjgp21X714269
69. Murphy, N.A. & Hall, J.A. (2021). Capturing Behavior in Small Doses: A Review of Comparative Research in Evaluating Thin Slices for Behavioral Measurement. *Frontiers in Psychology* 12. doi: 10.3389/fpsyg.2021.667326
70. Kahneman, D. (2012). *Schnelles Denken, langsames Denken.* Siedler Verlag.
71. Falkenström, F. et al. (2014). *Working alliance predicts psychotherapy outcome even while controlling for prior symptom improvement.* Psychother doi: 10.1080/10503307.2013.847985
72. Forth, A. (2022). Toxic Relationships: The Experiences and Effects of Psychopathy in Romantic Relationships. *International Journal of Offender Therapy and Comparative Criminology* 66(15), 1627–58. doi: 10.1177/0306624X211049187
73. Rifayanti, R. (2022). Phenomenological Studies: Adolescent Toxic Relationships. *European Journal of Humanities and Social Sciences* 2(6), 23–29. doi: 10.24018/ejsocial.2022.2.6.337
74. Solferino, N. & Tessitore, M.E. (2021). Human Networks and Toxic Relationships. *Mathematics* 9(18), 2258. doi: 10.3390/math9182258.
75. Karakurt, G. & Silver K.E. (2013). Emotional abuse in intimate relationships: The role of gender and age. *Violence and victims* 28(5), 804–21. doi: 10.1891/0886-6708.vv-d-12-00041
76. (2024). Anzahl der polizeilich erfassten weiblichen Opfer von Partnerschaftsgewalt in Deutschland von 2013 bis 2023. *Statista* de.statista.com/statistik/daten/studie/1121554/umfrage/weibliche-opfer-von-gewalt-in-der-partnerschaft-in-deutschland/
77. Larner, A.J. (2011). *A Dictionary of Neurological Signs.* Springer New York.
78. Warshaw, C. et al. (2014). Mental Health and Substance Use Coercion Surveys Report. *NCDVTMH.* https://ncdvtmh.org/resource/mental-health-and-substance-use-coercion-surveys-report/
79. Strutzenberg, C.C. et al. (2017). Love-Bombing: A Narcissistic Approach to Relationship Formation. *Discovery, The Student Journal of Dale Bumpers College of Agricultural, Food and Life Sciences* 18(1), 81–89. scholarworks.uark.edu/discoverymag/vol18/iss1/14 Übersetzt vom Autor.
80. Strutzenberg, C.C. et al. (2017). Love-bombing: A Narcissistic Approach to Relationship Formation. *Discovery, The Student Journal of Dale Bumpers College of Agricultural, Food and Life Sciences, 18*(1), 81–89. https://scholarworks.uark.edu/discoverymag/vol18/iss1/14

81. Gould, W.R. (2023). 13 Red Flags in relationships. *Verywellmind.* www.verywellmind.com/10-red-flags-in-relationships-5194592
82. Smith, P.H. et al. (1995). Measuring Battering: Development of the Women's Experience with Battering (WEB) Scale. *Women's Health* 1(4), 273–88.
83. Shackelford, T.K. & Goetz, T.A. (2019). Sexual Coercion in Intimate Relationships Scale. *Handbook of Sexuality-related Measures,* 125–127. Übersetzt vom Autor.
84. Walker, P. (o.J.). The 4Fs: A Trauma Typology in Complex PTSD. pete-walker.com/fourFs_TraumaTypologyComplexPTSD.htm
85. Tang, Y. & Tang, R. (2020). Agreeableness. *The Neuroscience of Meditation.* www.sciencedirect.com/topics/psychology/agreeableness
86. Wilmot, M.P. et al. (2022). Agreeableness and Its Consequences: A Quantitative Review of Meta-Analytic Findings. *Personality and Social Psychology Review* 26(3), 242–280. doi: 10.1177/10888683211073007
87. Weinberg, M. et al. (2021). Personality traits and trauma exposure: The relationship between personality traits, PTSD symptoms, stress, and negative affect following exposure to traumatic cues. *Personality and Individual Differences* 177, 110802. doi: 10.1016/j.paid.2021.110802
88. National Institute of Mental Health (2022). *Social Anxiety Disorder: More Than Just Shyness.* www.nimh.nih.gov/health/publications/social-anxiety-disorder-more-than-just-shyness
89. Fariba, K.A. et al. (2024). Avoidant Personality Disorder. In *StatPearls.* StatPearls Publishing. www.ncbi.nlm.nih.gov/books/NBK559325/
90. Dignath, D. et al. (2015). Flexible conflict management: Conflict avoidance and conflict adjustment in reactive cognitive control. *Journal of Experimental Psychology: Learning, Memory, and Cognition* 41(4), 975–988. doi: 10.1037/xlm0000089
91. Bruce, M.J. et al. (2022). Relationship of Conflict, Conflict Avoidance, and Conflict Resolution to Psychological Adjustment. *Psychological Reports* 0(0). doi: 10.1177/00332941221146708
92. Whalen, T. (1953). Wives Of Alcoholics—4 Types Observed In A Family Service Agency. *Quarterly Journal of Studies on Alcohol, 14*(4), 632–641.
93. Cermak, T. (1986). Diagnostic criteria for codependency. *Journal of Psychoactive Drugs* 18, 15–20.
94. Uhl, A. & Puhm, A. (2007). Co-Abhängigkeit – ein hilfreiches Konzept? *Wiener Zeitschrift für Suchtforschung* 30, 13–20.
95. Pursley-Crotteau, S. P. & Amrogne, J. A. (1997). Codependency through the lens of feminist theories. *Journal of Addictions Nursing* 9, 106–111. Doi: 10.3109/10884609709022248

96. Calderwood, K. A. & Rajesparam, A. (2014). A critique of the codependency concept considering the best interests of the child. *Families in Society* 95(3), 171–178. doi: 10.1606/1044-3894.2014.95
97. Smith, V. C. & Wilson, C. R. (2016). Families affected by parental substance use. *Pediatrics* 138(2). doi: 10.1542/peds.2016-1575
98. Schuckit, M. A. et al. (1994). Are daughters of alcoholics more likely to marry alcoholics? *American Journal of Drug and Alcohol Abuse* 20, 237–245. doi: 10.3109/00952999409106784
99. Bischof, G. & Bischof, A. (2024). Mythos Co-Abhängigkeit. *Sozial Extra* 48(2), 95–99. doi: 10.1007/s12054-024-00667-y
100. Weisner, C. et al. (2010). Individuals receiving addiction treatment: Are medical costs of their family members reduced? *Addiction* 105, 1226–1234. doi: 10.1111/j.1360-0443.2010.02947.x
101. Orford, J. et al. (2010). Family members affected by a close relative's addiction: The stress-strain-coping-support model. *Drugs-Education Prevention and Policy* 17, 36–43. doi: 10.3109/09687637.2010.514801
102. Collins, B. G. (1993). Reconstruing codependency using self-in-relation theory: a feminist perspective. *Social Work* 38(4), 470–476.
103. Impett, E. et al. (2024). Popular Psychology Through a Scientific Lens: Evaluating Love Languages From a Relationship Science Perspective. *Current Directions in Psychological Science* 33(2), 87–92. doi: 10.1177/09637214231217663
104. Chopik W. J. et al. (2022). Relationship-specific Satisfaction and Adjustment in Emerging Adulthood: The Moderating Role of Adult Attachment Orientation. *J Adult Dev.* 29(1), 40–52. doi: 10.1007/s10804-021-09380-6
105. Park, Y. et al. (2019). Perceiving Gratitude From a Romantic Partner Predicts Decreases in Attachment Anxiety. *Developmental Psychology* 55. doi: 10.1037/dev0000830
106. Park, Y. et al. (2019). Perceiving Gratitude From a Romantic Partner Predicts Decreases in Attachment Anxiety. *Developmental Psychology* 55(12), 2692–2700. doi: 10.1037/dev0000830
107. Mingoia, J. et al. (2017). The relationship between social networking site use and the internalization of a thin ideal in females: A meta-analytic review. *Front. Psych.* 8, Art. 1351.
108. Auger, N. et al. (2021). Anorexia nervosa and the long-term risk of mortality in women. *World Psychiatry*, 20(3), 448–449.doi: 10.1002/wps.20904
109. Haffner J. et al. (2007). Jugendliche und ihr Körperempfinden. Ergebnisse der Heidelberger Schulstudie. *BZgA Forum* 3, 12–18.
110. Cwynar-Horta, J. (2016). The commodification of the Body Positive Move-

ment on Instagram. *Interdisciplinary Journal of Communication* 8(2), 36–56. doi: 10.21810/strm.v8i2.203

111. Miller, A. L. (2016). Eating the other Yogi: Kathryn Budig, the yoga industrial complex, and the appropriation of body positivity. *Race and Yoga* 1(1), 1–22. doi: 10.5070/R311028507
112. Leboeuf, C. (2019). What is body positivity? *Philosophical Topics* 47(2), 113–128. doi: 10.5840/philtopics201947218
113. Vogel, L. (2019). Fat shaming is making people sicker and heavier. *CMAJ* 191(23), e649. doi: 10.1503/cmaj.109-5758
114. Cohen, R. et al. (2019). #bodypositivity: A content analysis of body positive accounts on Instagram. *Body Image* 29, 47–57. doi: 10.1016/j.bodyim.2019.02.007
115. Cohen, R. et al. (2019). #BoPo on Instagram: An experimental investigation of the effects of viewing body positive content on young women's mood and body image. *New Media & Society* 21(7), 1546–1564. doi: 10.1177/1461444819826530
116. Perry, M. et al. (2019). Using body neutrality to inform eating disorder management in a gender diverse world. *The Lancet Child & Adolescent Health* 3(9), 597–598. doi: 10.1016/S2352-4642(19)30237-8
117. Clark, E. (2022). *Body Neutrality: Finding Acceptance and Liberation in a Body-focused Culture.* Taylor & Francis.
118. Alleva, J. M. & Tylka, T. L. (2021). Body functionality: A review of the literature. *Body Image*, 36, 149–171. doi: 10.1016/j.bodyim.2020.11.006
119. Linardon, J. et al. (2022). Body appreciation and its psychological correlates: A systematic review and meta-analysis. *Body Image* 42, 287–296. doi: 10.1016/j.bodyim.2022.07.003
120. Arrona-Cardoza, P. et al. (2022). The Effects of Food Advertisements on Food Intake and Neural Activity: A Systematic Review and Meta-Analysis of Recent Experimental Studies. *Advances in Nutrition* 14(2), 339–351. doi: 10.1016/j.advnut.2022.12.003
121. Gómez-Martínez, C. et al. (2022). Impulsivity is longitudinally associated with healthy and unhealthy dietary patterns in individuals with overweight or obesity and metabolic syndrome within the framework of the PREDIMED-Plus trial. *International Journal of Behavioral Nutrition and Physical Activity* 19(1), 101. doi: 10.1186/s12966-022-01335-8
122. Hernandez-Boussard, T. et al. (2012). Obesity disparities in preventive care: findings from the National Ambulatory Medical Care Survey, 2005–2007. *Obesity* 20(8), 1639–1644. doi: 10.1038/oby.2011.258
123. Kuntz, B. & Lampert, T. (2010). *Sozioökonomische Faktoren und Verbrei-*

*tung von Adipositas.* Dt. Ärzteblatt 107 (30), 517–522. doi: 10.3238/arzteb l.2010.0517
124. Grajek, M. et al. (2022). Nutrition and mental health: A review of current knowledge about the impact of diet on mental health. *Front Nutr.* 9, 943998. doi: 10.3389/fnut.2022.943998
125. Sarris, J. et al. (2022). Clinician guidelines for the treatment of psychiatric disorders with nutraceuticals and phytoceuticals: The World Federation of Societies of Biological Psychiatry (WFSBP) and Canadian Network for Mood and Anxiety Treatments (CANMAT) Taskforce. *The World Journal of Biological Psychiatry* 23(6), 424–455. doi: 10.1080/15622975.2021.2013041
126. Dennis, A. B. (o. J.). Eating Disorder Risk Factors – National Eating Disorders Association. *NEDA.* www.nationaleatingdisorders.org/risk-factors/
127. Derks, I. P. M. et al. (2022). Subclinical binge eating symptoms in early adolescence and its preceding and concurrent factors: A population-based study. *J Eat Disord* 10(1), 180. doi: 10.1186/s40337-022-00688-6
128. Bundeszentrale für gesundheitliche Aufklärung (o. J.). *Glossar zu Essstörungen.* www.bzga-essstoerungen.de/was-sind-essstoerungen/glossar/zeige/amenorrhoe/
129. Pereira, E. M. et al. (2022). Restrained eating behaviour, anorexia nervosa and food consumption between children and adolescents: A scoping review. *The British Journal of Nutrition* 128(8), 1565–1586. doi: 10.1017/S0007114521004219
130. Van Dyke, N., & Drinkwater, E. J. (2013). Review Article Relationships between intuitive eating and health indicators: Literature review. *Public Health Nutrition* 17(8), 1757–1766. https://doi.org/10.1017/S1368980013002139
131. Ceballos-Laita, L. et al. (2024). Is Craniosacral Therapy Effective? A Systematic Review and Meta-Analysis. Healthcare 18;12(6), 679.
132. Judkins, R. M. (2016). *Osteopathy in the cranial field—An investigation into patient perception, satisfaction and self-reported outcomes of a single treatment session.* Master Thesis, Unitec New Zealand.
133. Ceballos-Laita, L. (2024). Is Craniosacral Therapy Effective? A Systematic Review and Meta-Analysis. *Healthcare* 12, 679. doi: 10.3390/healthcare12060679
134. Jäger, S. (2024). Schlafhygiene: Besser schlafen. *BARMER.* www.barmer.de/gesundheit-verstehen/leben/schlaf/schlafhygiene-1056080
135. Oh, B. et al. (2013). Effects of Qigong on Depression: A Systemic Review. *Evidence-based Complementary and Alternative Medicine* 134737. doi: 10.1155/2013/134737
136. Sherin, J. E. & Nemeroff, C. B. (2011). Post-traumatic stress disorder: The

neurobiological impact of psychological trauma. *Dialogues in Clinical Neuroscience* 13(3), 263–278. doi: 10.31887/DCNS.2011.13.2/jsherin
137. Yurteri, N. et al. (2022). Factors affecting disclosure time of sexual abuse in children and adolescents. *Pediatrics International* 64 (1). doi: 10.1111/ped.14881
138. Deering, R. & Mellor, D. (2011). An exploratory qualitative study of the self-reported impact of female-perpetrated childhood sexual abuse. *Journal of child sexual abuse* 20 (1), 58–76. doi: 10.1080/10538712.2011.539964
139. Fincham, G.W. et al. (2023). Effect of breathwork on stress and mental health: A meta-analysis of randomised-controlled trials. *Scientific Reports* 13(1), 432. doi: 10.1038/s41598-022-27247-y
140. Seppälä, E.M. et al. (2014). Breathing-Based Meditation Decreases Posttraumatic Stress Disorder Symptoms in U.S. Military Veterans: A Randomized Controlled Longitudinal Study. *Journal of Traumatic Stress* 27(4), 397–405.doi: 10.1002/jts.21936
141. AWMF Leitlinienregister. (Stand 2019). *S3-Leitlinie Posttraumatische Belastungsstörung.* register.awmf.org/de/leitlinien/detail/155-001
142. Flanagan, J.C. et al. (2016). Concurrent Treatment of Substance Use and PTSD. *Current psychiatry reports* 18(8), 70. doi: 10.1007/s11920-016-0709-y
143. Lexikon der Psychologie (o.J.). *Retraumatisierung.* www.spektrum.de/lexikon/psychologie/retraumatisierung/12968
144. Grossman, P. (2023). Fundamental challenges and likely refutations of the five basic premises of the polyvagal theory. *Biological Psychology* 180, 108589. doi: 10.1016/j.biopsycho.2023.108589
145. McAllen, R M. & Spyer, K M. (1976). The location of cardiac vagal preganglionic motoneurones in the medulla of the cat. *The Journal of Physiology* 258. doi: 10.1113/jphysiol.1976.sp011414
146. Gudipally, P.R. & Sharma, G.K. (2024). Premenstrual Syndrome. *StatPearls.* StatPearls Publishing. www.ncbi.nlm.nih.gov/books/NBK560698/
147. Porges, S.W. (2022). Polyvagal Theory: A Science of Safety. *Frontiers in Integrative Neuroscience*, 16. doi: 10.3389/fnint.2022.871227
148. Sampson, T.R. & Mazmanian, S.K. (2015). Control of Brain Development, Function, and Behavior by the Microbiome. *Cell Host & Microbe* 17(5), 565–576. doi: 10.1016/j.chom.2015.04.011
149. Simpson, C.A. et al. (2021). The gut microbiota in anxiety and depression—A systematic review. *Clinical Psychology Review* 83, 101943. doi: 10.1016/j.cpr.2020.101943
150. Camilleri, M. (2019). Leaky Gut: Mechanisms, Measurement and Clinical Implications in Humans. Gut 68(8), 1516–1526. doi: 10.1136/gutjnl-2019-318427

151. Pferschy-Wenzig, E.-M. et al. (2022). Medicinal Plants and Their Impact on the Gut Microbiome in Mental Health: A Systematic Review. *Nutrients* 14(10), 2111. doi: 10.3390/nu14102111
152. Purdel, C. et al. (2023). The Beneficial Effects of Dietary Interventions on Gut Microbiota—An Up-to-Date Critical Review and Future Perspectives. *Nutrients* 15(23), Article 23. doi: 10.3390/nu15235005
153. Lutz, G. (2022). Mindset-Theorie. *Dorsch Lexikon der Psychologie*. dorsch.hogrefe.com/stichwort/mindset-theorie
154. Macnamara, B. N. & Burgoyne, A. P. (2023). Do growth mindset interventions impact students' academic achievement? A systematic review and meta-analysis with recommendations for best practices. *Psychological Bulletin* 149(3–4), 133–173. doi: 10.1037/bul0000352
155. Wegner, D. M. (1994). Ironic processes of mental control. *Psychological Review* 101(1), 34–52. doi: 10.1037/0033-295X.101.1.34
156. Mamat, Z. & Anderson, M. C. (2023). Improving mental health by training the suppression of unwanted thoughts. *Science Advances* 9(38), eadh5292. doi: 10.1126/sciadv.adh5292
157. Schwarzer, R. & Fuchs, R. (o. J.). Self-Efficacy and Health Behaviours. https://userpage.fu-berlin.de/gesund/publicat/conner9.htm
158. de Meza, D. & Dawson, C. (2021). Neither an Optimist Nor a Pessimist Be: Mistaken Expectations Lower Well-Being. *Personality and Social Psychology Bulletin* 47(4), 540–550. doi: 10.1177/0146167220934577
159. Spitzer, N. (2019). *Ungewissheitsintoleranz und die psychischen Folgen: Behandlungsleitfaden für Psychotherapie und Beratung*. Springer.
160. Lück, H. E. (2016). Rosenthal, Robert. *Dorsch Lexikon der Psychologie*. dorsch.hogrefe.com/stichwort/rosenthal-robert
161. Gerstenberg, F. X. R. et al. (2012). »Women are bad at math, but i'm not, am I?« fragile mathematical self-concept predicts vulnerability to a stereotype threat effect on mathematical performance. *European Journal of Personality* 26(6), 588–599. doi: 10.1002/per.1836
162. Jones, P. R. (2011). Reducing the Impact of Stereotype Threat on Women's Math Performance: Are Two Strategies Better Than One? *Rev Electron Investig Psicoeduc Psigopedag.* 9(2), 587–616. doi: 10.25115/ejrep.v9i24.1458
163. Steele, C. M. (1988). The Psychology of Self-Affirmation: Sustaining the Integrity of the Self. In L. Berkowitz (Hrsg.), *Advances in Experimental Social Psychology* (Bd. 21, 261–302). Academic Press. doi: 10.1016/S0065-2601(08)60229-4
164. Cohen, G. L. & Sherman, D. K. (2014). The psychology of change: Self-affirmation and social psychological intervention. *Annual Review of Psychology* 65, 333–371. doi: 10.1146/annurev-psych-010213-115137

165. McCullough, M. E. et al. (2002) The grateful disposition: A conceptual and empirical topography. *Journal of Personality and Social Pscyhology* 82(1), 112–127. doi: 10.1037//0022-3514.82.1.112
166. Lubik, N. & Gräf, M. (2023). *Die Kraft der Dankbarkeit!* Arbeitspapiere der FOM 87.
167. Diniz, G. et al. (2023). The effects of gratitude interventions: a systematic review and meta-analysis. Einstein (Sao Paulo). 21:eRW0371. doi: 10.31744/einstein_journal/2023RW0371
168. Kerry, N. et al. (2023). Being Thankful for What You Have: A Systematic Review of Evidence for the Effect of Gratitude on Life Satisfaction. *Psychology Research and Behavior Management* 16, 4799–4816. doi: 10.2147/PRBM.S372432
169. DuLong, J. (2023). Is there such a thing as too much gratitude? Turns out sometimes less is more. *CNN.* https://www.cnn.com/2023/11/26/health/how-gratitude-practices-work-wellness/index.html
170. Wirtz, M. (2022). Konsistenztheorie des psychischen Geschehens. Dorsch *Lexikon der Psychologie.* dorsch.hogrefe.com/stichwort/konsistenztheorie-des-psychischen-geschehens
171. Popper, K. R. & Eccles, J. C. (1982). *Das Ich und sein Gehirn.* München: Piper.
172. Schütz, A. & Röhner, J. (2023). Selbstwert. *Dorsch Lexikon der Psychologie.* dorsch.hogrefe.com/stichwort/selbstwert
173. Orth, U. & Robins, R. W. (2014). The Development of Self-Esteem. *Current Directions in Psychological Science* 23(5), 381–387. doi: 10.1177/0963721414547414
174. Watson, N. et al. (2016). Self-discrepancy: Long-term test–retest reliability and test–criterion predictive validity. *Psychological Assessment 28*(1), 59–69. doi: 10.1037/pas0000162
175. Muris, P. & Otgaar, H. (2023). Self-Esteem and Self-Compassion: A Narrative Review and Meta-Analysis on Their Links to Psychological Problems and Well-Being. *Psychology Research and Behavior Management* 16, 2961–2975. doi: 10.2147/PRBM.S402455
176. Baumeister, R. F. et al. (2003). Does High Self-Esteem Cause Better Performance, Interpersonal Success, Happiness, or Healthier Lifestyles? *Psychological Science in the Public Interest* 4(1), 44. doi: 10.1111/1529-1006.01431
177. Inzlicht, M. & Friese, M. (2021). Willpower is overrated. *The Behavioral and Brain Sciences* 44, e42. doi: 10.1017/S0140525X20000795
178. Gill, D. (2021). New Study Disavows Marshmallow Test's Predictive Powers. *UCLA Anderson Review.* anderson-review.ucla.edu/new-study-disavows-marshmallow-tests-predictive-powers/

179. Baumeister, R.F. et al. (1998): Ego depletion: is the active self a limited resource? *J Pers Soc Psychol.* 74(5), 1252–65. doi: 10.1037//0022-3514.74.5.1252.
180. Englert, C. & Bertrams, A. (2021). Again, No Evidence for or Against the Existence of Ego Depletion: Opinion on »A Multi-Site Preregistered Paradigmatic Test of the Ego Depletion Effect«. *Frontiers in Human Neuroscience* 15. doi: 10.3389/fnhum.2021.658890
181. Keng, S.-L. et al. (2011). Effects of mindfulness on psychological health: A review of empirical studies. *Clin Psychol Rev.* 31(6), 1041–56. doi: 10.1016/j.cpr.2011.04.006
182. Goyal, M. et al. (2014). Meditation Programs for Psychological Stress and Well-being: A Systematic Review and Meta-analysis. *JAMA Internal Medicine* 174(3), 357–368. doi: 10.1001/jamainternmed.2013.13018
183. Hölzel, B.K. et al. (2011). Mindfulness practice leads to increases in regional brain gray matter density. *Psychiatry research* 191(1), 36–43. doi: 10.1016/j.pscychresns.2010.08.006
184. Binda, D.D. et al. (2022). What Are Adverse Events in Mindfulness Meditation? *Global Advances in Health and Medicine* 11. doi: 10.1177/2164957X221096640
185. Van Dam, N.T. et al. (2018). Mind the Hype: A Critical Evaluation and Prescriptive Agenda for Research on Mindfulness and Meditation. *Perspectives on Psychological Science: A Journal of the Association for Psychological Science* 13(1), 36–61. doi: 10.1177/1745691617709589
186. Hafenbrack, A.C. et al. (2022). Mindfulness meditation reduces guilt and prosocial reparation. *Journal of Personality and Social Psychology* 123(1), 28–54. doi: 10.1037/pspa0000298
187. *NLP | Junfermann Verlag.* (o.J.). www.junfermann.de/nlp/c-4
188. Rutkowski, M. (2019). Marketing oder Methode? Der Streit über die neurologische Fernsteuerung. *WirtschaftsWoche.* www.wiwo.de/erfolg/management/coaching-und-motivation-marketing-oder-methode-der-streit-ueber-die-neurologische-fernsteuerung/24674220.html
189. Ready, R. & Burton, K. (2015). *NLP-Grundlagen für Dummies* (3. Aufl.). Wiley-VCH.
190. Passmore, J. & Rowson, T.S. (2019). Neuro-linguistic-programming: A critical review of NLP research and the application of NLP in coaching. *International Coaching Psychology Review* 14(1). pp. 57–69.
191. Theeboom, T. et al. (2014). Does coaching work? A meta-analysis on the effects of coaching on individual level outcomes in an organizational context. *Journal of Positive Psychology* 9(1),1–18.

192. Henschke, E. (2022). *Reconsidering Self-Love: Development of a Model and a Questionnaire For Measuring a Controversial Construct.*
193. (o. J.). The power of self-compassion. *Harvard Health* www.health.harvard.edu/healthbeat/the-power-of-self-compassion
194. Zhang, J. W. et al. (2020). From Me to You: Self-Compassion Predicts Acceptance of Own and Others' Imperfections. *Personality and Social Psychology Bulletin* 46(2), 228–242. doi: 10.1177/0146167219853846
195. Corzine, A. & Roy, A. (2024). Inside the black mirror: Current perspectives on the role of social media in mental illness self-diagnosis. *Discover Psychology* 4(1), 40. doi: 10.1007/s44202-024-00152-3
196. Müller-Vahl, K. R. et al. (2022). Stop that! it's not Tourette's but a new type of mass sociogenic illness. *Brain J Neurol.* 145(2), 476–80. doi: 10.1093/brain/awab316
197. Martínez, V. et al. (2023). Social contagion, violence, and suicide among adolescents. *Curr Opin Psychiatry* 36(3), 237–42. doi: 10.1097/YCO.0000000000000858
198. Eisenberg, D. et al. (2013). Social contagion of mental health: evidence from college roommates. *Health Econ* 22, 965–986. doi: 10.1002/hec.2873
199. Klärner, A. et al. (2020). Soziale Netzwerke und gesundheitliche Ungleichheiten – eine neue Perspektive für die Forschung. In A. Klärner et al. (Hrsg.), *Soziale Netzwerke und gesundheitliche Ungleichheiten* (1–30). Springer.
200. Shalizi, C. R. & Thomas, A. C. (2011). Homophily and Contagion Are Generically Confounded in Observational Social Network Studies. *Sociological methods & research* 40(2), 211–239. doi: 10.1177/0049124111404820
201. Attoe, D. E. & Climie, E. A. (2023). Miss. Diagnosis: A Systematic Review of ADHD in Adult Women. *J Atten Disord.* 27(7), 645–657. doi: 10.1177/10870547231161533
202. Mills, S. (2022). The scientific integrity of ADHD: A critical examination of the underpinning theoretical constructs. *Frontiers in Psychiatry*, 13. doi: 10.3389/fpsyt.2022.1062484
203. Fellowes, S. (2024). Establishing the accuracy of self-diagnosis in psychiatry. *Philosophical Psychology* 1–28. https://doi.org/10.1080/09515089.2024.2327823
204. Baron-Cohen, S. (2017). Editorial Perspective: Neurodiversity—A revolutionary concept for autism and psychiatry. *J. Child Psychol. Psychiatry Allied Discip.* 58(6), 744–747. doi: 10.1111/jcpp.12703
205. Kessler, R. C. (2017).Trauma and PTSD in the WHO World Mental Health Surveys. *Eur J Psychotraumatol.* 27, 8(sup5), 1353383. doi: 10.1080/20008198.2017.1353383

206. WHO (2024). *Post-traumatic stress disorder.* www.who.int/news-room/fact-sheets/detail/post-traumatic-stress-disorder
207. Morabito, D. M. et al. (2020). Hyperarousal symptoms and perceived burdensomeness interact to predict suicidal ideation among trauma-exposed individuals. *Journal of Psychiatric Research* 130, 218–223. doi: 10.1016/j.jpsychires.2020.07.029
208. Eilers, R. & Rosner, R. (2021). Die einfache und komplexe Posttraumatische Belastungsstörung in der Praxis. *Kindheit und Entwicklung* 30(3), 144–153. doi: 10.1026/0942-5403/a000342
209. Jowett, S. et al. (2020). Differentiating symptom profiles of ICD-11 PTSD, complex PTSD, and borderline personality disorder: A latent class analysis in a multiply traumatized sample. *Personality Disorders: Theory, Research, and Treatment* 11(1), 36–45. doi: 10.1037/per0000346
210. Koenen, K. C. et al. (2017). Posttraumatic stress disorder in the World Mental Health Surveys. *Psychological Medicine* 47(13), 2260–2274. doi: 10.1017/S0033291717000708
211. *AWMF Leitlinienregister.* Abgerufen 12. August 2024, von https://register.awmf.org/de/leitlinien/detail/155-001
212. Instytut Psychologii, Uniwersytet Wrocławski, Wrocław, Polska, & Mlostek, T. (2023). Microtrauma, microtraumatic relational patterns in our lives. Does constant dripping wears away the stone? *Psychiatria i Psychologia Kliniczna, 22*(4), 253–260. https://doi.org/10.15557/PiPK.2022.0032
213. *Informationen zur aktuellen Version.* (o. J.). Leitlinien.de. Abgerufen 10. August 2024, von https://www.leitlinien.de/themen/depression/version-3
214. *Cognitive Triad—An overview | ScienceDirect Topics.* (o. J.). Abgerufen 10. August 2024, von https://www.sciencedirect.com/topics/psychology/cognitive-triad
215. Alloy, L. B. & Abramson, L. Y. (1988). Depressive realism: four theoretical perspectives.
216. Voderholzer, U., Schlegl, S. & Külz, A. K. (2011). Epidemiologie und Versorgungssituation von Zwangsstörungen. *Der Nervenarzt, 82*(3), 273–280. https://doi.org/10.1007/s00115-010-2960-5
217. Leitlinie, S. (2015). Ziel, Methoden und Anwendungsbereich der Leitlinie: Leitlinienreport zur S3-Leitlinie »Zwangsstörungen« AWMF-Registernr. 038/017. In F. Hohagen, A. Wahl-Kordon, W. Lotz-Rambaldi, & C. Muche-Borowski (Hrsg.), *S3-Leitlinie Zwangsstörungen* (S. 1–11). Springer Berlin Heidelberg. https://doi.org/10.1007/978-3-662-44138-1_1
218. Fricke, S. (2021). *Therapie-Tools Zwangsstörungen: Mit E-Book inside und Arbeitsmaterial* (2., überarbeitete und erweiterte Auflage). Beltz.

219. *AWMF Leitlinienregister.* (2019). Abgerufen 11. August 2024, von https://register.awmf.org/de/leitlinien/detail/038-009
220. AWMF Leitlinienregister. (Stand 2019). *S3-Leitlinie Posttraumatische Belastungsstörung.* register.awmf.org/de/leitlinien/detail/155-001
221. Fazel, S. (2009). Schizophrenia and violence: systematic review and meta-analysis. *PLoS medicine* 6(8):e1000120. doi: 10.1371/journal.pmed.1000120
222. Morgan, V. A. (2016). Sociodemographic, clinical and childhood correlates of adult violent victimisation in a large, national survey sample of people with psychotic disorders. *Social psychiatry and psychiatric epidemiology* 51(2), 269–79. doi: 10.1007/s00127-015-1155-6
223. AOK (2023). *Schizophrenie – wie sich Betroffene fühlen.* www.aok.de/pk/magazin/koerper-psyche/psychologie/welche-symptome-verursacht-eine-schizophrenie-und-ist-sie-heilbar/
224. Lasalvia, A. (2018). Words matter: After more than a century ›schizophrenia‹ needs rebranding. *BJPsych Advances* 24(1), 33–36. doi: 10.1192/bja.2017.25
225. Christakis, D. A. (2009). The effects of infant media usage: What do we know and what should we learn? *Acta Paediatrica* 98(1), 8–16. doi: 10.1111/j.1651-2227.2008.01027.x
226. Schleim, S. (2017). *»Es gibt keine Schizophrenie«. Telepolis.* www.telepolis.de/features/Es-gibt-keine-Schizophrenie-3825681.html
227. Guloksuz, S. & Van Os, J. (2018). The slow death of the concept of schizophrenia and the painful birth of the psychosis spectrum. *Psychological Medicine* 48(2), 229–244. doi: 10.1017/S0033291717001775
228. Auger, N. et al. (2021). Anorexia nervosa and the long-term risk of mortality in women. *World Psychiatry*, 20(3), 448–449. doi: 10.1002/wps.20904
229. National Institute for Health and Care Excellence (NICE). (2020). *Eating disorders: Recognition and treatment (NG69).* www.nice.org.uk/guidance/ng69
230. Nagata, J. M. et al. (Hrsg.) (2021). *Eating Disorders in Boys and Men.* Springer International Publishing.
231. Nagata, J. M. et al. (Hrsg.) (2021). *Eating Disorders in Boys and Men.* Springer International Publishing.
232. Messer, M. et al. (2023). The independent contribution of muscularity-oriented disordered eating to functional impairment and emotional distress in adult men and women. *Eating Disorders* 31(2), 161–172. doi: 10.1080/10640266.2022.2086728
233. McGorry, P. D. et al. (2024). The Lancet Psychiatry Commission on youth mental health. *The Lancet Psychiatry* 11(9), 731–774.
234. Bundeszentrale für politische Bildung. (2022). *Soziale Situation in*

*Deutschland: Studierende. bpb.de.* bpb.de/kurz-knapp/zahlen-und-fakten/soziale-situation-in-deutschland/61669/studierende/
235. Stifterverband für die Deutsche Wissenschaft e. V. (2022). *Hochschulbildungsreport.* www.hochschulbildungsreport2020.de/
236. Tlusty, A.-K. (2020). Wir psychologisieren uns zu Tode. *Deutschlandfunk Kultur.* www.deutschlandfunkkultur.de/gesellschaft-im-therapiemodus-wir-psychologisieren-uns-zu-100.html